DOROTHEA MIHM / ANNETTE BOPP

Die sieben Geheimnisse guten Sterbens

GOLDMANN

Buch

»Die Angst vor dem Sterben ist die archaischste und tiefste Furcht, die wir haben können. Sie ist auch eine Angst vor der Unwissenheit, was im Sterbeprozess geschieht, vor dem Alleinsein, dem Verlassenwerden. Deshalb handelt dieses Buch vor allem davon, wie sich diese Angst verändern lässt, damit wir gut sterben können.«

Der Tod gehört zum Leben. Dorothea Mihm hat als Kranken- und Palliativschwester jahrzehntelang tagtäglich mit Sterbenden gearbeitet. Ihr Wunsch, das Sterben zu verstehen, führte sie bis nach Asien, wo sie neue, würdevolle Sterbetraditionen kennenlernte. Zusammen mit der Medizin-Journalistin Annette Bopp erzählt sie in sehr persönlicher, ergreifender Weise von ihren Erfahrungen und bietet gleichzeitig Zugang zu grundlegendem Wissen über die Vorgänge des Sterbeprozesses. Die »sieben Geheimnisse« sind die Voraussetzungen dafür, dass wir dieser letzten Lebensphase ruhig und gelassen entgegensehen können. Eine Fülle von praktischen Informationen zur Pflege und Begleitung von Sterbenden hilft uns, ihre Bedürfnisse zu erkennen und zu erfüllen. Und wir erfahren, wie wir sogar mit Menschen, die nicht mehr bei Bewusstsein sind, in liebevollen Kontakt treten können.

Dieses Buch ist nicht nur ein Buch über den Tod, sondern vor allem über das Leben. Und über die Kraft, die alles überspannt: die Liebe, das Mitgefühl.

Die Autorinnen

Dorothea Mihm, geboren 1958, arbeitet seit über 30 Jahren als Krankenschwester, davon 15 Jahre in der Pflege mit Palliativpatienten. Auf ihren zahlreichen Reisen nach Asien lernte sie neue Wege des Umgangs mit dem Sterben kennen und integriert diese in ihre Arbeit – wie auch die »Basale Stimulation« und andere im Westen entwickelte therapeutische Methoden. Als Seminarleiterin, Coach und Heilpraktikerin gibt sie ihr Wissen weiter.

Annette Bopp, geboren 1952, ist Diplom-Biologin und freie Journalistin für Medizin und Kultur sowie erfolgreiche Sachbuchautorin. Für ihre Arbeit wurde sie mehrfach ausgezeichnet. Sie hat zwei Kinder und lebt in Hamburg (www.annettebopp.de, Blog: www.frolleindoktor.de).

Weitere Titel der Autorinnen bei Goldmann:

Anleitung zum guten Sterben

Dorothea Mihm / Annette Bopp

Die sieben Geheimnisse guten Sterbens

Erfahrungen einer buddhistischen Palliativschwester

GOLDMANN

10. Auflage
Vollständige Taschenbuchausgabe November 2017

Neumarkter Straße 28, D-81673 München
produktsicherheit@penguinrandomhouse.de

Umschlaggestaltung: UNO Werbeagentur, München
Umschlagmotive: Trinette Reed/Digital Vision und
Christine Glade/Getty Images
SSt · Herstellung: cf
Satz: Satzwerk Huber, Germering
Druck: GGP Media GmbH, Pößneck
Printed in Germany
ISBN 978-3-442-22222-3

www.goldmann-verlag.de

Inhalt

Das dritte Geheimnis

Das vierte Geheimnis

Das fünfte Geheimnis

Das sechste Geheimnis

Das siebte Geheimnis

Anhang

Die Kalligraphien am Anfang jedes Kapitels sind Segenswünsche in Form von heiligen Mantren des tibetischen Bön-Meisters Yongdzin Lopön Tenzin Namdak Rinpoche. Das empfinden wir als große Ehre und sind dafür sehr dankbar.

Zu diesem Buch

Schon im Mutterleib begegnete ich dem Tod. Meine Mutter war bereits schwer krebskrank, als sie mich empfing. Seither hat mich der Tod nie wieder verlassen. Ich war sogar regelrecht auf der Suche nach ihm. Als Kind, als Jugendliche, als Erwachsene. Unbewusst wählte ich einen Beruf, in dem ich ständig mit ihm zu tun habe. Zuerst als Krankenschwester, später als Palliativschwester, in der Arbeit auf Intensiv- und Palliativstationen, im Hospiz oder seit Herbst 2013 in der spezialisierten ambulanten Palliativversorgung.

Mein ganzes Leben ist durchzogen von Begegnungen mit sterbenden Wesen. Menschen, Tiere, Kreaturen. Bis heute. Der Tod ist mein Begleiter, aber auch mein Widerpart. Ich überlasse ihm nicht so einfach die Macht. Ich gehe ihm nicht zur Hand, ich helfe ihm nicht. Aber er ist auch nicht mein Feind, ich kämpfe nicht gegen ihn an. Der Tod gehört für mich zum Leben. Denn es gibt kein Leben ohne ihn. Das eine bedingt das andere. Es ist ein ständiger Kreislauf von Werden – Sein – Vergehen. Dieser Dreiklang bestimmt unsere Welt, unser Leben. Jeder Atemzug produziert Vergangenheit, Gegenwart und Zukunft. Das, was war, ist, sein wird.

Nur der Augenblick zählt. Nichts können wir festhalten. Und doch versuchen wir es immer wieder. Das Bewahrenwollen ist die größte Sehnsucht, die wir in uns tragen. Eine Sehnsucht, die nie erfüllt wird, weil wir nichts festhalten und bewahren können.

Nichts. Gar nichts. Alles müssen wir immer wieder loslassen, freilassen, gehen lassen: Besitz, Gegenstände, Statussymbole, Tiere, vor allem aber Menschen. Menschen, die uns wichtig sind, die uns nahestehen, die wir lieben. Dieses Lassen fällt uns am schwersten. Es ist die schmerzlichste Prüfung, die das Leben mit sich bringt, und im Tod wird sie am brutalsten von uns gefordert. Sowohl im Tod eines uns nahestehenden Wesens wie auch in unserem eigenen. Das Sterben ist die wohl intensivste und radikalste, oft von einer Minute zur anderen erzwungene Übung des Loslassens. Und wir alle haben Angst davor.

Die Angst vor dem Sterben und vor dem Tod ist die archaischste und tiefste Furcht, die wir haben können. Sie ist auch eine Angst vor der Unwissenheit, was im Sterbeprozess geschieht, vor dem Alleinsein, dem Ver-Lassenwerden. Deshalb handelt dieses Buch vor allem davon, wie sich diese Angst verändern und transformieren lässt, damit wir gut sterben können.

»Gut sterben« – was heißt das? Geht das überhaupt? Wahrscheinlich hat jeder eine andere Vorstellung davon, was »gutes Sterben« konkret bedeuten könnte. Für die einen ist es der Tod im Schlaf, der unmerklich kommt, auf leisen Sohlen. Für andere ist es der Tod aus heiterem Himmel, der den Menschen fällt wie der Blitz einen morschen Baum. Zack – und weg. Oder es ist der Tod mit Ankündigung, zum Beispiel eine chronische Erkrankung, die sich erst über viele Monate oder Jahre hinweg ganz allmählich verschlimmert und schließlich im Tod endet; ein langsames Abschiednehmen also. Oder es ist der selbstbestimmte Tod.

Im Laufe meines jetzt 56-jährigen Lebens, in dem ich Tausende von Menschen auf ihrem Weg in den Tod begleitet habe, sind mir sieben Aspekte klargeworden, die zu einem guten Sterben beitragen. Es sind Voraussetzungen dafür, dass wir dieser letzten Lebensphase in Ruhe und Gelassenheit entgegensehen können. Einige davon entspringen meiner Kindheit und Jugend, andere meinem nunmehr fast vierzigjährigen Berufsleben als Krankenschwester auf Intensiv- und Palliativstationen sowie im Hospizwesen. Und wieder andere entspringen den Erkenntnissen meiner spirituellen Entwicklung.

In unserem täglichen Leben gehen diese sieben Aspekte oft unter. Weil das Sterben ebenso wie der Tod immer noch ein großes Tabu darstellt, auch wenn es inzwischen sehr viel mehr Literatur dazu gibt als noch vor zehn oder zwanzig Jahren. Ich habe die Entwicklung der Palliativmedizin und des Hospizwesens von den ersten Anfängen an begleitet und in entsprechenden Einrichtungen jahrzehntelang gearbeitet. Es ist ein großer Fortschritt, dass beides inzwischen innerhalb der Gesellschaft voll anerkannt wird und große Unterstützung erfährt. Dennoch gibt es auch dort Bereiche, die noch entwicklungsbedürftig und erweiterungsfähig sind.

Das betrifft vor allem den Umgang mit Sterbenden in ihren letzten Tagen und Stunden, im aktiven Sterbeprozess, wenn sie nicht mehr sprechen können. Hier liegt noch vieles im Argen, weil gerade diese Zeit unmittelbar vor dem letzten Atemzug mit so vielen Tabus und so viel Unkenntnis belastet ist. Die meisten Menschen, auch viele Pflegende und Ärzte, wissen nicht, wie mit Sterbenden in dieser Grauzone zwischen Leben und Tod angemessen umzugehen ist.

Es ist mir ein besonderes Anliegen, mit diesem Buch zu bewirken, dass diese Grauzone besser verstanden wird und dass Sterbende in dieser Phase würdiger begleitet werden, als es jetzt leider allzu oft geschieht. Dass denjenigen, die es wünschen, ein bewusstes Sterben ermöglicht wird und ihnen nicht aus Unkenntnis und Hilflosigkeit ein Tod im Dämmerschlaf starker Beruhigungsmittel aufgezwungen wird. Denn wir wissen heute: Auch wenn Menschen in ihren letzten Stunden bewegungslos und anscheinend friedlich daliegen, geht es in ihrem Inneren oft alles andere als friedlich und ruhig zu.

Dieses Buch will auch dazu beitragen, das Wissen um grundlegende Vorgänge, die uns ein gutes Sterben ermöglichen, zu erweitern. Das Wissen um das, was beim Sterben auf uns zukommt.

Das Wissen darum, wie wir Sterbenden so begegnen können, dass wir ihnen bei dem schwierigen Prozess des Loslassens helfen, ohne einzugreifen, ohne zu manipulieren, ohne zu fördern oder etwas aufzuhalten. Wie wir sie respektvoll begleiten, ohne sie zu bevormunden. Wie wir mit Gefühlen umgehen können, die dabei zwangsläufig in uns aufkommen – und das sind oft schwierige, negative, unangenehme, belastende Gefühle: Wut, Ekel, Unsicherheit, Hilflosigkeit, Ohnmacht, Angst. Wie wir den Mut zum eigenen Weg aufbringen können – auch im Sterbeprozess. Bedürfnisse erkennen, formulieren, einfordern. Wie wir uns auf dieses Lassen vorbereiten können, schon im Leben, jeden Tag aufs Neue.

Dieses Buch handelt auch von der Kraft, die das alles überspannt: der Liebe, dem Mitgefühl. Wo der Tod ein Zeichen für das Vergängliche, das Sterbliche ist, steht die Liebe für den göttlichen Funken, für das Ewige, Unzerstörbare, Bleibende. Die Liebe ist die einzige Kraft, die dem Tod und der Angst überlegen ist, die unsere Hoffnung nährt und damit unser Leben stärkt.

Bis heute arbeite ich tagtäglich mit Sterbenden. Ständig dem Tod zu begegnen kostet Kraft, schenkt aber auch tiefen Frieden. Die Quelle meiner Kraft für diese Aufgabe, aber auch für alle anderen Herausforderungen des Lebens liegt für mich im tibetischen Buddhismus. Es war ein langer Weg, bis ich dazu gefunden habe. Niemals würde ich jedoch einem Sterbenden oder einem anderen Menschen meine Religion aufzwingen, ich will niemanden bekehren oder missionieren. Ich respektiere jede andere Glaubensrichtung, ob es sich um das Christentum handelt, den Islam, das Judentum oder eine andere Religion. Wenn dennoch in diesem Buch immer wieder Elemente aus der Weisheit des Buddhismus zu spüren sind, so hängt das mit den Erkenntnissen zusammen, die ich in der Auseinandersetzung mit Leben, Sterben und Tod, mit dem Tibetischen Totenbuch und auch in meiner alltäglichen beruflichen Praxis gewonnen habe. Ich möchte Ihnen damit Anregungen zum Nachdenken geben, zum Reflektieren, zum Weiterdenken und eigenen Erforschen. Und ich freue mich über jede weitere Anregung, die Sie mir vielleicht nach der Lektüre rückmelden wollen.

Dieses Buch habe ich nicht allein geschrieben. Es basiert auf diversen Aufzeichnungen, vor allem aber auf vielen tage- und nächtelangen Gesprächen, die ich mit meiner Koautorin geführt habe: der Hamburger Journalistin Annette Bopp. Sie hat aus allen diesen Mitschriften und Notizen erst einen Text gemacht. Beim Gegenlesen ging es mir nicht nur einmal so, dass ich dachte: Wie ist das möglich? Sie schreibt, als wäre ich es selbst. Wir sind uns vorher noch nie begegnet – der Verlag hat uns zusammengebracht. Mit ihrer über dreißigjährigen Erfahrung als Journalistin für Medizin und Kultur, mit ihrer Kompetenz, aber auch ihrem Einfühlungsvermögen in ein so schwieriges und vielschichtiges Thema war diese Zusammenarbeit wie vom Schicksal vorgebahnt. Ich bin sehr dankbar, dass sie dieses Buch mit mir zusammen geboren hat – es ist ein Gemeinschaftswerk im besten Sinne. Es ist uns beiden ans Herz gewachsen, hat viele unserer Tage geprägt und wird wohl auch noch viele weitere Tage prägen. Nun wünschen wir uns, dass es Ihnen eine Quelle zur Inspiration wird – und eine Hilfe im Lassen.

Dorothea Mihm

Wenn ich Freunden und Bekannten von der Arbeit an diesem Buch erzählte, reagierten viele erschrocken oder zumindest erstaunt. Warum ich so freudig über ein so düsteres Thema sprechen könne, fragten sie. Ob es nicht eher deprimierend sei, darüber zu schreiben, belastend, herunterziehend? Nein, das fand ich nicht. Im Gegenteil: Für mich war diese Arbeit sehr erfüllend.

An diesen Reaktionen wurde mir jedoch klar: Sterben und Tod sind noch immer Themen, über die man nicht spricht. Zwar wissen wir alle, dass beides unausweichlich auf uns zukommt. Aber bis es so weit ist, verdrängt man das besser. Damit tun wir uns keinen Gefallen. Am Ende unserer Tage wäre vieles einfacher und verlöre einen Teil seines Schreckens, wenn wir zuließen, schon im Leben darüber nachzudenken.

Sterben und Tod waren für mich selbst nie »Igitt«-Themen, die es zu meiden galt – weder als Journalistin noch privat. Vielmehr erregten sie schon immer meine Neugier, mein Interesse. Meine erste Begegnung mit dem Tod fand 1980 statt, als meine Mutter an den Folgen ihres dritten Herzinfarktes starb. Noch am Abend zuvor hatte sie die ganze Familie um ihr Bett versammelt, als habe sie extra auf uns gewartet. Es ging ihr gut, wir ahnten nicht, dass wir sie zum letzten Mal lebend sahen. Als wir am nächsten Tag noch einmal zu ihr durften, hatte das nichts Erschreckendes. Aller Schmerz, alle Traurigkeit und Verbitterung waren aus ihrem Gesicht gewichen und hatten einem tiefen Frieden, fast schon einer heiteren Freude Platz gemacht. Meine gerade verstorbene 67-jährige Mutter sah aus wie eine junge Braut. So gelöst hatte ich sie nie zuvor gesehen.

Meine zweite Begegnung mit dem Tod war etwas verstörender. Ich arbeitete Anfang der Siebzigerjahre als Schwesternhelferin in den Semesterferien in einem großen Hamburger Krankenhaus und war gerade dabei, eine ältere Patientin zu versorgen, als sie plötzlich blau anlief, nach Luft schnappte und kurz darauf verschied. Sie hatte eine tödliche Lungenembolie erlitten. Bis heute steht mir das Bild dieses Erlebnisses lebhaft vor Augen.

1989 recherchierte ich für eine GEO-Reportage drei Wochen lang auf einer chirurgischen Intensivstation, erlebte, wie Organe ex- und implantiert wurden – eine zwangsläufige Begegnung mit dem Tod.

Als meine Freundin Angelika Blume im Frühjahr 2000 im Sterben lag, durfte ich sie in ihren letzten Stunden gemeinsam mit ihrem Mann begleiten. Noch heute betrachte ich diese Erfahrung als Geschenk.

So gab es immer wieder Berührungspunkte mit Sterben und Tod – und bis heute beschäftigt mich die Frage, wie es möglich ist, ein würdevolles, angstfreies Sterben zu ermöglichen. Mich fasziniert der Umgang mit Menschen an ihrem Lebensende und die Aufbahrungskultur in anthroposophischen Kliniken. Wo sich Pflegende, Therapeuten und Ärzte noch einmal am Bett des Verstorbenen versammeln, ein Gedicht sprechen, ein Lied singen, sich verabschieden. Es erscheint mir auch so viel menschlicher (wie es dort üblich ist), den Leichnam zwei bis drei Tage lang aufzubahren und nicht sofort in ein dusteres, enges Kühlfach in einem eiskalten Keller abzuschieben.

Schon seit vielen Jahren sammle ich Bücher zum Thema Sterben und Tod, beobachte mit Freude, wie sich Palliativmedizin und Hospizwesen weiterentwickeln. Mehrfach schrieb ich Reportagen und Beiträge darüber, führte Interviews, besuchte Tagungen und Kongresse zu diesen Themen.

Als ich gefragt wurde, ob ich mir vorstellen könne, zusammen mit Dorothea Mihm ein Buch über das »gute Sterben« zu schreiben, erschien mir das wie eine wunderbare Fügung. Ich durfte tief in dieses wichtige Thema eintauchen, zu einer Zeit, in der ich selbst wenige Wochen zuvor aufgrund einer schweren akuten Erkrankung dem Tod schon sehr nahe gekommen war. Die Arbeit an diesem Text, die vielen Gespräche und Auseinandersetzungen mit Dorothea, unser gemeinsames Ringen um die beste Formulierung und Ausdrucksweise erscheinen mir wie ein Geschenk des Lebens an uns beide. Und vielleicht können wir mit diesem Buch dazu beizutragen, Sterben und Tod aus der Tabuzone noch weiter herauszuholen.

Annette Bopp

Das erste Geheimnis

Memento mori:
Der Tod gehört zum Leben

༄༅། །དངོས་རྣམས་རྟེན་འབྲེལ་རྒྱུ་ལ་ལྟོས།
དེས་ན་རང་དབང་གྲུབ་མེད་པས།
ཐ་སྙད་བདེན་པས་འཇིག་རྟེན་གྲུབ།
དེ་ལས་སྒྱུ་མའི་ཐར་འཁོར་འབྱུང་།

»Wird ein Mensch geboren, stirbt ein Geist;
stirbt ein Mensch, wird ein Geist geboren.«

NOVALIS

Dass ich gezeugt wurde, grenzt an ein Wunder. Fünf Jahre zuvor, 1952, hatte meine Mutter einen Sohn geboren. Er war ein sehr großes Kind, und meine Mutter hatte Verletzungen im Intimbereich davongetragen. Sie führten dazu, dass Geschlechtsverkehr schwierig bis unmöglich war. Aber irgendwie muss es wohl doch mal geklappt haben. Denn im Spätsommer 1957 plagte meine Mutter eine anhaltende morgendliche Übelkeit, und natürlich hegte sie einen einschlägigen Verdacht. Mein Vater brachte sie mit dem Traktor von unserem Dorf zum Frauenarzt in das zehn Kilometer entfernte Hünfeld – ein anderes Verkehrsmittel gab es damals nicht. Dann stand fest: Sie war schwanger.

Damals war meine Mutter bereits todkrank: Leberkrebs im Endstadium. Der Krebs war Folge einer schweren Hepatitis, an der sie 1955 im Alter von 34 Jahren erkrankt war. Seinerzeit konnte man gegen Leberkrebs nicht viel tun. Meine Mutter suchte zwar alle möglichen Ärzte auf, sogar »Bispelmännchen« – so nannten wir in der Rhön heilkundige Menschen. Aber auch sie konnten nicht viel ausrichten. Rasch bildeten sich sehr schmerzhafte Metastasen, und um die Schmerzen zu lindern, verordnete der Arzt meiner Mutter Morphiumtropfen. Das war damals eine Seltenheit, eine Morphintherapie war noch nicht so gängig wie heute. Damit stand fest: Kinder dürfte sie nun keine mehr bekommen.

Als der Arzt ihr die Schwangerschaft bestätigte, stürzte das meine Mutter in einen tiefen Zwiespalt, legte er ihr doch sofort eine Abtreibung nahe. Das Kind, so sagte er, könne durch die Medikamente schwer geschädigt werden. Auch sei unklar, ob sie die Schwangerschaft überhaupt überlebte.

Als gläubige Katholikin kam eine Abtreibung für meine Mutter jedoch keinesfalls infrage. Auch hätte sich das ganze Dorf über sie das Maul zerrissen und sie aus der dörflichen Gemeinschaft ausgegrenzt, wenn sie die Frucht ihres Leibes hätte wegmachen lassen. Deshalb entschied sie sich für das Kind – für mich – und gegen die Abtreibung. Und um kein Risiko für eventuelle Schäden einzugehen, reduzierte sie während der restlichen Schwangerschaft das Morphium auf ein Minimum.

Diesen Mut bewundere ich noch heute. Sie mobilisierte alle körperlichen und mentalen Kräfte, um mich auf die Welt zu bringen. Mit eisernem Willen stand sie die Schwangerschaft durch, Übelkeit und Erbrechen waren jedoch ständige Begleiter. Es muss sehr qualvoll gewesen sein. Aber als noch qualvoller hätte sie es empfunden, mich abzutreiben. Sie hat sich, wie mir meine Tanten später erzählten, unglaublich auf mich gefreut – ein Kind hat ja auch etwas sehr Zukünftiges, Lebensbejahendes. Dieses »Ich will das« und »Ich schaff das« übertrug sie wohl schon während der Schwangerschaft auf mich – es ist eine Haltung, die ich mit in mein Leben nahm.

Und so brachte sie mich am 12. März 1958 auf die Welt, einem Mittwoch, im Krankenhaus in Hünfeld – eine Hausgeburt wäre in ihrem Zustand viel zu gefährlich gewesen. Ich war dann auch noch ausgerechnet eine Steißgeburt, meine Mutter hatte ziemlich viel Mühe mit mir. Die Hebamme sah aufgrund der Beckenendlage schon früh, dass ich ein Mädchen war, und darüber freute sich meine Mutter noch mehr, sodass sie alle Kraft mobilisierte, um mich schnell in den Armen halten zu können.

Ihr Mut und ihre Zuversicht wurden belohnt. Wir sind beide nicht an der Geburt gestorben, und meine Mutter lebte sogar noch weitere acht Jahre: ein Wunder bei dieser Krebsdiagnose. Totgesagte leben länger ... Die Ärzte verstanden das alle nicht. Mein Vater meinte, das hätte am »Bispelmännchen« gelegen, zu dem sie immer wieder mal ging. Dieser Heilkundige aus der Rhön rezitierte dann Gebete und Beschwörungsformeln und legte die Hand auf. Manchmal musste meine Mutter die Leberregion mit Schweineschmalz einreiben und andere merkwürdige Dinge tun. Heute würde da nicht lange gefackelt, da wäre ich einfach abgetrieben worden, und vermutlich wäre meine Mutter an der Chemotherapie gestorben.

Das Jahr meiner Geburt – 1958 – war die Zeit des beginnenden Wirtschaftswunders, der Petticoats und des Rock 'n' Roll. Eine Forschungsexpedition durchquerte die Antarktis; der amerikanische Hausfrauenverein verlieh Pat Nixon, der Gattin des amerikanischen Vizepräsidenten, den Titel »ideale Ehefrau der Nation«, weil sie »ihrem Ehemann in der Öffentlichkeit keine Konkurrenz zu machen versucht«. Bundeskanzler Konrad Adenauer urlaubte an der Riviera, und in politischen Kreisen kursierten Gerüchte, dass die Sowjetunion über einen Friedensvertrag für Deutschland verhandeln wolle. Bei uns in der Rhön war von all diesem Weltgeschehen nicht viel zu spüren. Der Boden war karg, das Leben hart und der Alltag eintönig.

Gleich nach der Geburt traten bei mir seltsame Symptome auf: Ich war ein Spei- und ein Schreikind. Ständig hatte ich Hunger, erbrach die Milch aber gleich nach dem Stillen wieder. Auch muss ich stundenlang geschrien haben, wie mir mein Vater später berichtete. Meine Eltern machten sich erst mal keine großen Gedanken darüber – »Speikinder sind Gedeihkinder« lautete damals ein weitverbreitetes Sprichwort. Aber nachdem mein

Spucken und mein Geschrei auch zwei Wochen nach der Geburt unvermindert anhielten, fuhren meine Eltern mit mir 27 Kilometer nach Fulda zum Kinderarzt – wiederum auf dem offenen Traktor, mit 20 Kilometern in der Stunde, Ende März, es war eiskalt. Der Kinderarzt fand dann heraus: Ich war auf Entzug. Meine Mutter hatte ja während der Schwangerschaft weiterhin Morphium eingenommen, wenngleich in verringerter Dosierung. Der Kinderarzt verordnete Medikamente, um die Symptome abzumildern, und so wurde ich langsam entwöhnt. Nach einigen Wochen war alles überstanden, und künftig entwickelte ich mich normal, ich hatte keine Schäden zurückbehalten.

Bäuerin und Priester

Meine Eltern kamen beide vom Land, aus der Gegend um Hünfeld. Das ist waldiges, hügeliges Land mit vielen Wiesen, sehr idyllisch, die lieblichere Seite der Rhön.

Hedwig, meine Mutter, war eine große, schlanke, fast dürre Frau mit dichtem, braunem Haar. Sie trug es immer kurz geschnitten und dauergewellt; das war praktisch und in den Fünfzigerjahren so üblich. Sie war das älteste von vier Kindern, drei Mädchen und ein Junge. Ihr Bruder sollte dereinst den Hof erben – damals war das so üblich in Bauersfamilien. Aber mit elf Jahren bekam dieser Junge eine Hirnhautentzündung und starb. Der Vater verkraftete das nicht, und von da an drangsalierte er seine Töchter nur noch, nichts konnten sie ihm recht machen. Als Älteste übernahm dann meine Mutter den Hof. Sie war die Tatkräftigste, sie hatte richtig Power.

August, mein Vater, war Jahrgang 1916 und entstammte einer großen Bauersfamilie mit vierzehn Kindern in Malges, dem Nachbardorf. Er war ein großer, stattlicher, sehr gut aussehender Mann. Seine dünnen braunen Haare trug er immer glatt nach hinten gekämmt. Er war ein sehr guter und sehr strebsamer

Schüler. Deshalb durfte er Abitur machen und studieren – Theologie. Priester wollte er werden. Aber dann kam der Krieg. Er wurde eingezogen und kam an die Ostfront nach Russland. Dort geriet er auch in Kriegsgefangenschaft. Für viele Soldaten war das ja ein Todesurteil oder zumindest Entsetzen pur. Nicht für ihn. Er sagte später immer: »Das war die schönste Zeit in meinem Leben.« Er muss viele Privilegien genossen haben, es ging ihm gut bei den Russen. Warum – das weiß ich nicht. Wir sprachen nie darüber. Vielleicht waren sie nett zu ihm, weil er so gut mit Pferden umgehen konnte – aber das konnten andere ja auch; vielleicht hat er auch sehr rasch Russisch gelernt und konnte sich deshalb gut verständigen. Er gehörte nicht zu den Spätheimkehrern, sondern kam schon 1946 wieder nach Malges zurück. Da war dann aber an eine Fortsetzung des Studiums nicht mehr zu denken. Sein ältester Bruder hatte mittlerweile den Hof übernommen, und August musste so schnell wie möglich aus dem Haus – Hauptsache ein Esser weniger.

So sah man sich eben nach einer Frau für ihn um – und wurde in Steinbach fündig: Hedwig war noch solo. Sie hatte sich zwar in einen Jungen aus dem Dorf verliebt, aber der passte ihrem Vater nicht. Mein Großvater war ein ziemlich gerissener Bursche, er hatte die Raiffeisenbank in Steinbach mit gegründet und saß dort im Vorstand. Es passte ihm nicht, dass seine Tochter einen Mann liebte, der ihm im Kopf nicht das Wasser reichen konnte. Hedwigs Favorit war ihm zu plump. Da war mein Vater dann schon eher der Richtige. So kamen die beiden zusammen. Es war mehr eine Zweck- als eine Liebesheirat. Allerdings hatte auch mein Vater einen Makel: Er war kein Landwirt und handwerklich gänzlich unbegabt. Deshalb brachte ihm sein Schwiegervater alles bei, was man als Bauer können und wissen muss. Ein schwieriges Unterfangen, denn mein Vater hatte wirklich zwei linke Hände. Der Schwiegervater war nicht sehr geduldig mit ihm und demütigte ihn oft. Es war kein leichtes Leben für meinen Vater auf dem Hof, zu keiner Zeit. Meine Mutter war die Chefin und gab den Ton an. Aber allein hätte sie die Landwirtschaft auch nicht stemmen können.

Der Hof meiner Eltern war ein mittelgroßer Betrieb mit drei Pferden, fünf oder sechs Bullen, zehn Milchkühen, vierzig Schweinen und zwanzig Hühnern, deren Eier ich meistens suchen durfte. Es gab auch einen Hofhund, einen Mischling aus dem Dorf, der immer eine Hündin war und »Susi« hieß – wenn die eine Susi starb, gab es gleich wieder eine neue. Wir bauten Getreide an, Rüben, Kartoffeln und Heu für die Kühe. Die Kartoffeln waren für den Eigenbedarf und die Schweine, das Getreide wurde verkauft. Dafür fuhren wir immer mit dem Traktor zur Mühle nach Hünfeld, die Körner lose auf dem Hänger. Ich weiß noch, wie bei uns gedroschen wurde. Die gemähten Ähren wurden in den Hof gefahren und dann die Körner in einer von Hand gesteuerten Maschine herausgedroschen – das war sehr laut und sehr staubig. Aber weil es ein so feierlicher Akt war, gab es an diesem Tag für alle Helfer und natürlich auch für uns Kinder süßen Sprudel. Klebrigen, gelben Zitronensprudel – ein Fest!

Auch an die Schlachttage kann ich mich noch erinnern. Zweimal im Jahr schlachteten wir für den Eigenbedarf ein Schwein, die anderen wurden verkauft. Wenn der Metzger auf den Hof kam, schickte mein Vater mich immer weg, ich sollte nicht zuschauen. Aber natürlich war ich neugierig und stellte mich heimlich im Klo hinter die Gardine. Von dort konnte ich zusehen, wie das Schwein getötet, das Blut ausgelassen und sofort mit dem Glasstab gerührt wurde, damit es nicht klumpt. Drei Tage dauerte es, bis alles fertig war, es war jedes Mal ein richtiges Schlachtfest. Ich fand das sehr gruselig, mir taten die Schweine immer leid.

Mein Bruder war – ähnlich wie sein Vater und Großvater – ein ziemlicher Schlaumeier, ein kluges Bürschchen. Seine Lehrer sagten: »Der muss auf die höhere Schule und später auf die Universität.« Das erlaubten meine Eltern aber nicht. Sie sagten: »Nein, der wird Bauer.« Da war meine Mutter stark von ihrem

Vater geprägt – der Junge hat den Hof zu übernehmen, ganz egal, ob er will oder nicht. Das war eine Haltung, gegen die damals niemand ankam. Auch mein Vater nicht, der sich ohnehin auf dem Hof unterordnen musste. Mein Bruder machte dann eine Lehre als Kfz-Mechaniker – das kann man immer brauchen, hieß es. Er ist aber alles andere als ein Handwerker, er ist ein Heiler. Über viele Umwege fand er dann später doch noch seine Berufung – er war Masseur und medizinischer Bademeister und ließ sich dann noch zum Heilpraktiker ausbilden. In Anlehnung an die traditionelle chinesische Akupunkturlehre entwickelte er die »Punktestimulation nach Mihm« und erzielte damit große Behandlungserfolge. Er wäre sicher ein großartiger Arzt geworden.

Die ersten acht Jahre

An meine Kindheit habe ich nur wenige Erinnerungen. Ich weiß aber noch, dass meine Mutter immer sehr darauf achtete, dass ich genügend esse. Sie selbst war ja so dürr, und die Krankheit verstärkte das noch. Sie litt zeit ihres Lebens darunter, dass sie nicht wohlgerundet war. Deshalb war sie immer sehr dahinter her, dass ich viel esse. Bis zu meinem fünften Lebensjahr war ich regelrecht fett, so sehr hat sie mich gemästet.

Sie war auch immer darauf bedacht, dass ich gut angezogen bin. All meine Kleidung nähte sie selbst. Sie wollte, dass ich ordentlich aussehe, nicht wie ein »Bauerntölpel«. Sonntags zum Kirchgang um zehn Uhr gab es immer ein sauberes, frisch gebügeltes Kleidchen. Meine langen Haare flocht sie mir zu Zöpfen, die sie über den Ohren zu »Affenschaukeln« hochband. Darauf war ich sehr stolz.

Wenn sie aufs Feld musste, band sie mich in den ersten Lebensjahren an meinem Kinderbett fest, mit einem »Geschirr« aus Lederriemen, das sie um meine Brust legte und dann an den Gitterstäben befestigte. So konnte ich nicht wegkrabbeln oder

-laufen und auch ansonsten nichts anstellen. Mein Bewegungsspielraum war eng begrenzt, ich kam allerdings bis zum Nachttisch, wo immer ein Fläschchen stand. So musste sie nicht alle zwei Stunden vom Feld zurückkommen, um mich zu füttern. Das Kinderbett stellte sie ins Elternschlafzimmer und schloss die Tür ab. Nicht ohne Grund. Mein Bruder war nämlich furchtbar eifersüchtig auf mich und immer darauf aus, mir etwas anzutun, richtig handgreiflich. Wenn niemand aufpasste, ging er mir an die Gurgel. Ich weiß noch, wie er hinter der Tür lauerte und mir drohte: »Ich komm gleich ...« Und: »Ich krieg dich ...« Ich war ganz allein in dem großen Zimmer und fürchtete mich zu Tode.

Später, als ich laufen konnte, kümmerte sich mein Großvater um mich. Allerdings lustlos, für ihn zählten nur Buben. An Mädchen war er gänzlich desinteressiert. Ich war dann meistens draußen, auf dem Hof, in den Ställen, in den Wiesen, im Wald. Hauptsache im Freien.

An das Wesen meiner Mutter oder an bestimmte Sätze von ihr kann ich mich nicht erinnern. Wohl aber daran, dass sie mir abends in der Wohnküche, wo der große, alte Holzofen bullerte, immer ganz zart den Rücken streichelte. Ihre Hände spüre ich heute noch. Und schmelze regelmäßig dahin, wenn mir jemand so sanft den Rücken krault ...

Als ich acht Jahre alt war, starb meine Mutter vor meinen Augen, am 26. Oktober 1966. Aus dem Nichts heraus. Sie kehrte noch den Hof – das war durch und durch unüblich für einen Mittwoch. Normalerweise machte sie das samstags, damit am Sonntag alles schön sauber ist. Ich weiß noch, dass ich mich darüber wunderte, weil ich gerade im Hof spielte. Sie muss wohl irgendwie gespürt haben, dass es zu Ende ging mit ihr, ließ sich aber nichts anmerken und verrichtete alle Arbeit wie gewohnt. Abends gab es Blutwurst mit Bratkartoffeln und Apfelmus. Nach dem Essen saßen wir um den Tisch, meine Eltern, mein Bruder und ich. Mein Vater spielte Dame mit mir, ich hatte gerade einen richtig guten Zug, als meine Mutter plötzlich am Tisch zusammensackte. Einfach so. Sie fiel vornüber, bäumte sich nochmal auf, mein Vater griff instinktiv zu und konnte sie gerade noch halten, damit sie nicht mit dem Kopf auf den Boden aufschlug. Ich schob den Tisch beiseite, damit er sie besser anheben und auf die Couch legen konnte, und schickte meinen Bruder los, dass er die Schwester meiner Mutter holte, sie wohnte damals nur ein paar Häuser weiter. Dann war Stille. Etwa zehn Minuten lang saßen mein Vater und ich stumm neben meiner leblosen Mutter.

In dieser Zeit legte sich eine unsichtbare Glocke über mich. Ich konnte alles noch genau wahrnehmen, jede Kleinigkeit des ganzen Spektakels, das sich anschließend entwickelte, aber ich empfand nichts mehr, ich spürte nichts mehr, ich ließ nichts mehr an mich heran. Ich war wie betäubt. Mit dieser Glocke schützte ich viele Jahre lang mich und mein Inneres. Wie notwendig das war, würde ich erst sehr viel später begreifen.

Als meine Tante eintraf, brachte sie gleich den Pfarrer mit, und beide begannen bei meiner Mutter mit Wiederbelebungsversuchen. Das war natürlich Unsinn. Sie war längst tot. Mein Bruder heulte wie ein Schlosshund. Er kniete vor dem Stuhl und weinte und weinte und weinte. Auch die gesamte Verwandtschaft, die nach und nach eintraf, brach beim Anblick meiner Mutter in Tränen aus. Nur ich stand da, äußerlich völlig ungerührt, und fragte mich: Wo ist die Mama? Diese Frage stellte ich auch dem Pfarrer, und er antwortete: »Sie ist jetzt im Himmel.« Das verstand ich nicht und fragte weiter: »Was ist im Himmel?« Denn ihr Körper lag ja noch da, meine Mutter war nicht weggeflogen, ich konnte sie doch sehen. Da antwortete er: »Ihre Seele ist im Himmel.«

Und so begann ich in den folgenden Tagen, Wochen und Monaten, alles aufzusammeln, was tot war, vor allem Ratten und Mäuse, um sie alsbald aufzuschneiden und die Seele zu suchen. Jede Feldmaus, die mein Vater auf dem Acker mit der Mistgabel getötet hatte, steckte ich in meine Jackentasche, um sie in einer nicht einsehbaren Ecke später auseinanderzunehmen. Ich sezierte wie eine Wilde, aber eine Seele fand ich nie. Nur Gedärm und andere seltsame Dinge.

Von da an war mir klar: Ich möchte Krankenschwester werden, Operationsschwester. Ich dachte: Wenn ich die Seele bei Toten oder gerade Verstorbenen nicht finden kann, dann muss man eben in den lebenden Körper hineinschauen, dann wird man sie schon erkennen können. Das erschien mir logisch.

Auf die Idee, Ärztin werden zu wollen, kam ich nicht. Krankenschwester lag viel näher. Vielleicht auch deshalb, weil ich mit fünf Jahren einmal mit einer Blinddarmentzündung im Krankenhaus lag. Und fasziniert davon war, wie die Schwestern immer mit ihrem Quecksilberthermometer die Temperatur maßen. Das gefiel mir, das wollte ich auch.

So hatte ich meinen beruflichen Lebensweg schon als Achtjährige vor Augen, und so kam es ja auch. Ich wollte verstehen: Was ist die Seele? Was ist Leben? Was ist Tod? Diese Fragen beschäftigen mich bis heute.

Ein Neutrum

Die Beziehung zwischen meinem Vater und mir war von Geburt an schwierig. Er zeigte mir weder Liebe noch Ablehnung. Schon zu Lebzeiten meiner Mutter war ich ihm einfach egal. Gleichgültig. Als ob es mich nicht gäbe. Eine Fremde, für die man sich nicht interessiert. Zwar erzählte er mir schon auch mal Geschichten oder spielte mit meinem Bruder und mir, aber er begegnete mir immer mit einer abgrundtiefen Distanz, die ich nicht überwinden konnte, ganz egal, wie ich mich verhielt.

So ignoriert zu werden, gewissermaßen gar nicht existent zu sein, ist für ein Kind schlimmer als Hass oder Schläge. Es ist seelische Gewalt, die eine Kinderseele nicht aushalten kann. Ein Kind sehnt sich ja nach Bindung, nach einem Echo, einem Gegenüber, gerade vonseiten der Eltern. Von ihm bekam ich das nie. Darunter litt ich fürchterlich.

Er war nicht böse mit mir, er behandelte mich nicht schlecht. Er war neutral. Es interessierte ihn nicht, was ich tat, dachte oder fühlte. Für ihn war ich eine Mitläuferin in der Familie. Es gab mich, aber es gab mich nicht für ihn. Ich durfte machen, was ich wollte. Nie hat er mir etwas verboten, nie Einhalt geboten. Aber er förderte oder unterstützte mich auch nie. Für ihn war ich ein Neutrum, ein absolut neutrales Nichts.

Das ist sehr schmerzhaft für eine Kinderseele. Auch später, als Jugendliche und Erwachsene, war es eine Tortur. Jedes Mal, wenn ich meinem Vater begegnete, hielt ich innerlich eine Bettelschale in der Hand in der Hoffnung, dass er in diese Schale Liebe geben möge. Ich wollte kein Geld. Mein Leben lang konnte ich für mich selbst sorgen, verdiente ich meinen Unterhalt selbst. Ich bettelte um Liebe, um Zuneigung, um irgendeine Form von Energie, die von ihm zu mir fließen konnte.

Erst später, als ich Therapie machte, begriff ich, warum das so war. Er fühlte sich schuldig daran, dass er meine Mutter mit mir geschwängert hatte. Der Arzt hatte ja aufgrund ihrer Krebserkrankung verboten, dass sie nochmal ein Kind bekommt. Die Tatsache, dass sie durch ihn mit mir schwanger wurde, trug ihm im Dorf den Ruf eines geilen Bocks ein, der seine Frau nicht in Ruhe lassen kann. Für ihn, der ja eigentlich Priester werden wollte, war das eine nahezu unerträgliche Schmach, eine Riesenschuld. Das hat er auf mich übertragen. Er konnte mir keine Liebe zeigen, weil er dann »Ja« gesagt hätte zu mir als Frucht eines nicht zulässigen Zeugungsaktes.

Hin und wieder blitzte der Priester, der Gelehrte, der Belesene noch in ihm auf – zum Beispiel, wenn er uns Geschichten aus der Rhön erzählte, wie die von der »Grünen Delle«. Das ist eine Lichtung von ungefähr zwei Kilometer Durchmesser im Wald zwischen Steinbach, dem Dorf meiner Mutter, und Malges, wo mein Vater herkommt. Diese Lichtung ist auf der einen Seite begrenzt durch ein Marienbild, auf der anderen durch ein großes Kreuz, zwei kirchliche Symbole also.

Und dort, auf dieser Wiese, der »Grünen Delle«, stand vor vielen Jahren einmal ein Haus. Es ist längst verfallen, aber die Reste kann man heute noch erkennen. In diesem Haus sollte Hochzeit gefeiert werden. Der Bräutigam hatte jedoch einen Nebenbuhler. Der war sehr eifersüchtig und meuchelte den Bräutigam in der Nacht vor der Hochzeit. Im Tode verfluchte dieser seinen Mörder und sagte: »Du sollst nach deinem Tod als Hund in dieser grünen Delle leben und auf ewig gefangen sein!« So kam es. Als des Mörders letztes Stündlein schlug, wurde er alsbald in einen schwarzen Hund verwandelt. Seither wandert er dort ruhelos auf einem Feldweg, der sich durch die Lichtung schlängelt. Er tut niemandem etwas zuleide, er ist ein Geist, der sich aus der Angst der Lebenden nährt, eine Seele, die keinen Frieden finden kann. Mein Vater erzählte, dass sein Vater einmal nachts mit dem Auto durch die »Grüne Delle« fuhr und plötzlich sah, dass auf der Rückbank dieser Hund saß. Er tat ihm nichts, aber er war da. Und er ist da, bis heute. Er ist verwunschen und verflucht bis ans Ende aller Tage. Es sei denn, es kommt jemand, der ihn durch die Liebe erlöst …

Eine andere Geschichte war, dass sich um Mitternacht plötzlich die Ketten von den Hälsen der Kühe lösten. Keiner wusste, wie und warum. Alle fragten sich: Was ist das für eine Kraft? Welche Magie wird da wirksam? Denn passiert ist so etwas. Mein Vater erzählte, wie er es selbst erlebt hatte, als er jung war. Natürlich schmückte er das dann noch tüchtig aus, damit es richtig gruselig wurde – er war ein sehr talentierter Geschichtenerzähler, wir hingen gebannt an seinen Lippen. Er hatte viele solcher Märchen aus der dunklen, schwarzen Rhön in petto, ich war völlig fasziniert davon. Wenn er erzählte, war ich ihm immer ganz nah. Diese Märchen knüpften ein mystisches Band zwischen uns. Und da er mich ansonsten nie beachtete, war diese Verbindung für mich besonders intensiv. Ich sehnte mich so sehr nach dieser Nähe, gerade weil ich sie sonst nie hatte. Seine Geschichten waren wie geschaffen dafür, meine ohnehin schon blühende Fantasie noch mehr anzuregen. Und unser Haus tat ein Übriges dazu.

Das Wohngebäude unseres Hofes war ein über 300 Jahre altes Fachwerkhaus. Kleine Räume, alles geduckt, niedrig, dunkel. Es gab noch nicht einmal eine Toilette, nur einen Donnerbalken in einem Verschlag über dem Misthaufen. Ich fürchtete mich immer, wenn ich nachts rausmusste. Mein Zimmer war klein und duster und hatte eine Schräglage, es war schief und krumm. Mein Vater erzählte, es sei das Zimmer von Freimaurern gewesen, die dort auf der Durchreise übernachteten. Im Rahmen ihrer Rituale müssen sie viele Nägel in die Wand geschlagen haben – einige davon waren auch zu meiner Zeit dort noch zu sehen. Es hieß, sie hätten dort mit ihrem Blut unterschrieben ...

In diesem Zimmer verbrachte ich meine Kindheit und Jugend. Ich fürchtete mich immer darin, es war auch ständig kalt – ein Zeichen dafür, dass dort festhängende Geister hausten, ruhelose Seelen. Dieses Zimmer hatte ich mir nicht ausgesucht, es wurde mir zugewiesen, Widerrede zwecklos. Heute wundert es mich nicht, dass ich mich darin nie heimisch fühlte, und ich staune, dass ich es so lange darin aushielt.

Die Geschichten meines Vaters trugen dazu bei, dass ich mich für Mystik und Hexen und Geister interessierte. Er war es auch, der mich das »Memento mori« lehrte, das bei jedem Menschen in den Handlinien steht. Wenn man die Handinnenflächen ansieht, dann formen die Linien dort ein M. Nebeneinandergelegt sind es zwei M – und die stehen für »Memento mori«: »Erinnere dich daran, dass du sterben wirst.« Das waren Lehren meines Vaters, die einfach so aus dem Nichts gekommen sind, wo er plötzlich eine Anwandlung hatte, mir etwas beibringen zu wollen aus dem reichen Schatz seines Wissens, das in seinem Dasein als Landwirt verkümmerte und unterging. Immer wieder wies er mich auf dieses »Memento mori« hin, wahrscheinlich, weil ich so sehr mit meiner Mutter verbunden war und auch mit deren Tod. Meinem Bruder erzählte er nie davon.

Erst wenige Tage vor seinem Tod gab es eine Wandlung in unserer Beziehung. Da gab es nahe Gespräche zwischen uns, da konnte er mir endlich Liebe zeigen. Aber das ist eine andere Geschichte, darauf komme ich später noch zurück.

Memento mori – erinnere dich daran, dass du sterben wirst

Es ist eine der wichtigsten Vorbereitungen auf das Sterben, dass wir uns bewusst machen: Es kann jede Sekunde so weit sein. Jede Minute, jede Stunde, jeden Tag. Wir dürfen nicht vergessen, dass wir sterblich sind – und doch verdrängen wir es jeden Tag aufs Neue. Wir leben, als ginge der Tod nur andere etwas an. Wenn dann aber jemand in unserer näheren Umgebung stirbt, ein Bekannter, ein Freund oder womöglich ein Mensch, den wir sehr lieben, trifft es uns wie ein Schlag.

Gut sterben zu können setzt voraus, dass ich mir im Leben Tag für Tag klarmache: Ich bin sterblich. Innerhalb der nächsten Minuten kann mich ein tödlicher Herzinfarkt ereilen oder ein Verkehrsunfall mein Leben auslöschen. Oder der Arzt kann mir eröffnen, dass ich unheilbar krank bin. Es sind fünf Leitsätze, die wir verinnerlichen sollten:

1. Erinnere dich daran, dass alles, was lebt, auch sterben wird und muss.
2. Erinnere dich daran, dass du nicht weißt, wann du sterben wirst – zu welcher Uhrzeit, an welchem Tag, in welchem Monat, in welchem Jahr.
3. Erinnere dich daran, dass du nicht weißt, wie du sterben wirst. An einer Krankheit, einem Unfall, einem Anschlag, einer Katastrophe, was auch immer – du weißt es nicht.

4. Erinnere dich daran, dass du die Fähigkeit hast, dich ganz bewusst auf das Sterben vorzubereiten. Dann widerfährt es dir nicht wie ein Blitz aus heiterem Himmel, sondern du bist darauf eingestellt und in guter Geistesverfassung.
5. Erinnere dich daran, dass es kostbar ist, in einem menschlichen Körper leben zu dürfen. Damit erhältst du die Fähigkeit, zu unterscheiden, zu verstehen, zu reflektieren und dich seelisch-geistig zu entwickeln.

Diese fünf Leitsätze waren das »Memento mori«, das mir mein Vater nach dem Tod meiner Mutter mit auf den Weg gegeben hat, und die ich mir seither wirklich jeden Tag vergegenwärtige und bewusst mache. Erst viele Jahrzehnte später habe ich sie in ihrer tiefen Bedeutung wirklich verstanden.

Der Tod gehört ins Leben, er ist sogar eine Voraussetzung für das Leben! Denn nur wenn etwas abstirbt, kann es etwas Neues geben. Es ist ein ständiges Kommen und Gehen, ein ewiger Kreislauf. Wir nehmen das nur nicht so wahr, weil wir dauernd damit beschäftigt sind, zu klammern und zu bewahren. Weil unser Geist auf das Verweilen, Bleiben und Festhalten fixiert ist. Es nutzt uns nur nichts, denn früher oder später werden wir gezwungen loszulassen. Spätestens im Moment des Todes. Darauf kommen wir beim sechsten Geheimnis noch einmal zurück.

Hier geht es erst einmal darum zu erkennen, dass der Tod zum Leben gehört. Er ist etwas vollkommen Natürliches. Alles Lebendige ist prozessual – es entsteht, es ist, es vergeht. Jeden Tag erneuern sich in unserem Organismus fünfzig Milliarden Zellen! Oder anders ausgedrückt: Jede Sekunde bilden sich 500 000 Zellen, und genauso viele (und teilweise noch mehr) sterben ab. Alle zwei Wochen erneuert sich unser gesamter Körper, von den Zehennägeln bis zu den Haarwurzeln – dann ist keine Zelle mehr vorhanden, die vierzehn Tage vorher noch gelebt hat. Der gesamte Mensch ist nur scheinbar kompakt, in Wahrheit sind wir ständig in Bewegung – innerlich und äußerlich.

Das heißt: Der Tod ist unser ständiger Begleiter im Leben. Selbst dort, wo wir das Leben am unmittelbarsten spüren, im Herzen, ist der Tod in jedem Herzschlag gegenwärtig. Denn jedes Mal, wenn sich der Herzmuskel zusammenzieht, gerät er in Todesnähe. Schauen wir uns das genauer an, dann wird uns klar, wie sehr wir in jeder Sekunde unseres Lebens mit dem Tod verbunden sind, wie nah er uns ist, wie er uns stets begleitet.

Dazu müssen wir uns noch einmal klarmachen, was genau passiert, wenn das Herz schlägt: Es dehnt sich, und es zieht sich zusammen, die Herzkammern immer im Wechsel mit den Herzvorhöfen. Kontrahieren sich die Vorhöfe, weiten sich die Kammern und umgekehrt. Die Kontraktion nennt man »Systole«, das Dehnen wird als »Diastole« bezeichnet. In dem Moment, wenn sich die Klappe zwischen Vorhof und Kammer öffnet, fließt das Blut aus dem Vorhof in die sich weitende Kammer hinein. Am Höhepunkt der Systole des Vorhofes schließt sich die Klappe, und der Vorhof erschlafft und öffnet sich wieder zur Vene hin, die ihm das Blut aus der Lunge oder dem Körper zugeführt hat. In diesem Moment beginnt die Kammer, sich zusammenzuziehen, und wirft das Blut in die Lungenarterie oder die Aorta, die den gesamten Organismus versorgt, aus.

Sauerstoff und Nährstoffe, die der Herzmuskel braucht, um sich derart zusammenzuziehen, bezieht er aus dem Blut, das ihm über die Herzkranzgefäße zufließt. Diese »Koronararterien« liegen wie ein feinstverzweigtes Netz auf dem Herzmuskel auf. Damit nicht genug: Sie reichen auch tief in den Herzmuskel hinein, um dort ihre kraftspendenden Substanzen abzugeben. So ist der gesamte Muskel durchsetzt von feinsten Adern und Äderchen, die ihn mit Blut versorgen und über das Blut Stoffwechselprodukte wieder abtransportieren.

Kontrahiert sich nun der Herzmuskel in der Systole, werden diese kleinen Ästchen der Herzkranzgefäße maximal zusammengepresst, und das Blut steht darin für den Bruchteil einer Sekunde still. Mehr noch: Im linken Herzmuskel, wo der Druck noch sehr viel größer ist als in der rechten Herzkammer, fließt es sogar wieder etwas zurück. Das ist etwas Einmaliges: An keiner anderen Stelle im Körper werden die Adern so stark zusammengepresst, dass das Blut sogar ein ganz kleines bisschen rückwärts fließt – es fließt sonst immer nur vorwärts!

In diesem Moment des maximalen Zusammenziehens der linken Herzkammer beginnen Abbauvorgänge im Gewebe. Der pH-Wert sinkt ab, das heißt, das Blut wird »saurer«. Normalerweise liegt der pH-Wert des Blutes bei 7,3. In dieser Phase sinkt er ab auf etwa 6,7. Würde er noch weiter zurückgehen, wäre das bereits lebensbedrohlich – ab 6,2 sterben Zellen ab. Das passiert aber nicht, denn kaum ist der pH-Wert gesunken, steigt er auch schon wieder an – inzwischen hat die nächste Dehnungsphase eingesetzt, das Blut fließt wieder normal, und die Abbauvorgänge werden durch aufbauende Stoffwechselvorgänge abgelöst. Das alles geht natürlich blitzschnell vor sich – es geschieht bei jedem einzelnen Herzschlag.

Dass das Herz dieses Hin und Her zwischen Leben und Tod, Dehnen und Zusammenziehen, Aufbau und Abbau so gut aushält, hängt damit zusammen, dass alle diese Vorgänge rhythmisch erfolgen. In dem Moment, in dem das Herz den Körper mit sauerstoffreichem Blut versorgt, in der Systole, bringt es sich selbst in Todesnähe. Es ist Werden, Sein und Vergehen in ständigem Wechsel – wie das ganze Leben. So spiegelt sich diese Grundvoraussetzung des Lebendigen in jedem einzelnen Herzschlag. Und der Tod ist unser ständiger Begleiter, wie auch das Leben uns ständig durchpulst.

Memento mori – erinnere dich daran, dass du sterben wirst.

Verlorene Kindheit

Nach dem Tod meiner Mutter veränderte sich mein Leben radikal. Eine der ersten Anordnungen meines Vaters war, mir meine langen Haare abzuschneiden. Es gab ja niemanden mehr, der sie mir gebürstet und geflochten hätte. Also kam der Friseur ins Haus und säbelte meine Haare ab. Ab sofort trug ich sie nur noch schulterlang, mit Pony. Das war ganz furchtbar. Ich fühlte mich schrecklich nackt und schutzlos.

Ansonsten war ich mir weitgehend selbst überlassen. Was sofort Folgen zeitigte. Ich wurde schlecht in der Schule. Bis zum Tod meiner Mutter war ich eine ausgezeichnete Schülerin, hatte immer nur gute Noten – Einsen und Zweien, nie schlechter. Jetzt waren Fünfen und Sechsen gang und gäbe, die Versetzung war gefährdet. Aber das kümmerte niemanden. Ich verwahrloste mehr und mehr. Niemand achtete darauf, ob ich mich wusch oder die Haare kämmte. Die Landwirtschaft war wichtiger.

Schließlich wollten die anderen Kinder nicht mehr mit mir spielen. Ich wusste nicht, warum, ich verstand das nicht. Das alles trieb mich in die Einsamkeit, ich war von allem, was mich bisher beschützt und behütet hatte, verlassen, mutterseelenallein.

Die Folge: Ich wurde magersüchtig, ich verweigerte einfach das Essen. In dieser Situation machte mein Vater das Schlimmste, was man einem Kind antun kann: Er schickte mich für eine Mästkur in ein katholisches Mädcheninternat, nach Benediktbeuern. Das ist im tiefsten Bayern, in der Nähe von Bad Tölz. Dort zwang man mich zum Essen. Ich musste so lange vor meinem Teller sitzen bleiben, bis er leer war. Wenn ich das Essen verweigerte, schlugen die Nonnen mit einem Stab auf meine Hände. Es war die Hölle.

Drei Wochen musste ich dortbleiben. Die anderen Kinder bekamen Briefe von ihren Eltern, die meisten nahezu täglich. Mein Vater schrieb mir exakt zweimal. Er hatte ja keine Zeit dazu, er musste sich um den Hof kümmern. Und Ausschau halten nach einer neuen Frau. Er brauchte jemanden, der sich um uns Kinder kümmerte und den Haushalt führte.

Als ich aus der »Kur« wieder nach Hause kam, war Monika da. Eine junge Frau aus der tiefsten Rhön, eine Bauerstochter – eine Frau »vom Fach« also. Ihre Eltern waren verstorben, sie war allein. Über kirchliche Kreise hatte mein Vater davon gehört und sie eingeladen. Und dann blieb sie eben. Es gab noch ein paar andere Frauen, die er sich ansah, aber seine Wahl fiel auf Monika, sie heiratete er. Das war 1967. Ich war neun Jahre alt.

Am Anfang war Monika sehr lieb zu uns Kindern. Aber dann entpuppte sie sich als ein exaktes Abbild der bösen Stiefmutter aus den Märchen. Sie schlug mich und meinen Bruder, häufig täglich, meistens extrem hart. Nicht nur einmal hatte ich Angst um mein Leben. Mein Vater wusste das. Aber er hat mir nie geholfen, mich verteidigt oder vor Monika in Schutz genommen. Er sagte nur: »Was willst du? Du wirst mich irgendwann verlassen, die Monika hab ich mein Leben lang, deshalb werde ich zu ihr halten – immer.«

Damit hatte er natürlich recht: Ich würde irgendwann das Haus verlassen, Monika blieb. Trotzdem. Ein Vater darf nicht zuschauen, wenn seine Kinder so leiden.

Im Grunde war Monika ein armes Wesen. Von ihren Eltern hatte sie selbst oft Prügel bezogen, sie kannte es nicht anders. Sie war nicht besonders ordentlich und achtete wenig auf ihr Äußeres. Wir Kinder, vor allem ich, waren ihr genauso egal. Meine Noten interessierten sie nicht, auch nicht, wie ich aussah, ob ich saubere Kleidung trug. Sie schikanierte mich immer nur nach Strich und Faden: »Mach dies, mach jenes«, »Wenn du nicht sofort ...« – in dieser Art und schlimmer. Und immer wieder hagelte es Schläge. Ich weiß noch, dass ich einmal mit einem Klappmesser vor ihr stand und sie regelrecht bedrohte: »Wenn du mich noch einmal schlägst, stech ich zu ...«

Irgendwann sah ich das Hochzeitsfoto meines Vaters mit Monika herumliegen. Da nahm ich mein Messer und kratzte Monikas Gesicht weg. So ließ ich das Foto offen liegen. Monika fand es, weinte fürchterlich und lief damit zu meinem Vater. Er stellte mich zur Rede und gab mir eine schallende Ohrfeige. Es war das einzige Mal, dass er mich schlug. Er war sehr verzweifelt und konnte mit meinem Verhalten einfach nicht umgehen, er hat es nicht verstanden.

Anstelle der Magersucht flüchtete ich mich dann in den Alkohol. Es stand ohnehin immer Wein oder Sekt herum, »Kellergeister« hieß die Marke. Also goss ich mir auch mal ein Glas ein, dann zwei, dann drei, dann vier ... Wenn ich dieses Zeug trank, wurde ich so schön beschwingt. Das Leben war nicht mehr ganz so schrecklich.

Ein, zwei Jahre später kam ich in eine Clique von Jugendlichen, die sich jeden Abend traf – natürlich immer mit einigen Flaschen Bier, Wein oder eben »Kellergeistern«. Ich betrank mich oft bis zur Bewusstlosigkeit, hatte immer häufiger Erinnerungslücken. Nicht nur einmal mussten mich meine Kumpels nach Hause tragen, weil ich nicht mehr laufen konnte. Schließlich musste ich schon morgens etwas trinken. Meinen Vorrat dafür bunkerte ich unter dem Bett. Mein Vater bekam das durchaus mit, aber ich hörte nie ein Verbot von ihm. Auch nicht von Monika. Ich hatte alle Freiheiten, die man sich als Jugendliche so wünscht und die so fatal sein können.

Natürlich bekam ich auch nie Taschengeld, aber ich wusste, wie ich mir Geld beschaffen konnte: bei Monika. Sie hatte reichlich Bargeld mit in die Ehe gebracht, und ich wusste: Diese Scheine hatte sie irgendwo im Haus versteckt. Immer wenn sie auf dem Feld war, ging ich auf die Suche. Und natürlich wurde ich fündig: unter der Matratze, in den Inlets, in Jackentaschen, zwischen frisch gewaschenen Bettbezügen. Das ganze Geld war weitläufig verteilt, und ich bediente mich. Dadurch, dass es viele kleinere Scheine waren, insgesamt Tausende D-Mark, fiel das nicht auf. So konnte ich immer etwas beisteuern, wenn unsere Clique Alkohol kaufen ging. Keiner wusste, wo ich das Geld herhatte. Keiner fragte mich.

Faszination Krankenhaus

Nach dem Hauptschulabschluss meldete mich mein Vater zu einer Schneiderinnenlehre an. Das war aber das Letzte, was ich wollte. Ich wollte doch Krankenschwester werden! Ich war sehr verzweifelt und heulte mich bei meinem Cousin aus. Er meinte nur: »Dann gehen wir doch mal zur Schwester Oberin ins Krankenhaus nach Hünfeld und fragen, was du machen könntest.« Dieses Haus war eine kleine, von Nonnen geführte Klinik. Und tatsächlich: Die Schwester Oberin stimmte zu, dass ich dort ein praktisches Jahr absolviere. So kam es, dass ich nach der Schule ein Jahr lang auf der chirurgischen Männerabteilung putzte. Mein Vater ließ sich breitschlagen, die Schneiderinnenlehre fürs Erste auf Eis zu legen.

Dieses »Praktikum« war allerdings eine sehr ambivalente Erfahrung. Ich war ein blutjunges Ding von vierzehn Jahren, völlig unerfahren und unaufgeklärt. Vieles musste ich mir gefallen lassen: sexistische Sprüche, Anzüglichkeiten, Übergriffe. Handgreiflich wurde zum Glück keiner der Patienten – sie waren ja frisch operiert und bettlägerig, da konnten sie mir nichts anhaben. Die meisten blieben sehr lange im Krankenhaus, damals war das noch so üblich.

Ich war fasziniert von dem, was ich dort sah. Stundenlang konnte ich in den Krankenzimmern putzen, in denen die Schwerstkranken lagen. Das Beatmungsgerät schnaufte vor sich hin, im Bett lag ein weitgehend lebloser Körper. Und doch war das ein Mensch, am Leben gehalten durch Maschinen. Großartig! Gewaltig! Diese Macht über Leben und Tod! Ich hätte noch viel mehr auf mich genommen als anzügliche Männersprüche, nur um diesen Kick zu bekommen, einfach durchs Beobachten, durchs Dabeisein.

Innerlich war ich allerdings sehr einsam. Immer wieder fragte ich mich, warum ich selbst überhaupt am Leben bin, ich war todunglücklich in dieser Welt und in meinem Körper. Zu nichts war ich nutze, mein Leben hatte keinen Inhalt, niemand liebte mich. Ich dachte, ich hätte den Tod verdient. Und so versuchte ich zweimal, meinem Leben ein Ende zu setzen.

Mittlerweile wusste ich aus der Beobachtung in den Krankenzimmern, dass im Blutkreislauf keine Luft zirkulieren darf, sonst gibt es eine Embolie, und der Mensch stirbt. Also stibitzte ich mir einige Spritzen und nahm sie mit nach Hause. Abends, als alle schlafen gingen, jagte ich mir in meinem Bett die Kanüle in die Armvene und pumpte die Luft aus der Spritze ins Blut. In diesem Moment kam mein Bruder ins Zimmer – offenbar hatte er gesehen, dass bei mir noch Licht war, und wollte etwas holen oder mich etwas fragen. Er sah mich mit der Spritze hantieren, riss mir das Ding aus der Hand und rief: »Um Gottes willen, was machst du da?« Ich brach in Tränen aus und weinte und weinte. Er nahm mich in die Arme und tröstete mich. So schlief ich ein, ohne gestorben zu sein.

Als ich am nächsten Morgen in die Wohnküche kam, hörte ich, wie mein Bruder mit meinem Vater und Monika über den Vorfall sprach. Da brach eine Welle der Scham über mir zusammen, die fast noch zerstörerischer war als das Gefühl, zu nichts nutze zu sein. Ich rannte in den Keller, weil ich wusste, dass dort Rattengift stand. Zwei Esslöffel davon löste ich in einem Glas Wasser auf und kippte das widerliche Gesöff in mich hinein. Im gleichen Moment stieg eine unsägliche Angst in mir auf. Ich lief zurück zu den anderen, stürmte regelrecht in die Wohnküche, stieß schluchzend hervor: »Ich habe Rattengift genommen …«, und brach zusammen.

Mein Vater und mein Bruder griffen mich rechts und links und trugen mich zum Auto, um mit mir sofort in die Notaufnahme ins Krankenhaus nach Hünfeld zu fahren. Dort wurde mir der Magen ausgepumpt, und ich überlebte. Als ich wach wurde, lag ich auf der Intensivstation. Nach zwei Tagen entließ ich mich selbst – schließlich war ich nicht weiter krank. Mein Vater schickte mich noch zum Psychiater, der allerdings nicht mit mir sprach, sondern nur meine Gehirnströme aufzeichnete. Damals war das so üblich, wenn man herausfinden wollte, ob jemand psychisch krank ist oder nicht. Das EEG zeigte: Ich war völlig normal. Und so musste ich nicht in die Psychiatrie, sondern nahm meine Putztätigkeit im Krankenhaus wieder auf.

Geändert hatte sich nichts. Ich soff weiterhin. Es gab keine Gespräche innerhalb der Familie, keine Anspielungen, keine Fragen, keine Kommentare, kein Interesse für meine Situation. Nur Stille. Schweigen.

Mit der Zeit wurde in mir der Wunsch immer stärker, eine richtige Ausbildung als Krankenschwester zu machen. Ich wollte dafür unbedingt in ein kirchliches, von Nonnen geführtes Haus – neben der Schwesterntätigkeit interessierte ich mich dafür, wie diese Dienerinnen Gottes im Alltag so sind. Ich wollte sie hautnah erleben, hinter und unter ihre Haube schauen. Vielleicht suchte ich auch eine Gemeinschaft, nachdem ich in der Familie keine Wärme, keine Geborgenheit und kein Nest gefunden hatte. Vielleicht suchte ich auch das Mütterliche. Und aufgrund der Geistergeschichten meines Vaters hatte ich einen Sensus für das Religiöse und Mystische, für Hexen und Zauberei. Das Mysterium von Leben und Tod reizte mich mehr als alles andere. Und ich dachte, wenn ich selbst eine Dienerin des Herrn werde, in so einem Krankenhaus, dann komme ich diesem Thema ein bisschen näher.

So sah ich mich nach einem von Nonnen geführten Ausbildungskrankenhaus um und fand auch eines. Ich fuhr hin und sprach mit der Schulschwester. Sie schaute sich meine Zeugnisse an und sagte: »Du kannst kommen, wenn du die mittlere Reife geschafft hast.« Das war für mich ein herber Schlag – ich wollte ja am liebsten sofort anfangen und hatte ohnehin schon ein Jahr lang in Hünfeld im Krankenhaus gearbeitet.

Die Folge war, dass ich erst recht anfing zu saufen – Sekt, Bier, Wein, Schnaps. Alles, dessen ich habhaft werden konnte. Ich dröhnte mich komplett zu. Die Nonnen wollten mich auch nicht?

Dann war doch eh alles egal. Aber die Sehnsucht, Krankenschwester werden zu dürfen, war größer und mächtiger. So holte ich dann als Sechzehnjährige in einer Hauswirtschaftsschule die mittlere Reife nach. Und lebte nach der Devise: tagsüber büffeln, abends saufen. Trotz meines erheblichen Alkoholkonsums schaffte ich die Prüfung mit »gut«.

Mit meinem Zeugnis fuhr ich erneut in das Krankenhaus und bewarb mich um einen Ausbildungsplatz als Schwesternschülerin. Und tatsächlich: Ich wurde genommen. Von nun an hatte ich ein Ziel, für das zu leben sich lohnte. Mein Leben hatte eine Perspektive.

Das zweite Geheimnis

Innere Hindernisse überwinden

ཨ་དཀར་ཨ་རྨད་དུ་ཏྲི་སུ།
ནག་པོ་ཞི་ཞི་མལ་མལ་སྭཱ་ཧཱ།

»Wenn wir gut zu sterben wünschen, müssen wir lernen, gut zu leben. Wenn wir auf einen friedvollen Tod hoffen, müssen wir in unserem Geist und in unserer Lebensführung den Frieden kultivieren.«

DALAI LAMA

Am 1. Oktober 1976 begann ich die Ausbildung zur Krankenschwester – weit weg von meinem so belasteten und belastenden Elternhaus, weit weg vom bäuerlichen und dörflichen Leben. Endlich arbeitete ich »richtig« in einem Krankenhaus. Ich saugte alles auf wie ein ausgetrockneter Schwamm, war wissbegierig, neugierig, wollte alles ganz genau kennenlernen. Es war eine Befreiung in jeder Hinsicht. Und doch wuchsen sogleich andere Hindernisse empor, war ich mit neuen Herausforderungen konfrontiert.

Denn die Nonnen, sie waren nicht so, wie ich mir das in meiner kindlichen Naivität vorgestellt hatte. Im Rahmen der Ausbildung konnte ich hinter die Kulissen schauen, erfuhr, wie die Ordensschwestern lebten, war in ihren Privatgemächern, erlebte sie in ihrer Freizeit, sang im Nonnenchor mit. Rasch konnte ich erkennen, wie verlogen vieles war, was sich da unter dem Schleier der Keuschheit und Nächstenliebe verbarg. Da war keineswegs »liebende Güte«, wie kirchlicherseits propagiert, da war

Zickenkrieg, Eifersucht, Konkurrenz. Und natürlich auch Sexualität. Aber nur im Geheimen. Verborgen, vertuscht, geleugnet. Dass auch Nonnen körperliche Bedürfnisse und Leidenschaften hatten, war für mich vorher unvorstellbar. Dies so konkret zu entdecken und zu erleben erschütterte meinen Glauben an die geistigen Qualitäten des klösterlichen Lebens zutiefst.

Einmal erwischte ich die für meine Station zuständige Nonne, meine Chefin, wie sie in unserer Umkleide ein Pornoheft las. Ich erschrak bis ins Mark, als ich die Bilder mit den nackten Körpern in obszönen Stellungen sah – ich war ja weder aufgeklärt, noch hatte ich irgendeine Erfahrung mit Sexualität. Die Nonne bekam einen hochroten Kopf und blaffte mich an: »Was starrst du mich an wie ein Scheunentor?« Rasch ergriff ich die Flucht.

Eine andere Nonne ertappte ich dabei, wie sie bei einem Patienten im Bett lag. Nicht nackt, aber doch mit deutlich verrutschter Tracht. Und wieder eine andere knutschte mit der Ärztin im Arztzimmer, als ich unverhofft die Tür öffnete. Und das waren nur wenige Beispiele aus vielen solchen Situationen.

Geschadet hat mir das alles nicht. Es gab ein stillschweigendes Übereinkommen zwischen den Nonnen und mir: Ich halte die Klappe, sie geben mir gute Noten. Dafür reichte eine nonverbale Verständigung über Blicke. Allerdings waren meine Leistungen immer gut – daran gab es nichts zu rütteln. Ich lernte wie eine Wahnsinnige. Weil ich es toll fand, weil ich diesen Beruf liebte – mit allen Fasern meines Seins. Ich war eine richtig gute Schwesternschülerin.

Meine Suche nach dem Mystischen im Nonnendasein verflüchtigte sich unter diesen Umständen allerdings sehr rasch. Ich war komplett desillusioniert. Auch über das scheinheilige Getue, das so gar nicht echt war oder eine aufrichtige Nächstenliebe spiegelte.

Einmal starb auf unserer Station eine junge Frau, sie hatte einen Verkehrsunfall erlitten und schwerste tödliche Verletzungen davongetragen. Die Eltern waren gerade an ihrem Bett eingetroffen. Da ging eine der Nonnen zu ihnen und gickelte in höchsten Tönen: »Ihre Tochter ist gerade gestorben, ich glaube, ich muss mal den Arzt rufen ...« Sie sprach immer in sehr hoher Tonlage, aber hier kicherte sie auch noch. Ich war völlig entsetzt. So konnte man doch nicht mit Menschen sprechen, die gerade ihre Tochter verloren hatten.

Nach meinem Examen, das ich mit exzellenten Noten bestand, wollte ich keinen Tag länger in diesem Haus bleiben. Am Tag nach der Abschlussfeier im Oktober 1979 räumte ich meine Wohnung und fuhr zurück nach Hause.

Auf dem Weg zu mir selbst

Noch während meiner Ausbildung, mit neunzehn Jahren, hatte ich meinen ersten Freund. Er war Installateur, vier Jahre blieben wir zusammen. Es war ein recht oberflächliches Verhältnis. Viel lieber führte ich mit seinem Freund Stefan tiefgehende Gespräche. Mit ihm konnte ich nächtelang über Malerei philosophieren, wir hatten beide eine Vorliebe für surrealistische Bilder und überlegten uns in allen Einzelheiten, was sie zu bedeuten hatten, wofür ihre Symbole wohl stehen sollten. Diese Gespräche nährten meine bedürftige Seele. Damals waren wir noch kein Paar. Erst später fanden wir zueinander.

Stefan war es, der mein Lebensschiff in eine ganz neue Richtung lenkte. Er gab mir ein Buch von Hermann Hesse zu lesen – *Siddharta* – und eröffnete mir damit eine völlig neue Welt. Reinkarnation, frühere Leben: Das waren für mich abstrakte Begriffe, nicht real, nicht vorstellbar. Aber sie übten eine magische Faszination auf mich aus, ich war wie infiziert davon und schnappte mir, was ich dazu in die Finger bekommen konnte. Kein Antiquariat war vor mir sicher, ich verschlang so ziemlich alles, was es an spiritueller Literatur gab. Ich las den Koran; ich las die *Bhagavad Gita*, eine zentrale Schrift des Hinduismus in Gedichtform; ich las Bücher von Georges Gurdjieff, einem griechisch-armenischen Esoteriker, der in Russland und Frankreich lebte; Werke von Thorwald Dethlefsen wie *Schicksal als Chance – das Urwissen zur Vollkommenheit des Menschen, Das Leben nach dem Leben – Gespräche mit Wiedergeborenen, Krankheit als Weg – Deutung und Bedeutung der Krankheitsbilder.* All das hat mich tief beeindruckt. Auch mit Astrologie kam ich in dieser Zeit erstmals in Berührung.

Für mich bedeutete die Auseinandersetzung mit diesen Themen auch eine Aufforderung, mich intensiver mit mir selbst zu beschäftigen. Ich suchte mehrere Psychotherapeuten auf, aber keiner von ihnen wollte mit mir arbeiten. Sie fanden, eine Gesprächstherapie sei nicht das Richtige für mich. In einer Zeitschrift fiel mir schließlich eine Anzeige für eine Reinkarnationstherapie auf. Das fand ich spannend, das wollte ich ausprobieren. Und so ging ich zu dem Inserenten, einem Therapeuten in Frankfurt am Main.

Er war Spezialist für Rebirthing-Therapie und versetzte mich in meine Geburtsphase zurück, indem er mich extrem schnell atmen ließ, »hyperventilieren« nennt man das. Ich geriet in eine Art Trance und sah innere Bilder aufsteigen. Dabei entdeckte ich mehrere frühere Leben – eines, in dem ich als Hexe verbrannt wurde, eines als Nonne, eines, in dem ich mit Stefan zusammen war, allerdings unglücklich verliebt in Afrika. Außerdem erschien mir ein alter Mann in einem langen weißen Gewand mit einem üppigen Rauschebart und einer weißen Wollmütze auf dem Kopf. Er saß etwas erhöht auf einem großen Stuhl in einer riesigen Halle. Als ich diese Erscheinung sah, fühlte ich mich von ihr schlagartig angezogen, sie strahlte für mich eine magische Energie aus. Der Therapeut konnte damit nichts anfangen, ich auch nicht. Aber schon kurz darauf verstand ich, wen ich da gesehen hatte.

Durch Zufall stieß ich in Frankfurt auf das Buch *Der Weg der weißen Wolke.* Der Titel sprach mich an, und ich kaufte es. Und wen sah ich auf dem Autorenfoto auf der Rückseite? Dieses Gesicht mit dem Rauschebart und der Mütze kam mir unerwartet vertraut vor, hatte ich es nicht erst kürzlich bei meiner Rebirthing-Therapie gesehen? Ich hatte. Es war Bhagwan Shree Rajneesh. Dieser indische Guru war in den Siebziger- und Achtzigerjahren auch im Westen bekannt geworden durch seine Lehren, in denen er eine freie Sexualität propagierte und die Menschen aufforderte, ihre wahre Natur zu leben.

Bhagwan war seinerzeit in Europa und den USA sehr bekannt, mit einer riesigen Schar von Anhängern, den Sannyasin, die alle in roten Gewändern und mit einer Holzkette um den Hals herumliefen, der Mala. Er sollte in meinem Leben noch eine wichtige Rolle spielen.

Entzug und erste Erfahrungen auf der Intensivstation

Als ich die Zusage der Klinik für die Ausbildung zur Krankenschwester bekam, war mir klar, dass ich an einer Wegkreuzung stand. Ich schaute in den Spiegel, konfrontierte mich mit mir selbst und sagte mir: »Jetzt hast du die Möglichkeit, deinen Beruf zu lernen. Mit Alkohol schaffst du das nicht.« Ich musste die Weichen neu stellen: Entweder ich betrinke mich weiterhin und mache Schluss mit mir und meinem Leben, oder ich höre auf mit der Sauferei und bleibe am Leben. Ich entschied mich für das Leben. Und so begann ich, mich selbst vom Alkohol zu entziehen, ohne Medikamente, nur durch langsam zunehmenden Verzicht.

Ich schrieb akribisch genau jedes Bier auf, das ich trank, jeden Wein, jeden Schnaps. Tagtäglich. Und ich reduzierte die Menge des Alkohols, die ich trank, jede Woche um ein klein wenig mehr. Über die gesamte Ausbildung hinweg. Drei Jahre lang. Ich hatte ja keine Ahnung, wie so ein Entzug funktioniert. Ich wusste nur:

Es musste langsam gehen. Das war pure Intuition. Entzugssymptome hatte ich keine, und die Arbeit als angehende Krankenschwester füllte mich so aus, dass ich gut auf den Alkohol als Kick verzichten konnte. Er fehlte mir nicht. Als ich mein Examen in der Tasche hatte, war ich trocken. Und ich schwor mir: »Keinen Tropfen Alkohol mehr! Nie wieder.«

Ich zog zurück nach Hause in das alte Bauernhaus, in dem mittlerweile mein Bruder mit seiner Familie wohnte. Er hatte den Hof übernommen und lebte mit meinem Vater und Monika unter einem Dach. Da war kein Platz mehr für mich – und mein Vater gab mir das auch deutlich zu verstehen.

Bis ich eine neue Stelle bekam, arbeitete ich überbrückungsweise noch einmal auf der chirurgischen Männerstation in Hünfeld. Diesmal aber nicht als Putzfrau, sondern als voll examinierte Krankenschwester.

Schon drei Monate später, im Februar 1980, konnte ich auf einer Station für Intensivmedizin mit angeschlossener Notaufnahme anfangen. Gleichzeitig schrieb ich mich für eine Zusatzausbildung in Intensivpflege und Anästhesie ein. Ich liebte das Gefühl, Macht zu haben über Leben und Tod. Am Krankenbett konnte es für mich gar nicht hektisch genug sein. Je mehr Maschinen um einen Körper herumstanden, desto besser! Beim Reanimieren war ich immer ganz vorn mit dabei. Wo alles zack-zack ging, Ärzte und Schwestern sich nur Stichworte zuriefen, jeder Handgriff sitzen musste. Ich gierte nach solchen Eingriffen, mein Ego bekam dabei richtig Futter. Hatte ein Patient Kammerflimmern, dieses lebensbedrohliche Herzrasen, wo jede Minute zählt – ich war zur Stelle. Schrillten die Alarme an den Monitoren – ich sauste herbei. Schließlich ging es um Leben und Tod! Und wir waren die Herrscher über Leben und Tod! Der Mensch, der da lag, interessierte mich nicht die Bohne. Ob er litt, ob das, was wir taten, noch Sinn machte – egal. Hauptsache: Action.

In dieser Zeit lernte ich fachlich sehr viel. Ich konnte nicht nur Spritzen geben, Patienten lagern und Blut abnehmen, ich beherrschte auch Aufgaben, die normalerweise nur Ärzte übernehmen, zum Beispiel intubieren, also den Schlauch für die maschinelle Beatmung in die Luftröhre schieben, Voraussetzung für eine Narkose. Oder einen zentralen Venenkatheter legen – das ist eine kleine Operation an den Halsvenen, eine ziemlich knifflige Angelegenheit. Und auch eine sehr verantwortliche – da darf nichts schiefgehen, man muss sehr präzise und sehr steril arbeiten. Denn jeder Keim ist für so einen schwerstkranken Patienten eine Bedrohung seines Lebens. Wir Intensivschwestern waren teilweise besser und kompetenter als die Assistenzärzte, die nach der Ausbildung frisch auf die Station kamen. Nicht nur einmal ließen wir sie auflaufen. Eine gute Schwester kann einem jungen Arzt da schon die Hölle heißmachen. Auch da kostete ich meine Macht voll aus. Ich war eine knallharte Intensivschwester.

Todesfälle empfand ich als persönliche Niederlage. Ich schimpfte wie ein Rohrspatz, wenn unsere zigfachen Reanimationsversuche mal wieder nichts genutzt hatten. Ich zog die Handschuhe aus und pfefferte sie fluchend auf den nackten Oberkörper des Verstorbenen, auf diesen verbrannten Brustkorb, dieses zigmal mit 400 Joule »durchschossene« Herz. Ich war wütend auf unser Versagen. Wütend auch auf diesen Menschen, der uns nicht den Gefallen getan hatte, am Leben zu bleiben – ganz egal, wie. Er hatte unsere Bemühungen und Anstrengungen einfach ignoriert und war gestorben. Unglaublich! Was erlaubte der sich eigentlich! Solche Ereignisse waren für mich schwer zu ertragen, ich hielt sie kaum aus.

Gut drei Jahre lang war ich auf diesem Trip. Dann erlebte ich auf der Station, wie ein Assistenzarzt eine Kollegin am Ohr akupunktierte, weil sie das Rauchen aufgeben wollte. Das fand ich interessant. Einfach ein paar Punkte am Ohr pieksen, und der Schmachter auf eine Zigarette verfliegt? Das sollte funktionieren? Schwer vorstellbar. Und wieder einmal wollte ich es genau wissen. Unverzüglich meldete ich mich für ein Fernstudium zur

Ausbildung als Heilpraktikerin an. Verglichen damit war der Kurs in Intensivpflege ja nachgerade langweilig, das kannte ich ohnehin schon alles aus der Praxis. Diese Fortbildung trat ich deshalb gar nicht erst an. Stattdessen büffelte ich Anatomie, Physiologie, Irisdiagnose und Krankheitslehre, lernte, wie man akupunktiert und neuraltherapiert, was Schüßler-Salze und Bach-Blüten sind, wie Homöopathie funktioniert und vieles andere mehr. Nach drei Jahren legte ich Ende April 1983 mein Examen ab und war eine der jüngsten Heilpraktikerinnen, die es in Hessen gab. Aber noch konnte ich mein neu gewonnenes Wissen nicht einsetzen. Eine eigene Praxis hatte ich erst sehr viel später. Dabei spielte mein Vater noch eine wichtige Rolle. Ich komme beim dritten Geheimnis darauf zurück.

Entwicklungshilfe?

Mittlerweile hatte ich einen neuen Freund, Volker, und aus einer Laune heraus heirateten wir. Wir fanden das lustig. Er war Lkw-Fahrer, aber kein Brummityp, eher der gefühlvolle Softie. Er teilte meine Neigung zur Spiritualität. Allerdings war er eher von der langsamen, gemütlichen Sorte, im Gegensatz zu mir, die ich ständig auf Achse war, stets Hummeln im Hintern hatte, immer etwas unternehmen wollte. Zum Beispiel wollte ich in die Entwicklungshilfe. Durch die Arbeit auf der Intensivstation war ich dafür ja geradezu prädestiniert – solche Kenntnisse und Fähigkeiten konnte man in Afrika oder Asien sicher gut brauchen. Und einen Mann, der Lkw fahren konnte, ohnehin.

Wir bewarben uns bei den zwei größten deutschen Organisationen für Entwicklungshilfe, wurden zum Vorstellungsgespräch geladen, geprüft und für tauglich befunden. Bevor wir zu einem richtigen Einsatz aufbrachen, wollten wir aber erst einmal Land und Leute kennenlernen und herausfinden, ob wir das wirklich schaffen würden.

Wir bekamen eine Adresse an der Grenze zwischen Kenia und Tansania und sollten uns dort eine Missionsstation anschauen. Es wurde ein denkwürdiger Aufenthalt. Schon nach wenigen Tagen erkrankte ich an Malaria und lag mit hohem Fieber im Bett. Da war nichts mehr mit Herumfahren, Informieren und Anschauen. Als ich wieder einigermaßen auf dem Damm war, saß ich eines Tages zusammen mit meinem Mann auf dem Dorfplatz unter einem Baum und schaute dem bunten Treiben zu. Irgendwann kam ein Lastwagen vorbei und hielt auf dem Platz an. Auf der Ladefläche standen lauter Einheimische. In diesem Moment verfing sich mein Auge dort an einem einfach gekleideten Afrikaner. Unsere Blicke kreuzten sich. Für wenige Sekunden schauten wir uns an. In seinen Augen las ich nichts als Fragen: »Warum bist du hier? Was führt dich hierher in die afrikanische Wildnis? Du willst mir etwas beibringen? Was denn? Was willst du mir zeigen außer Geld, Macht und Unterdrückung? Warum kommst du hierher und glaubst, alles besser zu wissen?« All das las ich innerhalb von Sekundenbruchteilen im Blick dieses Mannes. Er hatte sehr sprechende Augen. Und plötzlich wurde mir klar: Diesen Menschen konnte ich nicht in ihrer Entwicklung helfen. Ich musste ihnen nichts zeigen. Ich könnte wahrscheinlich eher von ihnen lernen als sie von mir. Sie brauchten mich nicht. Nicht so, nicht mit der Absicht, in der ich gekommen war. Was also wollte ich hier mit meinem tollen Wissen aus der Intensivmedizin? Warum sollte ich ihnen das Christentum nahebringen? War es nicht eher so, dass sie glücklicher waren mit ihrer Religion? Mit ihrer tiefen Verbundenheit zur Natur, zu alten Bräuchen, zur Erde, zum Kosmos?

Es war ein Augen-Blick, der schlagartig mein gesamtes Lebensgefüge veränderte. Mich überkam tiefe Scham. Ich wollte nur noch weg. Zurück nach Europa, nach Deutschland. In Afrika hatte ich nichts zu suchen.

Bald danach reisten wir ab. Wieder zu Hause, sagte ich den Entwicklungshilfeorganisationen ab. Volker hatte nichts dagegen.

Ihm war es ohnehin egal, wo wir lebten. Hessen oder Kenia – wurscht.

Naturheilkunde und Alkoholklinik

Fürs Erste reanimierte ich munter weiter. Aber mehr und mehr stahlen sich Zweifel in mein alltägliches Tun, in dieses von Aktionismus getriebene Handeln. Eine Stimme in mir wurde immer lauter, sie stellte bohrende Fragen, die mir keine Ruhe ließen: Was tue ich da eigentlich? Ich identifiziere mich darüber, dass ich Menschen, die schon halb tot sind, unnötig quäle. Ich bin scharf auf den Kick, wenn ich mal wieder den Befehl »Weg vom Bett – Schuss!« geben kann, um mit dem Defibrillator Stromstöße durch einen todgeweihten Körper zu jagen. Will ich das? Will ich das wirklich? Wer bin ich, dass ich mich derart aufschwinge zur Herrin über Leben und Tod?

Natürlich hatte meine esoterische Lektüre großen Anteil an solchen Gedanken. Das war auch gut so. Denn ich war wirklich in einen unheilvollen Strudel des Machtgefühls über die mir anvertrauten Patienten geraten. Und da ich ohnehin über die Heilpraktikerausbildung stark beeinflusst war von Naturheilkunde und ihren Therapiemöglichkeiten, erschien mir mein Aktionismus mehr und mehr in einem zweifelhaften Licht. Ich wollte nicht schuld sein, dass ein Patient nur noch mehr leiden musste, als er aufgrund einer schweren Erkrankung oder einer lebensgefährlichen Verletzung ohnehin schon litt. Ich wollte nicht mehr wie eine Wilde reanimieren um jeden Preis, alles Machbare anwenden, ohne Sinn und Verstand für das Menschliche. Die Welt der Intensivmedizin mit ihrer vielen Technik und ihrem »Am Leben halten, koste es, was es wolle« war mir fremd geworden.

Meine Kolleginnen und Kollegen fanden das völlig daneben. Sie verstanden es nicht und meinten nur: »Dorothea, so können wir nicht mit dir arbeiten.« Das konnte ich nachvollziehen, sie mussten ja ihren Dienst tun, meine Verweigerung behinderte sie nur darin. Aus einer übereifrigen Krankenschwester war eher ein Störenfried geworden. In dieser Rolle fühlte auch ich mich nicht wohl. Und so kündigte ich von einem Tag auf den anderen. Insgesamt zwei Jahre hatte ich auf der Intensivstation gearbeitet.

Da ich ohnehin schon dabei war, mich stärker mit Naturheilkunde auseinanderzusetzen, bewarb ich mich bei einer auf diese Therapien spezialisierten Privatklinik. Dort konnte ich als Krankenschwester lernen, wie naturheilkundliche Medikamente und Methoden angewandt werden: Baunscheidtieren, Schröpfen, Blutegeltherapie – das war alles sehr interessant. Trotzdem blieb ich nur drei Monate dort.

Eines Tages, es war im April 1983, sollte ich einem Patienten eine Spritze geben. Nichts Besonderes. Das machte ich täglich x-mal. Bevor ich die Spritze aufzog, schaute ich auf den Inhalt. Es war Cortison. Und so fragte ich den Patienten: »Haben Sie das Medikament hier in der Klinik gekauft?« Und er sagte: »Ja, natürlich.« Ich wies ihn darauf hin, dass das nicht nötig sei, weil die Kosten für solche Medikamente von der gesetzlichen Krankenversicherung übernommen werden. Dafür bedankte sich der Patient, und ich dachte mir nichts weiter dabei. Kurz darauf wurde ich zum Klinikchef zitiert. Er stellte mich zur Rede, was mir einfiele, so mit dem Patienten zu sprechen, damit hätte ich der Klinik geschadet. Und kündigte mir fristlos.

Wieder einmal hatte mir meine Naivität einen Streich gespielt. Und ich lernte: Der Schein ist manchmal stärker als das Sein. Oder: Nicht überall, wo »Natur« draufsteht, ist auch Natur drin.

Meine nächste Stelle fand ich in einer Spezialklinik für alkoholkranke Männer. Dort hatte ich weder mit Intensivmedizin zu tun noch mit Naturheilkunde. Ich durfte mich um die ganz normale Krankenpflege und vor allem um die Seele der Patienten kümmern. Das war mir sehr recht. Als trockene Alkoholikerin interessierte mich ohnehin, wie das denn so ist mit der Sucht. Ich wollte verstehen, was Alkoholismus ist, wie er behandelt wird. In dieser Klinik bekam ich hautnah mit, was es heißt, wirklich richtig abhängig zu sein von der Droge Alkohol. Ich hatte ja nun auch gesoffen, aber was ich da sah, ging noch weit darüber hinaus.

Ohne dass mein Chef es merkte, betrieb ich Studien über eine Krankheit, die ich selbst einmal hatte und aus der ich mich aus eigener Kraft befreien konnte. Am wichtigsten war die Erkenntnis: Jeder, der einer Sucht verfällt, ganz egal, welcher, ist nicht mehr Kapitän auf seinem Lebensschiff. Er verliert die Selbstbestimmung und gibt das Steuerruder ab an die Droge. Das wollte ich nie wieder. Ich wollte mein Schiff selbst steuern und den Kurs bestimmen.

Mittlerweile hatten Volker und ich uns scheiden lassen, denn er hatte sich in unsere Mitbewohnerin Verena verliebt. Stefan und seine Freundin Anja trennten sich ebenfalls, weil unsere an sich platonische Beziehung nun doch andere, intensivere Formen annahm. Wir fühlten uns nicht nur geistig, sondern auch körperlich extrem voneinander angezogen, und so wurden wir ein Paar. Insgesamt sieben Jahre sollten wir zusammenbleiben. Für mich wurde diese Zeit ein Ritt zwischen Himmel und Hölle.

Schon Anja hatte unter Stefan gelitten – er war nicht immer nur nett zu ihr. Aber ich dachte, was alle Frauen in dieser Situation denken: Bei mir wird er anders sein. Ich kriege das hin. So ein tief spiritueller Mensch, der so zärtlich und liebevoll sein kann, kann nicht böse sein. Ich sollte mich irren.

Manchmal genügte ein falsches Wort, und schon stritten wir uns. Am nächsten Tag tat es ihm dann schrecklich leid, er entschuldigte sich, brachte Geschenke mit und schwor, er wolle sich ändern. Dann ging alles von vorne los. Trotzdem kam ich zu dieser Zeit noch nicht von ihm los. Und fragte mich: Warum ist das so? Warum suchte ich mir ausgerechnet so jemanden als Partner aus? War ich schon wieder abhängig – dieses Mal nicht vom Alkohol, sondern von einem Menschen? Es war doch nicht normal, was ich mir alles von ihm bieten ließ. Warum passierte mir das? Was sollte ich lernen durch ihn?

Heilsame Therapien

In dieser Zeit kam ich in Kontakt mit der Eschweger Sannyasin-Szene und ihren zahllosen Therapie- und Selbsterfahrungsangeboten. Ich wohnte damals in Fulda, und dieses Zentrum in einem Schloss, in Anlehnung an den Namen unseres Gurus »Rajneesh-Stadt« genannt, lag um die Ecke. Für mich waren die Freiheit und Freizügigkeit der Sannyasin eine Offenbarung. Frauen und Männer waren für sie gleich, es wurden kaum Unterschiede gemacht. Niemand schämte sich seiner Sexualität, Promiskuität war normal, auch Frauen durften mehrere Männer haben. Die Geschlechterrollen kehrten sich häufig um: Frauen waren durchsetzungskräftig und stark, während Männer gern auch mal schwach und »weiblich« sein durften. Für mich war das eine willkommene Befreiung aus alten Konditionierungen, vor allem aus dem katholisch geprägten Frauenbild meiner dörflichen Herkunft.

Die Reinkarnationstherapie war der erste Schritt auf dem Weg zu mir selbst gewesen, reichte mir aber bei weitem nicht aus. Nahezu manisch machte ich bei den Sannyasin eine Therapie nach der anderen: Encounter-, Tarot-, Urschrei-, Trance-, Primär-Therapie (die Arbeit am inneren Kind, an der Herkunftsfamilie), Tantra-Therapie, Hypnose-Sessions, Sufi-Gruppen mit ihren Derwischtänzen und Mantren, Bioenergetik, Neurolinguistisches Programmieren (NLP) – alles, dessen ich habhaft werden konnte, zog ich mir rein.

Endlich, endlich konnte ich mich damit auseinandersetzen, was mit mir in all den Jahren geschehen war. Ich kam in Kontakt mit mir selbst, mit meinen Gefühlen, meinem Schmerz, meiner Trauer, meinem Zorn. Und ich begriff, was mich an Stefan so faszinierte: Ich hatte selbst eine Ader, die Aggressivität heißt und Zorn. Nur: Ich zeigte sie nicht, ich schämte mich ihrer. Äußerlich war ich sanft wie ein Lamm, aber innerlich kochte ich vor Wut. Ich war eine Meisterin im Unterdrücken negativer Gefühle. In der Encounter-Therapie kam ich diesem Verhaltensmuster auf die Schliche. Vor allem wurde mir klar: Ich war unsagbar wütend auf meine Mutter, ich haderte damit, dass sie mich so im Stich gelassen hatte. Dass sie zuließ, dass ich verwahrloste, in der Schule schlecht wurde, dem Alkohol verfiel. Natürlich wusste ich, dass sie mich nicht mit Absicht allein gelassen hatte. Aber es fühlte sich so an. All die Beschwichtigungen meiner Verwandtschaft – »Sie war ja so krank«, »Der Tod war eine Erlösung für sie«, »Es war Gottes Wille« –, wie ich sie hasste! Wie konnte sie zulassen, dass niemand mich als Mensch, als Kind, als Jugendliche, als Frau wertschätzte? Zum ersten Mal konnte ich mir diese Gefühle eingestehen. Nicht nur einmal drosch ich meinen ganzen Zorn und all meine Verzweiflung in ein dickes Sofakissen, ich schrie und tobte, zeterte und weinte. Es war Befreiung pur.

Und ich begriff: Stefan gab mir, was meine Mutter und mein Vater mir versagt hatten: Er war bei mir, er liebte mich, er stand zu mir. Er nährte mein kindliches Bedürfnis nach Beachtung, er interessierte sich für mich. Ihm war ich nicht egal, wie ich meinem Vater immer egal gewesen war. Deshalb blieb ich bei ihm, das hielt mich an ihm. Ich verstand auch, warum Stefan selbst so war. Es sollte noch mehrere Jahre dauern, bis ich endgültig von ihm loskam.

In dieser Zeit der vielen Therapiemaßnahmen löste sich die Glocke, die sich beim Tod meiner Mutter über mich gelegt hatte, allmählich auf. Je näher ich mir selbst kam, je mehr ich ein Gefühl für mich und meine Bedürfnisse entwickelte, desto weicher und durchlässiger wurde diese Glocke. Und schließlich war sie weg. Zum ersten Mal seit dem Tod meiner Mutter spürte ich mich wieder als lebendiges Wesen.

Auch mein Gefühl für meinen Körper war zurückgekehrt. Ich konnte wahrnehmen, wie er auf bestimmte Einflüsse reagiert – auf Wärme und Kälte, auf Druck, auf Berührung, auf Stress. Dieses Gefühl hatte ich als Kind und Jugendliche nach dem Tod meiner Mutter verloren. Jetzt wollte ich wissen: Kann ich auch spüren, wenn es genug ist mit Alkohol? Kann ich ein Glas Bier trinken, ein Glas Wein, ohne dass ich mich damit betäuben muss, ohne dass ich davon immer mehr brauche, bis ich umfalle und gar nichts mehr empfinde? Es musste doch ein Zeichen geben, mit dem mein Körper mir signalisiert: Jetzt ist es genug, jetzt hast du die Grenze des Tolerierbaren erreicht. Konnte ich es wahrnehmen und beachten?

So kam es, dass ich zum ersten Mal nach vier Jahren konsequenter Abstinenz wieder ein Glas Bier trank. Und dann noch eines. Ich lauschte dabei in mich hinein, achtete auf jede körperliche Veränderung. Tatsächlich, mein Organismus zeigte mir eindeutig: Es gab diese Grenze. Und ich konnte sie spüren. Es war wie ein kleiner Triumph: Ich, Dorothea, habe wieder ein Gefühl für mich selbst und für meinen Körper. Seither kann ich wieder Alkohol trinken, ohne davon süchtig zu werden. Ich überschreite die Schwelle zum Suff nicht mehr. Ich weiß, wann ich aufhören muss. Man kann das lernen. Aber man muss viel Selbsterfahrung machen, und man muss konsequent sein können. Nur wenigen Alkoholikern gelingt das. Deshalb ist mein Weg nicht typisch für diese Krankheit. Und niemand, der dem Alkohol verfallen war und jetzt trocken ist, möge sich durch mein Beispiel aufgefordert fühlen, es mir nachzutun. Diese Erfahrung gilt nur für mich.

Annäherung an die Großstadt

Mit der Zeit war ich der Arbeit in der Alkoholikerklinik überdrüssig geworden. Ich wollte noch einmal etwas Neues kennenlernen und begann ein Fern- und Direktstudium in Psychotherapie, machte aber keinen richtigen Abschluss. Seinerzeit war ich der Überzeugung: Eine Sannyasin braucht kein Zertifikat … Wir Bhagwan-Jünger waren schon ziemlich überheblich und elitär!

Ein Jahr lang arbeitete ich in einer Klinik für orthopädische Rehabilitation in Bad Soden-Salmünster, gab Kurse in autogenem Training und Yoga und führte psychotherapeutische Gespräche.

Auf diese Weise tastete ich mich langsam näher an die Großstadt Frankfurt am Main heran. Als Landpomeranze hatte ich einen Heidenrespekt vor diesem Sündenbabel. Frankfurt hatte damals einen höchst zweifelhaften Ruf, erhielt wegen der Banken-Wolkenkratzer den Spitznamen »Mainhattan« und »Bankfurt«. Gleichzeitig galt es als Mekka der Werbekreativen, aber auch des Lotterlebens schlechthin, das Bahnhofsviertel war ein einziger Sumpf aus Drogen und Prostitution. Natürlich übte diese Stadt einen magischen Sog auf mich aus.

Lange musste ich nicht suchen, um dort ein neues Zuhause zu finden. Ich bekam eine Stelle auf einer interdisziplinären Intensivstation und arbeitete dort ein Jahr lang. Das war aber nur ein Lückenbüßer, denn meine Sannyasin-Zugehörigkeit und alles, was mit Bhagwan zu tun hatte, fand ich viel attraktiver. Außerdem konnte ich gut organisieren, ich war zuverlässig und ehrgeizig. Genau so jemanden brauchte man bei »Osho«, wie Bhagwan sich inzwischen nannte, um neue Sannyas-Zentren aufzubauen. Man machte mir das Angebot, zusammen mit zwei Therapeuten in der Nähe von Bonn ein Therapiezentrum zu gründen. Das fand ich sehr verlockend, und es hatte den Vorteil, dass ich Stefans Launen für eine Weile entkam. Das Unternehmen florierte – schon nach kurzer Zeit schrieben wir schwarze Zahlen.

Ein Jahr ungefähr war ich dort, als ich eines Tages beschloss, für ein Wochenende nach Köln ins dortige Sannyas-Zentrum zu fahren, wo ich an einer Selbsterfahrungsgruppe unter dem Motto »Who is in?« teilnahm. »Who is in?« stand für die Frage: »Sag mir, wer du bist. Wer wohnt in dir?« Das Ganze war ein dreitägiger Marathon, in dem es den ganzen Tag lang im Zehn-Minuten-Takt einzig und allein um diese Frage ging. Man saß sich jeweils zu zweit gegenüber und antwortete stereotyp immer wieder aufs Neue auf die Aufforderung: »Sag mir, wer du bist.« Zehn Minuten sprach man selbst, zehn Minuten hörte man dem anderen zu. Dann wechselte man zu einem anderen, und alles ging von vorn los. Wenn man das ein paarmal gemacht hat, weiß man keine Antwort mehr. Da sagt man nur noch widersinnige, abstruse Sätze, und irgendwann weiß man überhaupt nicht mehr, wer man eigentlich ist.

In diesen höchst intensiven drei Tagen erlebte ich plötzlich mittendrin einen Augenblick absoluter Glückseligkeit, es war nahezu ein Zustand von Erleuchtung. Es konnten nur wenige Sekunden gewesen sein, aber sie genügten, um meinem Leben wieder einmal eine Kehrtwendung zu geben. Denn solche Glückseligkeitsmomente wollte ich möglichst immer wieder erleben, ich wollte nur noch erleuchtet sein. Und ich war felsenfest davon überzeugt: Man braucht dafür keine Therapien, man braucht nur lange genug intensiv zu meditieren. Und so stieg ich aus unserem Sannyas-Zentrum aus und ging zurück nach Frankfurt. Das Therapiezentrum war für mich auf meinem Meditationsweg zum Hemmschuh geworden.

Auch hatte Stefan gerade mal wieder eine liebe Phase und zog alle Register seiner Verführungskünste, um mich zurückzugewinnen. So ließ ich alles, was ich erfolgreich mit aufgebaut hatte, von einem Tag auf den anderen wieder fallen.

Im Herbst 1989 begann ich mit Nachtdiensten in einer Reha-Klinik für medikamenten- und alkoholabhängige Männer und Frauen. Nach einigen Wochen fiel mir ein Zivildienstleistender auf, der wie ich Nachtdienst machte, aber nicht auf Station, sondern an der Pforte. Tom. Mit ihm unterhielt ich mich oft, wir konnten über Gott und die Welt sprechen. Er war bildhübsch, ein richtiger Adonis, dazu noch blitzgescheit und jeder geistigen Auseinandersetzung gewachsen. Vor allem aber hatte er keine Angst vor einer starken Frau. Kurzum: Ich verliebte mich bis über beide Ohren in ihn. Und er erwiderte meine Liebe. Er war neunzehn, ich einunddreißig.

Mit Toms Hilfe schaffte ich endlich den Absprung aus der Beziehung zu Stefan. Es wurde ein harter, erbarmungsloser Kampf.

Heute noch bin ich dankbar, dass sowohl Stefan als auch ich diese schreckliche Zeit überlebt haben. Nicht nur einmal flogen die Fetzen, rangen wir miteinander bis aufs Blut.

Fünf Jahre war ich mit Tom zusammen. Es war eine wunderbare Zeit. Gemeinsam besuchten wir Seminare zur Orgodynamik bei den Körperpsychotherapeuten Gabrielle St. Clair und Michael Plesse. Orgodynamik ist eine multidimensionale Therapieform, bei der Körper, Seele, Geist und das tiefste innere Selbst gleichermaßen angesprochen werden. Eine Art Selbsterfahrung zum besseren Verständnis des eigenen Wesenskerns und der jahre- oder jahrzehntelang eingeübten Verhaltensmuster. Wir lernten, wie wir konstruktiv Krisensituationen und Streitmomente lösen können, ohne Aggression und Schuldzuweisung. Davon profitiere ich heute noch.

Nach seinem Zivildienst studierte Tom theoretische Physik in Frankfurt. Anfangs lehnten seine Eltern mich radikal ab, sie strichen Tom sogar den Unterhalt. Er jedoch hielt zu mir, er fand meine Ideen und Überzeugungen gut, er respektierte mich. Das beeindruckte mich zutiefst. Um das Geld für sein Studium zu verdienen, jobbte er als Auto-Überführer, machte Nachtdienste in einer Klinik für Drogenabhängige, gab Nachhilfe und Gitarrenunterricht. Später gab es dann doch noch eine Annäherung zwischen seinen Eltern und mir, und nach dem Tod des Vaters hat sich mit Toms Mutter sogar eine richtige, dauerhafte Freundschaft entwickelt.

Nach fünf Jahren waren wir jedoch an einem gewissen Endpunkt in unserer Beziehung angelangt – Tom war an anderen, neuen Beziehungen interessiert, und auch für mich war es Zeit, mich neu zu orientieren. Wir gingen in bestem Einvernehmen auseinander, bis heute ist er einer meiner besten Freunde geblieben. Ich besuche ihn regelmäßig in dem Land, in dem er jetzt als weltweit geachteter Wissenschaftler lebt. Ich bin sehr dankbar für unsere gemeinsamen Jahre. Und so war ich wieder frei für neue Herausforderungen.

Herzchirurgische Intensivstation

Eine Anzeige hatte mich im August 1993 neugierig gemacht: Gesucht wurde eine Krankenschwester für eine herzchirurgische Intensivstation. Herzchirurgie – das war Neuland. Seit Mitte der Sechzigerjahre war die Technik der Bypassoperationen und des Herzklappenersatzes rasant vorangeschritten. Herztransplantationen waren keine Seltenheit mehr – dank neuer Medikamente, die Abstoßungsreaktionen wirksam unterdrücken konnten. So gab es weltweit und auch in Deutschland einen regelrechten Boom an Herzoperationen, mit ermöglicht durch die enormen Fortschritte in der Intensivmedizin. All das, was ich in diesem Fach einmal gelernt hatte, war mittlerweile Schnee von gestern. Es gab völlig neue Beatmungsmaschinen, die Dialyse war perfektioniert worden und vieles andere mehr. Wieder einmal übte die Hightech-Medizin eine magische Anziehungskraft auf mich aus. Und so startete ich einen zweiten Anlauf auf einer Intensivstation. Nur war dieses Mal mein Blick auf die Patienten und auf mein Tun ein gänzlich anderer als dreizehn Jahre zuvor.

Ich sah Menschen, an denen Maschinen hingen, und nicht mehr Maschinen, an denen Menschen hingen.

Natürlich war der Tod auch hier allgegenwärtig. Und nach wie vor hatte ich, wie die meisten, eine gewisse Scheu und Angst, mit Sterbenden und Verstorbenen umzugehen. In meiner Schwesterntracht hingen noch die Erfahrungen aus meiner Lehrzeit bei den Nonnen. Dort hatte ich meine zweite Begegnung mit einem Toten, nach dem Tod meiner Mutter. Ich weiß es noch, als wäre es gestern gewesen.

Es war ein sonniger Tag im Herbst. Eine der Nonnen hatte mich in ein Patientenzimmer geschickt: »Geh da mal rein und setz dich zu dem ans Bett.« Keine weiteren Anweisungen, keine näheren Informationen zur Person oder zum Krankheitsgeschehen. Ich klopfte, aber niemand sagte: »Herein.« Ich öffnete die

Tür und war erst einmal geblendet von dem gleißenden Licht in dem sonnendurchfluteten Raum. Der Patient lag still in seinem Bett. Ich setzte mich zu ihm und betrachtete ihn, als ich plötzlich stutzig wurde. Wie ein Blitz durchzuckte mich die Erkenntnis: Dieser Mensch atmete nicht mehr. Er war tot.

Starr vor Entsetzen blieb ich erst einmal sitzen. Um dann wie von Furien gehetzt aus dem Zimmer zu rennen, von Kopf bis Fuß beherrscht von nur einem Gedanken: Bin ich womöglich schuld daran? Die zuständige Stationsnonne meinte nur grinsend: »Na, hast du ihn um die Ecke gebracht?« Für derlei Scherze hatte ich in dieser Situation allerdings so gar kein Verständnis. Natürlich war mir klar, dass sie es nicht so meinte, aber es ging mir doch durch Mark und Bein.

Gemeinsam gingen wir dann zu dem Verstorbenen und richteten ihn her. Wir wuschen ihn, banden ein Tuch um seinen Kopf – die »Kinnschleuder«, damit sein Mund nicht offenstand – und breiteten ein weißes Laken über seinen leblosen Körper. Mich kostete das große Überwindung. Es war mir unheimlich, den Toten zu berühren. Ich fürchtete mich, seine eiskalten Hände und Füße anzufassen, den Waschlappen über die leichenblasse Haut zu führen. Allein musste ich den Verstorbenen dann in den Keller bringen, wo schon mehrere andere Leichen aufgereiht waren, an jeder baumelte ein Namenszettel am Fuß. In diesem Raum mit den weiß gekachelten Wänden und dem kalten Licht aus Neonröhren spürte ich nur eines: nackte Angst und namenloses Grauen.

Später erlebte ich immer wieder einmal ähnliche Momente. Wusste ich, dass in einem Zimmer ein Verstorbener lag, ging ich abgewandt an dem Raum vorbei – so groß war meine Angst, ihn zu Gesicht zu bekommen oder mit ihm auch nur im Entferntesten in Berührung zu kommen. Nicht nur einmal versorgte ich stumm einen sterbenden Menschen, wusste nicht, was da mit ihm passierte. Ich ekelte mich vor den Exkrementen, die Sterbende in ihren letzten Stunden oft von sich geben, vor dem Geruch des Todes, den sie verströmen. Hilflos und ohnmächtig fühlte ich mich dem Geschehen ausgeliefert.

Sprechen konnte ich darüber mit niemandem. Keiner hatte mich auf solche Begegnungen vorbereitet. Im Krankenhaus war es einfach normal, dass der Kampf um das Leben auch mal verloren wurde. Basta. Davon wurde nicht viel Aufhebens gemacht. Jeder hatte alleine fertigzuwerden mit dem, was er dabei empfand.

Auch saß das Trauma, dass meine Mutter vor meinen Augen verstorben war, tief in mir fest. Jahrelang begleitete mich eine Fantasie, die mich seinerzeit bei ihrem Tod angesprungen hatte: die Angst, sie könnte sich plötzlich aufsetzen, den Kopf um 180 Grad nach hinten drehen und mich anspringen. Wie ein Monster. Es war ein Bild, das allein meiner Vorstellungskraft entsprang, wir hatten damals keinen Fernseher, ich war noch nie im Kino gewesen. Es waren die Dämonen der Angst eines kleinen Mädchens, das nicht wusste, wie ihm geschah. Diese Dämonen begleiteten mich jahrzehntelang, erst spät gelang es mir, sie zu bannen. Es war ein langer Weg, der mich zu neuen Fragen, aber auch zu ganz neuen Antworten führte.

Überwinde deine inneren Hindernisse

Es gehört zu unserem Leben, dass wir immer wieder Hindernisse überwinden müssen – äußere, vor allem aber innere. Es sind Widerstände, die wir einerseits mit unserer Geburt mit auf die Welt bringen und die sich andererseits im Laufe unseres Lebens aufbauen. Es sind große und kleine, schwierige und leichte. Und immer bieten sie die Möglichkeit, in der bewussten Auseinandersetzung damit zu wachsen, sich weiterzuentwickeln. Wie wir diesen Widerständen begegnen, ob wir sie als Chance begreifen und nicht als Hemmschuh, bestimmt sich aus unserer Geisteshaltung, aus unserem Charakter und aus dem, was wir mit den Jahren an Erfahrungen sammeln.

Das, was uns ausmacht, ist ja nicht unser Körper – es ist unser Geist, der unsere Individualität bestimmt. Dieser Geist lässt sich in zwei Kategorien untergliedern: Die eine umfasst das wahre Selbst, das, was wir im innersten Kern sind, das Unzerstörbare, Ewige. Die andere Kategorie umfasst das, was uns immer wieder daran hindert, unser wahres Selbst zu erkennen und danach zu leben, den »relativen« Geist. Er ist im wahren Selbst mit enthalten und umfasst unsere Gedanken, unser Ego, unsere Gefühle und unsere Intuition. Anders als das wahre Selbst, das aus bedingungsloser Liebe besteht, setzt der relative Geist alles in Relation – er bejaht, er verneint, oder er ist neutral. Daraus leiten sich drei Reaktionsmuster ab:

1. das Anhaften, Festhalten, Klammern,
2. das Ablehnen und Zurückweisen,
3. Gleichgültigkeit und Ignoranz.

Damit verbunden sind drei Eigenschaften: in erster Linie Gier, Hass und Dummheit, aber auch Neid und Verblendung. Diese Zustände verhindern, dass wir unser wahres Selbst erkennen. Es sind »Geistesgifte«, die immer wieder Unheil heraufbeschwören, Kummer, Zerstörung, Schmerzen.

Auch im Sterbeprozess spielen sie eine große Rolle, denn bei den meisten von uns ist der Geist in diesen Kategorien verfangen. Das erschwert das Sterben, gerade in der letzten Phase, wenn der Tod unaufhaltsam ist: Wir halten fest und klammern uns an – an Menschen, Gegenstände, Besitz, an unsere Gesundheit, das Leben. Wir lehnen ab, wir sind wütend, wir bekämpfen und kämpfen, wir verweigern und wehren uns – gegen das Sterben, gegen eine Krankheit, einen Zustand, gegen Gott oder eine andere höhere Macht, gegen unser Schicksal. Oder wir sind gleichgültig und lethargisch, wir schalten ab, lassen uns betäuben, um nicht miterleben zu müssen, was mit uns geschieht, wir sind nicht fähig, uns diesem Prozess hinzugeben.

Es ist wie bei einer Geburt: Je mehr wir uns wehren, je weniger wir uns dem Unausweichlichen hingeben, desto schwieriger wird alles. Eine Frau, die angstbesetzt in die Geburt geht, die sich gegen die schmerzhaften Wehen wehrt, wird eine ungleich schwierigere und langwierigere Geburt erleben als eine Frau, die sich diesen Urgewalten, die hier am Werk sind, ergibt und sich in den Dienst dieses gewaltigen Prozesses stellt, ein neues Menschlein zur Welt zu bringen.

Wir haben durch all das, was unsere moderne Zivilisation ausmacht, den Bezug zu solchen archaischen Vorgängen verloren. Wir wollen alles kontrollieren und beherrschen, gerade auch in der Medizin, bei Geburt und Tod. An diesen beiden Toren ins menschliche Leben hinein und aus ihm heraus entziehen sich jedoch viele Vorgänge einer direkten Kontrolle. Es scheint fast, als zeige uns hier die Natur, dass sie sich nicht immer und überall ins Handwerk pfuschen lässt, dass es Dinge gibt zwischen Himmel und Erde, die wir Menschen nicht beherrschen können.

Gebären und sterben sind sicher die gewaltigsten Vorgänge im menschlichen Leben, und wenn sie gut verlaufen sollen, setzen sie voraus, dass wir uns anvertrauen können – diesen Prozessen, dem natürlichen Verlauf, dem Schicksal. Dass wir gut vorbereitet sind, wissen, was auf uns zukommt, aber ebenso darauf vertrauen, dass alles seine Richtigkeit hat. So bemisst sich die Qualität eines guten Geburtshelfers letztlich nicht daran, was er tut, sondern eher an dem, was er unterlässt. Eine gute Geburt braucht keinen Arzt, wohl aber eine Hebamme, die in der Lage ist, die Frau so zu unterstützen und in ihrer naturgegebenen Kraft zu stärken, dass sie dem Kind den Weg auf die Welt erleichtert.

So ähnlich ist es auch beim Sterben. Mit dem Unterschied, dass es zurzeit noch keine Hebammen für die Geistesgeburt gibt. Es wäre durchaus wünschenswert und sinnvoll, wenn es künftig einen Berufszweig mit dieser Aufgabe gäbe, die genauso verantwortungsvoll und einfühlsam erfüllt werden müsste wie die Hilfe bei der menschlichen Geburt.

Vorbereitet sein

Schon zu Lebzeiten können wir uns innerlich auf das Sterben vorbereiten, indem wir uns immer mal wieder mit den genannten drei wichtigsten Hinderungsgründen für ein gutes Sterben beschäftigen.

Fragen wir uns doch einfach einmal selbst: Wenn wir jetzt erführen, dass wir übermorgen sterben müssten, was würden wir tun? Was haben wir noch zu erledigen, bevor wir gehen? Bei jedem von uns gibt es solche »Baustellen« in der Biografie, die unfertig vor sich hin modern. Zum Beispiel ungeklärte Streitigkeiten, abrupt abgebrochene Beziehungen, im Zorn aufgekündigte Freundschaften, Verletzungen, die wir jemandem bewusst oder unbewusst zugefügt haben. Oder Traumata, die uns von anderen zugefügt wurden und die in uns Bitterkeit und Zorn hervorrufen.

Alle emotionalen Päckchen und Pakete, die sich im Lauf des Lebens nach und nach angesammelt haben, werden im Sterbeprozess noch einmal hervorgeholt und aufgeschnürt – das ist sicher. Für viele Sterbende sind diese unerledigten Angelegenheiten quälender als alle körperlichen Schmerzen. Alles, was im Lauf des Lebens unterdrückt wurde oder was wir nicht wahrhaben wollten, kommt dann ungefiltert ins Bewusstsein. Manchmal geschieht das mit einer solchen Wucht, dass es einen schier erdrückt und die Last kaum erträglich scheint.

Wie furchtbar aber ist es, wenn wir dann nicht mehr in der Lage sind, den erlösenden Satz noch loszuwerden, die Bitte um Verzeihung, die Frage nach dem Warum, die Liebeserklärung. Je weniger solche offenen Baustellen vorhanden sind, desto besser. Desto klarer und freier können wir dem Tod entgegensehen, desto friedlicher verläuft der Sterbeprozess.

Die Australierin Bronnie Ware berichtet in ihrem Buch über die *5 Dinge, die Sterbende am meisten bereuen* (siehe Seite 286):

1. Ich wünschte, ich hätte den Mut gehabt, mir selbst treu zu bleiben, statt so zu leben, wie andere es von mir erwarteten.

2. Ich wünschte, ich hätte nicht so viel gearbeitet.
3. Ich wünschte, ich hätte den Mut gehabt, meinen Gefühlen Ausdruck zu verleihen.
4. Ich wünschte, ich hätte den Kontakt zu meinen Freunden gehalten.
5. Ich wünschte, ich hätte mir mehr Freude gegönnt.

Lassen wir es nicht so weit kommen. Fragen wir uns schon jetzt: Wen müssen wir noch um Verzeihung bitten, und wem sollten wir selbst noch verzeihen? Wem müssen wir unbedingt noch sagen, wie sehr wir ihn oder sie lieben? Welche Träume haben wir uns noch nicht erfüllt? Wie sehr leben wir das Leben, das wir immer leben wollten, es uns aber nie getraut haben?

Überwinden wir diese inneren Hemmschuhe, die uns daran hindern, wir selbst zu sein, unsere Aufgaben in diesem Leben zu erfüllen. Schieben wir die Dinge nicht auf die lange Bank. Vielleicht ist es sonst irgendwann zu spät. »Lebe so, dass du jede Minute sterben könntest« – auch wenn wir dieses Ideal nicht erreichen, so können wir doch schon jetzt, hier und heute, damit beginnen, ihm ein wenig näherzukommen.

Der Konjunktiv mit »hätte«, »wenn« und »aber« nutzt in der Todesstunde und in den Wochen davor nichts mehr, weil wir dann meist nicht mehr in der Lage sind, Versäumtes nachzuholen. Im besten Fall können wir noch allen Menschen, die uns wichtig sind, sagen, was wir ihnen schon immer sagen wollten, es aber nie getan haben. Oft ist das schon viel.

Die Schatten beleuchten

Machen wir uns klar: Unsere Schatten verfolgen uns bis zum Schluss, egal, wohin wir reisen. Je eher wir anfangen, sie zu beleuchten, desto besser. Dann können wir innerlich heil werden und dem Sterben sehr viel ruhiger und gelassener entgegensehen, ganz gleich, wann es so weit ist; denn niemand kennt seine Todesstunde im Voraus. Sicher ist nur: Sie wird kommen. Alter, Krankheit und Tod folgen uns allen, ohne Gnade, so wie der Schatten dem Körper folgt. Niemand kann seinem Schatten entfliehen, niemand dem Tod entrinnen.

Machen wir uns bewusst, welche unerledigten Dinge wir noch mit uns herumschleppen, und machen wir unsere Hausaufgaben. Schieben wir nichts auf die lange Bank – es lebt sich besser mit einem unbelasteten Herzen, und es stirbt sich auch besser. Und wenn wir eine Schuld nicht mehr bei demjenigen loswerden können, dem wir etwas angetan haben, so können wir doch mit anderen Menschen darüber sprechen. Auch das befreit und wird dazu beitragen, Wege für eine Wiedergutmachung zu finden und Frieden zu schließen mit dem, was war.

Setzen wir uns bewusst mit unseren Emotionen auseinander und hinterfragen wir sie: Woran hängen wir, was lehnen wir ab, wann achten wir nicht auf unsere Bedürfnisse oder verhalten uns gleichgültig? Es geht nicht um Wertung, um Rache oder Vergeltung. Es geht lediglich darum, dass wir uns bestimmte Verhaltensweisen bewusst machen und sie selbstkritisch beleuchten.

Wo haben wir in uns Seiten, die wir nicht so gern anschauen, derer wir uns vielleicht sogar schämen, die uns unangenehm sind? Stellen wir uns ihnen. Jetzt. Nicht erst in der Todesstunde. Es gibt mehrere Möglichkeiten, sich solche inneren dunklen Flecken bewusst zu machen, zum Beispiel indem wir meditieren, indem wir uns beim Spazierengehen damit beschäftigen oder uns an einen ruhigen Ort setzen und nachdenken. Gegebenenfalls können professionelle Therapeuten dabei helfen – sie zurate zu ziehen ist weder eine Schande noch peinlich. Therapeuten sind genau dafür da, dass sie uns helfen, wir selbst zu sein. Darin liegt eine Möglichkeit, dem Tod gefasst und ruhig entgegenzutreten: indem wir entdecken, wer wir in Wahrheit wirklich sind, worin unsere unsterbliche Essenz besteht. Diese Frage nach dem »Wer bin ich?« hat seit jeher die Menschheit bewegt. Gerade heute, in unserer schnelllebigen Zeit mit ihrer Überflutung der Sinne aus vielfältigen Medien, stellt sich diese Frage intensiver denn je. Direkt damit verbunden ist auch die Frage »Wohin gehe ich?«. Wir kommen beim dritten Geheimnis darauf zurück.

Den Abschied leben

Die Hamburger Fotografin Nele Braas begleitete vor zwei Jahren ihren 93-jährigen Vater etappenweise in den letzten Monaten vor seinem Tod und jetzt ihre mittlerweile 92-jährige Mutter, die in einem Pflegeheim in Bayern lebt. Was sie dabei bewegt, betrifft sicher auch viele andere Menschen, die hochbetagte oder pflegebedürftige Eltern haben. Hier ist ihr Bericht.

An das Thema »Sterben« bin ich nie herangeführt worden. Meine Eltern sprachen nicht darüber, selbst nicht in der Zeit, als sie nach und nach alle ihre Freunde verloren. Dass sie trauerten, dass es ihnen vielleicht Angst machte – kein Wort.

Mit der Tabuisierung des Sterbens und des Todes bin ich groß geworden. Und ich habe heute immer noch und immer mehr ein schlechtes Gewissen, weil ich vor ein paar Jahren eine Freundin im Stich gelassen habe, die mit eigener Krankheit und vielen Todesfällen im Freundeskreis und in der Familie kämpfte. Ich fand das Thema destruktiv. Wie so viele fand ich: Tod ist uncool, über Tod redet man nicht, schon gar nicht über alte Menschen, die im Sterben liegen.

Junge, krebskranke Menschen, die ihrer Krankheit erliegen, bevor sie richtig gelebt haben – ja, das ist spektakulär, das darf man erzählen, darüber darf man sich entsetzen. Aber alte Menschen, die still verblassen und irgendwann verschwinden? Darüber muss man doch nicht sprechen. Kein Thema.

Inzwischen habe ich gelernt, dass das Sterben viel früher anfängt, als ich dachte. Ich habe es bei meinem Vater gesehen, und ich sehe es jetzt bei meiner Mutter. Wenn nicht ein Schlaganfall, ein Infarkt oder ein Unfall dem Leben abrupt ein Ende macht, beginnt das Sterben lange vor dem Tod, noch mitten im Leben. Es ist ein langsamer, langwieriger, zögerlicher Abschied, der sich über viele Jahre hinziehen kann.

Bei meinem Vater begann es damit, dass er sich immer mehr hinter seinem Schreibtisch vergrub. Dort fand er Ruhe, dort war er sicher vor dem Rest der Familie, vor dem Leben. Dort verbrachte er seine Tage, schrieb Briefe und verwaltete das Leben meiner Eltern sowie seine eigene Geschichte. An seinem Schreibtisch war er zu Hause. Mit dem Rücken zur Tür und zum Haus.

Wenn er nicht segeln war.

Und dann beschloss er, sein Segelboot zu verkaufen.

Und dann kam er an seinem Schreibtisch nicht mehr klar. Er hatte mir schon vorher vieles übergeben, jetzt ging auch das Wenige, was noch geblieben war, nicht mehr. Jeden Morgen rettete er sich zwar wieder in sein Arbeitszimmer und schrieb auf einen Zettel, was noch zu tun war. Aber es hatte keine Konsequenzen mehr. Die Zettel häuften sich, und er war wie gelähmt, weil er nur den Berg von Zetteln sah und nicht wusste, wo er anfangen sollte.

Mehr als einmal habe ich den Tag damit zugebracht, mit ihm zusammen Zettel für Zettel durchzugehen, zu einer Liste zusammenzufassen, Erledigtes zu streichen und ihn am Ende mit einer klitzekleinen Resteliste zurückzulassen.

Es war ein mühsamer Prozess. Er war so langsam geworden. Ich wollte ihn nicht bevormunden. Ich wollte, dass er versteht, was wir tun, damit er es noch weiß, wenn ich wieder weg bin. Es ging an die Grenze meiner Kräfte, wir beide brauchten zwischendurch immer wieder Pausen, weil es so anstrengend war. Er, weil er verstehen musste, ich, weil ich so viel Geduld brauchte, bis er verstand.

Und wie der Verkauf des Segelbootes, so war auch der Abschied vom Schreibtisch ein Prozess, der woanders gesteuert wurde. Ich bin nur froh und stolz, dass irgendetwas in mir, vielleicht der Respekt vor meinem Vater, dazu geführt hat, dass ich ihn nicht gängelte, nicht betrog, keine Notlügen gebrauchte, sondern mich bemühte, mich auf seinen Rhythmus und sein Tempo einzustellen.

Er ist mir in diesen Stunden so nah gewesen wie mein ganzes Leben lang nicht. Es war das erste Mal, dass er mich wirklich an sich heranließ. Dass wir etwas Gemeinsames machten. Dass ich ihm helfen durfte. Dass er mir vertraute. Ich war und bin sehr stolz auf diese Nähe und habe das Gefühl, damit einen wertvollen Schatz geschenkt bekommen zu haben.

Es war die Kinderliebe, die mich dabei trug. Ein Kind liebt seinen Vater, auch wenn dieser mit dem Kind nicht viel anfangen konnte. Die Tiefen, in die so ein Gefühl geht, sind kaum zu beschreiben.

Der Schreibtisch spielte noch in seinem Tod eine wichtige Rolle, denn in der Nacht davor fand meine Mutter ihn in seinem Arbeitszimmer auf der Couch sitzend. Sie brauchte Stunden, bis sie ihn über den kleinen Flur wieder ins Schlafzimmer und in sein Bett gebracht hatte. Als er gestorben war, stellte sie fest, dass er in dieser Nacht seine Uhr abgelegt und sie mit seinem Pass zusammen auf seinen Schreibtisch gelegt hatte. Er ahnte, was kommen würde.

Schon Wochen zuvor hatte dieser Prozess begonnen. Von dem Moment an, als er sein Boot verkauft hatte, ging er mehr und mehr seinen eigenen Weg, auf dem wir ihm nicht mehr folgen konnten. In eine Welt, in der wir ihn immer weniger erreichen konnten. Er kommunizierte immer weniger auf eine für uns verständliche Art und Weise, er zog sich zurück, er vergaß Termine, die ihn nicht mehr interessierten, er vergaß, woran er nicht denken wollte.

Und wir? Wir konnten das nicht akzeptieren. Wir schleppten ihn ins Krankenhaus. Für ein Gedächtnistraining, weil wir untersuchen lassen wollten, ob er jetzt dement wird. Wir hatten Angst davor. Vor diesem Stigma. Mein Vater – geistig verwirrt?!

Er wollte das alles nicht, es interessierte ihn nicht, er war ganz woanders. Nennt man das Altersdemenz? Dieses schwindende Interesse an unserer Welt? Ist das tatsächlich eine Krankheit? Was ist daran so schlimm, wenn ein Mensch sich langsam entzieht?

Ich schäme mich für meine Gedanken von damals. Denn ich sehe jetzt bei meiner Mutter das gleiche Phänomen. Ihr Rückzug ereignet sich schrittchenweise. An ihr erlebe ich erneut, dass unser

Weg in den Tod viel, viel früher anfängt als dann, wenn wir das Sterben als solches wahrnehmen.

Meine Mutter

Meine Mutter ist eine starke Frau. Sie half im Krieg im Arbeitsdienst, im Lazarett, wo sie meinem Vater begegnete. Nach dem Krieg heirateten die beiden. Sie trugen gemeinsam dazu bei, die Republik wiederaufzubauen. Meine Mutter übernahm dabei die klassische Frauenrolle: Sie versorgte ihren Mann, bekam drei Kinder und zog sie groß. Nachdem er pensioniert worden war, zogen sie aus dem Rheinland in ein Dorf am Chiemsee, wo sie ihren Lebensabend verbringen wollten. Der Garten dort war ihr Reich – sie hegte und pflegte ihn mit Hingabe.

Sie war es auch, die ihrem Mann ermöglichte, dort zu sterben, wo er es sich wünschte: zu Hause. Obwohl selbst auch nicht mehr die Jüngste, pflegte sie ihn, kümmerte sich um ihn, versorgte ihn. Jetzt, wo sie selbst diese Fürsorge bräuchte, ist niemand da, der dazu in der Lage wäre. Jetzt ist sie allein. Ein Jahr lebte sie noch in ihrem Haus, dann war klar: Es ging nicht mehr. Und so musste sie auf sich nehmen, was sie zeitlebens vermeiden wollte: Abschied nehmen von ihrem Garten, von ihrem großen, schön eingerichteten Haus, und umziehen in zwei kleine Zimmerchen in einem Pflegeheim in der nächstgelegenen Stadt. Nur wenige Möbel konnte sie mitnehmen, ein paar Bilder, an denen ihr Herz hängt. Sie wird gut versorgt, sie hat ein Telefon, um mit ihren Kindern und ein paar Freunden zu sprechen. Und sie ist das erste Mal in ihrem Leben niemandem mehr verpflichtet, sie muss sich um niemanden mehr kümmern als um sich selbst. Sie sagt, sie sei bei sich angekommen, in ihrer eigenen kleinen Welt. Es war ihr eigener Entschluss, ins Heim zu gehen. Sie bejaht das immer noch, auch wenn manches nicht perfekt ist.

Ich kann sehen, wie sie langsam abschließt mit dem Leben, wie sie die Vergangenheit Revue passieren lässt. Wie sie sich verändert. Nicht alles folgt mehr den Regeln von Vernunft und Logik.

Na und? Deshalb ist sie noch lange nicht dement. Sie vergisst einfach, was für sie nicht mehr wichtig ist. Wie recht sie hat. Wo ist das Problem?

Aber bei Erlebnissen, die ihr wichtig waren und sind, erinnert sie sich an jede Kleinigkeit. Beispiel: die Hochzeit ihres Sohnes, der jetzt gerade ein zweites Mal geheiratet hat – in Israel. Sie weiß so viele Details von diesem Fest, aber sie muss in jedem Telefonat fragen, wie das Ding heißt, unter dem das Brautpaar sich das Jawort gab. Baldachin. Mittlerweile weiß ich die Fragen schon, bevor sie sie stellt. Und gebe ihr die Antworten, auch wenn ich weiß, dass sie mich morgen wieder fragt.

Die Lücken werden größer, und die Fragen werden weniger. Es spielt alles immer weniger eine Rolle. In ihrer Fantasie kommt ihr Mann wieder zu ihr. Und ihre Mutter, mit der sie Zwiesprache hält und sie bittet: »Kannst du nicht meine Hand nehmen und mir helfen?« Und ihre Mutter ist da und gibt ihr Kraft.

Jetzt hat sie Zeit, endlich Zeit, ihren Mann zu vermissen, ihn zu suchen und um ihn zu trauern. Wobei sie immer wieder sagt: »Ich weiß gar nicht, ob ich ihn stören darf, er war doch so gern allein ...«

Bisweilen fragt sie mich, wie es mir geht und was ich tue. Dann habe ich das Gefühl, dass sie mir gar nicht richtig zuhört. Das täuscht. Sie hört sehr gut zu, sie nimmt nur meine Antworten anders auf, sie sortiert sie für sich. Sie sucht sich das Wesentliche heraus.

Ich wünsche mir, dass ich schon viel früher gewusst hätte, was ich heute weiß. Manchmal tue ich Dinge für sie, die ich sinnlos finde. Aber sie wünscht es sich so. Und es ist doch besser, wenn sie selber merkt, dass bestimmte Gewohnheiten aus ihrem früheren Leben nun keinen Sinn mehr machen, als wenn ich es ihr sage.

Ich kann mich nicht dazu aufschwingen, ihr zu sagen, was sie zu tun und zu lassen hat, sie ist meine Mutter, eine Respektsperson, und sie hat meine Achtung verdient. Ich helfe ihr, wo sie es möchte. Und da, wo sie es nicht möchte, weil es ihre Intimsphäre verletzt, da lasse ich sie und rufe die Krankenschwestern.

Ich begleite meine Mutter, ich bevormunde sie nicht. Was ich gelernt habe, setzt sich aus Versatzstücken zusammen, die ich *learning by doing* aufgefangen habe. Warum bieten die Heime keine Begleitung der Angehörigen an? Warum lernt man nirgendwo, wie man alten Menschen helfen kann, statt sie zu gängeln?

Es wäre so viel leichter, wenn man sich austauschen könnte, wenn man Fragen stellen könnte, wenn das, was sich für mich wie ein ungeheures Aufgebot an Geduld anfühlt, durch den Austausch und die Erfahrungen der anderen leichter würde.

Seit ich mein Strickzeug mitnehme, wenn ich meine Mutter besuche, geht es mir besser. Meine Ungeduld ist gezähmt, wenn meine Hände sich bewegen. So kann ich in Ruhe auf sie warten, darauf, dass sie so weit ist, mir etwas erzählen will, mich etwas fragen will. Und wenn ich da so ruhig sitze und stricke, entstehen manchmal intensive Gespräche.

Sie erzählt, ich frage nach. Und auf einmal erfahre ich so vieles, was ich noch nicht wusste. Ich frage sie, wie ihr Leben so war, als junge Frau mit uns drei Kindern. Und ich kann mich hineinfühlen in sie, die damals so viel jünger war, als ich es heute bin. Sie erzählt nicht nur über uns, über die Familie, in der ich groß geworden bin, sondern auch über ihre Mutter, ihren Vater, meine Großeltern. Wir stellen viele Parallelen in den Geschwisterkonstellationen fest – sie hatte eine Schwester und einen Bruder, wie ich. Sie war die kleine Schwester, wie ich.

Dabei erfahre ich unendlich viel über ihre und damit auch meine Geistesheimat, denn meine Mutter war es, die mich geprägt hat, sie war immer da, mein Vater nie.

Sie sagt, sie liebt die Gespräche mit mir, und sie unterhält sich im Geiste mit mir weiter, lange nach meiner Abreise. »Du hinterfragst immer alles«, sagt sie. »Wenn ich mal nicht weiterweiß, dann denke ich: Was würdest du dazu sagen?« Sie vermisst ihren Mann als Ratgeber an ihrer Seite. Und sie sagt: »Diese Rolle nimmst du jetzt ein.«

Diese Verantwortung lastet manchmal tonnenschwer auf mir. Und dann sehe ich wieder, was für ein Geschenk ich bekomme durch ihr Vertrauen. Ich muss mich immer wieder hinsetzen und versuchen, das, was ich tue, von außen zu beleuchten, die Dinge in die richtige Relation zu setzen. Ruhe zu stiften zwischen meinen eigenen Emotionen, die manchmal nur schreiend weglaufen wollen, und der Erkenntnis, was mir hier zuteilwird.

Ich bin auf einmal wieder Kind, was ich Jahrzehnte nicht war. Ich werde mit Alter, Gebrechlichkeit und Schutzbedürftigkeit konfrontiert, worauf ich nicht vorbereitet war. Ich trage eine große Verantwortung, die ich mir nicht ausgesucht habe. Ich habe mit jeder Menge Papierkram zu tun und einem zynischen Gesundheitssystem, mit Auseinandersetzungen, die mir verhasst sind. Es ist meine Aufgabe, meine Mutter zu begleiten. Und ich lerne, mich damit zu beschäftigen, was ich tun muss, wenn ich – kinderlos – alt werde.

Meine Mutter spiegelt mir, was ich zu lernen habe: alles, was uns auf dieser Welt wichtig ist, gehen lassen. Loslassen.

Sie zeigt mir Würde. Individualdistanz. Aber auch Scham. Sterben riecht nicht gut. Sterben ist in seiner Komplexität so umfassend wie Geborenwerden. Es hat mit Grenzen zu tun. Es ist so intim. Und so öffentlich. Dieses sukzessive Vergehen.

Ich sehe meine Mutter, die noch immer meine Mutter ist und es immer bleiben wird. Die sich doch so sehr verwandelt. Und es akzeptiert. Es ist ihr Weg.

Irgendwann fragte sie nicht mehr nach Äpfeln. Ohne Äpfel konnte sie früher nicht leben. Nun kann sie sie nicht mehr schälen. Dringend musste Ingwer her. Er wird vergammeln, wenn niemand ihr Tee macht. Irgendwann braucht sie eben dann auch keinen Ingwer mehr. Die Schokoladendose am Bett. Vorbei. Sie bleibt ungenutzt.

Neue Grenzen jeden Tag. Jedes Mal, wenn ich komme, geht weniger. Jedes Mal ist sie sicherer in ihrer Welt. Unsicherer in meiner. Sie kommt selten noch zu mir herüber. Meistens bleibt sie, wo sie ist. Bis sie auch dort nicht mehr erreichbar sein wird.

Das dritte Geheimnis

Das Sterben verstehen

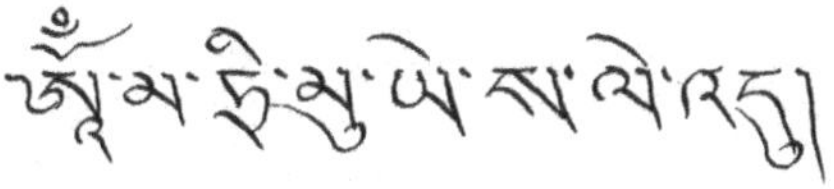

»Es nutzt nichts, einen Haken ins Wasser zu hängen, in dem keine Fische schwimmen.«

LOPÖN TENZIN NAMDAK RINPOCHE

Etwa ein Jahr dauerte es, bis ich mich auf der herzchirurgischen Intensivstation in die neue Arbeit richtig eingefuchst hatte. Immer noch faszinierten mich die Möglichkeiten der Hightech-Medizin, immer noch interessierten mich vor allem die ganz schweren Fälle. Aber ich sah sie mit anderen Augen. Es waren Menschen, nicht mehr »die Bypass-OP« oder »der Klappenersatz«. Ich sah die Menschen hinter den Apparaten. Und mehr und mehr interessierte ich mich für das, was mit ihnen während der Zeit auf der Intensivstation geschah. Ich wollte wissen, ob und was sie noch fühlen konnten, was sie wahrnahmen, wo sie waren, wenn wir sie vorübergehend in ein künstliches Koma versetzten oder wenn sie aus der Operationsnarkose nicht mehr erwachten.

Einmal musste ich einen frisch operierten Patienten reanimieren. Es war schwierig, das Herz wollte und wollte nicht wieder anspringen. Ich habe diesen Patienten regelrecht »gegrillt«, damit er mir nicht unter den Händen wegstirbt. Und tatsächlich: Irgendwann kam er zurück. In derselben Nacht öffnete er erstmals die Augen. Er sah mich, wurde unruhig und machte auf sich aufmerksam. Er war noch an der Beatmungsmaschine und an

Händen und Füßen fixiert – das war damals üblich. Ich dachte, vielleicht muss er abführen, oder er hat Schmerzen. Das war es aber nicht. Er bedeutete mir – sprechen konnte er nicht, weil er ja noch beatmet wurde –, dass er etwas aufschreiben wollte. Ich brachte ihm Papier und Stift. Und dann schrieb er in seiner aufgrund seiner Schwäche kaum lesbaren Krakelschrift: »Sie sind ein Engel. Bitte bleiben Sie bei mir.« Mir kamen die Tränen. Das war ein Mann, dessen Körper ich mit unzähligen Stromstößen traktieren musste, und er schreibt mir so etwas auf. Wie kommt er dazu? Warum hat er mich so gesehen? Was ist da in ihm passiert? Wie hat er diese lebensbedrohliche Situation erlebt?

Auf der Suche nach der Seele

In dieser Zeit keimte ein alter Wunsch wieder in mir auf: Ich wollte in einen offenen menschlichen Brustkorb schauen, ein Herz berühren, ein schlagendes Herz. Erst viel später erinnerte ich mich daran: Es war mein kindlicher Wunsch, die Seele zu finden – und ich hatte sie ja immer noch nicht gefunden. Nun hatte ich tagtäglich mit Menschen zu tun, deren Brustkorb geöffnet worden war.

Eines Tages nahm ich all meinen Mut zusammen und fragte den Herzchirurgen und Chefarzt unserer Klinik, ob ich einmal mit am OP-Tisch stehen und ihm assistieren dürfte. »Ja, natürlich«, war seine Antwort. Und so stand ich dann an meinem freien Tag am Operationstisch am Platz des Assistenzarztes. Ich sah, wie der Chirurg den ersten Schnitt durch die Haut setzte, wie er mit einer Säge das Brustbein durchtrennte, wie er mit starken Klammern den Brustkorb aufdehnte, den Herzbeutel öffnete. Und dann sah ich es: das Herz. Es schlug rhythmisch, Vorhöfe und Kammer füllten und leerten sich, zogen sich zusammen und dehnten sich wieder. Ich konnte gar nicht genug davon bekommen, diesem Herzen zuzuschauen.

Schließlich sagte mein Chef: »Nehmen Sie das Herz doch mal in die Hand.« Ich wagte kaum zu atmen. Ich hielt das Herz des Patienten, und es schlug in meinen Händen. Warm und stark wie ein atmendes Wesen bewegte es sich in seinem Rhythmus, der sich unmittelbar auf mich übertrug, mich von den Haarspitzen bis zum kleinen Zeh durchpulste. Es war ein magischer Moment.

Ich durfte noch mehrfach assistieren und das Herz halten. Einmal ermutigte mich der Chef, bevor er den Blutkreislauf an die Herz-Lungen-Maschine anschloss: »Jetzt nehmen Sie das Herz mal in beide Hände und drücken Sie zu, so fest Sie können.« Anfangs traute ich mich nur, ein bisschen zu drücken. Aber er ermutigte mich, ruhig richtig fest zu drücken. Also presste ich meine Hände zusammen, so kräftig ich nur konnte. Das Herz zwischen meinen Fingern schlug weiter. So kraftvoll ist dieses Organ! Es schlägt und schlägt und schlägt … In mir wuchs die Ehrfurcht vor diesem Kunstwerk der Natur.

Und ich sagte mir: Jetzt bist du so weit gekommen, dass du mitten in einen Körper hineinschaust, du siehst die Lunge, du siehst das schlagende Herz, du siehst, wie die Ärzte am Herzen operieren, du hältst sogar ein Herz in deinen Händen – aber die Seele hast du natürlich nicht gefunden. Man findet sie eben nicht, wenn man so in den Körper schaut. Nur: Wie findet man sie dann? Und wo ist die Seele bei sterbenden oder todkranken Menschen, die nicht mehr bei Bewusstsein sind?

In dieser Zeit begann ich, mich intensiver mit dem Sterben auseinanderzusetzen. Ich suchte nach Antworten auf Fragen wie »Was passiert, wenn unsere letzte Stunde schlägt?«, »Wie geht der Sterbeprozess vor sich?«, »Welche Stadien durchläuft der Körper dabei?« und »Wo bleibt die Seele nach dem Tod?«.

Abkehr von Bhagwan

Zweimal war ich in den Achtzigerjahren in meinem Sommerurlaub nach Oregon an die Westküste der USA geflogen, wo unter der Leitung von Bhagwans Assistentin Sheela eine riesige Sannyasin-Kommune entstanden war. Es gab eine eigene Post, einen Flughafen mit eigenen Flugzeugen, eine Schule, eine Feuerwehr, Läden, Restaurants und 85 Busse für den Transport in die umliegenden Städte. Es gab Gemüse aus eigenem Bioanbau, lange bevor Biokost üblich wurde. Und das auf Wüstenboden! Aus dem verödeten Landstrich war innerhalb weniger Jahre eine blühende Landschaft geworden. Oregon – das war eine richtige Subkultur. Die Sommerfeste dort, »Master's Day Festival« genannt, waren legendär.

In dieser Zeit begann ich aber auch, der ganzen Bewegung mit mehr Skepsis zu begegnen. Zwar hatte man mich nie ausgenutzt, in Oregon bezahlte ich ganz normal für Essen und Trinken und die Übernachtung. Auch meine Therapien waren immer erschwinglich, die Preise bewegten sich im üblichen Rahmen. Bhagwan hatte allerdings sehr reiche Anhänger, die ihn mit Spenden zuschütteten und von denen er auch seine 98 Rolls-Royces hatte. Ich habe sie selbst gesehen. Das war schon extrem. Aber der Papst müsste ja auch nicht in einem Riesenpalast in Rom wohnen.

Bhagwan war generell sehr extrem. Und er provozierte gern, auch uns, seine Schüler. Er gab uns in keiner Weise etwas, worauf wir uns verlassen konnten. Sagte er an einem Tag: »Zieht euch alle eine Sonnenbrille an«, folgten wir und trugen alle Sonnenbrillen, ganz egal, wie das Wetter war. Ich glaube, die meisten taten das einfach aus Liebe zu ihm als ihrem Meister und Guru, sie dachten nicht viel nach. Und waren verblüfft, wenn er am nächsten Tag sagte: »Wie kann man nur so ein Schaf sein und eine Sonnenbrille tragen, nur weil der Meister es gesagt hat?« Mit solchem Nonsens wollte er uns wachrütteln. Er wollte uns wohl zeigen, was für Bählämmer wir waren, indem wir alles taten, was er sagte, ohne nachzudenken. Menschen lassen sich so leicht in einen Fanatismus locken, viele fallen nur zu gern auf Anführer herein.

Mein Schlüsselerlebnis kam 1984. Bhagwan war gerade in einer sehr langen Schweigephase, Sheela führte mehr oder weniger allein das Kommando. In dieser Zeit war ich zum zweiten Mal in den USA. Eines Tages hielt Sheela wieder mal einen ihrer Vorträge vor 12 000 bis 13 000 Sannyasin. Sie stand vorn, neben zwei Sannyasin mit Maschinenpistolen. Sie sprach davon, dass es nicht nur bei der Stadt in Oregon bleiben solle. Die ganze Welt sollte rot werden – die rote Kleidung war ja unser Erkennungszeichen. Ich hörte mir das an, und plötzlich fiel es mir wie Schuppen von den Augen: Das ist faschistoid. Das ist genau das Gleiche, was auch Adolf Hitler propagiert hat. Die Weltherrschaft. Mir wurde fast schlecht. Damit wollte ich nichts mehr zu tun haben. Und ich hielt es keine Minute länger mehr aus in dieser Menschenmenge. Ich stand auf und ging. Ganz allein. Alle blieben sitzen, ich ging. Und schämte mich. Weil ich selbst ein Teil dieser Massenhysterie gewesen war. Weil mir plötzlich bewusst wurde: Auch in mir schlummert der Keim von Faschismus. Wie in jedem von uns. Keiner ist davor gefeit. Aber wer gibt das schon gerne zu? Für mich war es ein ziemlich brutaler Lernprozess.

Kurz darauf brach die ganze Organisation in Oregon in sich zusammen. Sheela flüchtete in die Schweiz, Bhagwan reiste unruhig durch die Welt auf der Suche nach einer Zuflucht, die ihm jedoch kein Land gewährte, bis er nach Poona zurückkehrte, wo er im Januar 1990 starb.

In den Jahren nach Bhagwans Tod kehrte ich mich mehr und mehr ab von der Sannyasin-Bewegung. Sie und Bhagwans Schriften konnten mir nichts mehr geben. Vor allem fand ich in ihnen keine Antworten auf Fragen, die mich mehr und mehr auf der Intensivstation und am Sterbebett eines Patienten bewegten: »Wie kann ich ihm helfen, wenn er unter Betäubungsmitteln steht, beatmet wird, nicht bei Bewusstsein ist?«, »Wie kann ich ihn erreichen, wie mit ihm in Kontakt kommen, mit ihm kommunizieren?« – seine Seele musste ja noch da sein, er war ja noch nicht gestorben. Dieser Mensch liegt so mutterseelenallein in seinem Bett, so einsam, so isoliert. Er kann sich nicht verständlich machen mit den Mitteln, die uns normalerweise zur Verfügung stehen: sprechen, gestikulieren, nicken oder den Kopf schütteln. Aber es musste doch eine Möglichkeit geben, diese Seele anzusprechen. Vielleicht versucht er auch, sich mitzuteilen, und keiner versteht ihn, keiner kommt an ihn heran. Wie furchtbar muss das für ihn sein! Ich stellte mir vor: Wie wäre es, wenn hier ein naher Verwandter läge, mein Bruder, mein Vater oder – nicht auszudenken – Tom? Es ging mir komplett gegen den Strich, dass ich da so hilflos davorstand.

Fast mechanisch verrichteten wir unsere pflegerischen Aufgaben an diesen bewusstlosen Patienten: Die eine wusch, die andere trocknete ab, und das nachts um drei Uhr. In diesen Stunden war am ehesten Zeit dafür. Dieses Waschen war aber mehr ein gedankenloses Schrubben als eine zugewandte, vorsichtige, rücksichtsvolle Körperpflege. »Der spürt ja eh nichts«, hieß es. Da konnte man ruhig auch etwas grober vorgehen. Damals stellte ich das noch nicht infrage. Ich kannte es nicht anders. Es war normal so. Aber in mir grummelte es. Mir war nicht wohl, mit diesen Menschen so umzugehen. Ich suchte nach Alternativen.

Eine Bekannte, die ich im Rahmen der gemeinsam mit Tom besuchten Orgoville-Seminare kennengelernt hatte, empfahl mir ein Buch, das Anfang der Neunzigerjahre ein Bestseller war: *Das tibetische Buch vom Leben und vom Sterben* von Sogyal Rinpoche, einem tibetischen Meditationsmeister und Lehrer, das auf den Lehren des Tibetischen Totenbuchs basiert. Ich war sofort fasziniert von diesem uralten Wissen. Bei Sogyal Rinpoche fand ich vorläufig ein neues geistiges Zuhause – seit Bhagwans Tod war ich auf der Suche nach einem neuen Meister, denn einem Toten wollte ich nicht folgen, dann hätte ich auch bei Jesus bleiben können.

In diesem Buch fand ich erstmals Antworten auf einige meiner Fragen. Es erklärt auf leicht verständliche Weise, welche Stadien ein Mensch beim Sterben durchläuft, bis sich das Bewusstsein ganz vom Körper gelöst hat und in eine andere Sphäre eintaucht. Schon bald sollte ich dieses Wissen ganz konkret anwenden können: Mein Vater lag im Sterben.

Das Tibetische Totenbuch: Die fünf Sterbephasen

Sowohl für einen Sterbenden als auch für diejenigen, die sich um ihn kümmern, ist es ungemein hilfreich zu verstehen, was sich in der »Grauzone« des Todes abspielt. Es ist die Zeit, in der sich ein Mensch in einer Art Zwischenreich befindet – er ist nicht mehr richtig da, aber auch noch nicht weg. Es ist die Übergangszone zwischen Diesseits und Jenseits. Für alle Beteiligten ist diese Phase die schwierigste, weil der Sterbende dann langsam in andere Erfahrungsdimensionen gerät, die wir nicht so leicht nachvollziehen können, weil er sich nicht mehr verbal ausdrücken kann.

Das Tibetische Totenbuch beschreibt, was in dieser Zeit passiert, wie sich der Sterbende fühlt, welche Stadien er durchläuft, bis er sein Erdenleben ganz hinter sich lassen kann. Nun kann man fragen: Woher wussten die Tibeter das? Wie können sie etwas beschreiben, was niemand mehr schildern kann, weil noch nie jemand aus dem Jenseits zurückgekommen ist. Selbst eine Nahtoderfahrung kann hier nur bedingt Aufschluss geben, weil es eben nur eine *Nahtod-*, keine Todeserfahrung ist. Die Schwelle wird nicht überschritten.

Vielleicht passt hier am besten eine Gegenfrage: Auf welche Quellen beruft sich die Bibel bei ihren diversen Darstellungen? Da gibt es ja auch so einiges, was nicht so ganz von dieser Welt ist. Und doch stellen wir es nicht infrage. Wie im Christentum, im Judentum oder im Islam sind es auch im Buddhismus und beim Tibetischen Totenbuch alte Überlieferungen aus einer Zeit, in der die

Menschen noch sehr viel mehr Verbindung mit dem Kosmos und der geistigen Welt hatten als heute.

Wie ein mächtiger Fluss

Die Tibeter gehen davon aus, dass jeder Mensch wie ein mächtiger Fluss ist, der ohne zeitlichen Anfangspunkt durch viele Landschaften fließt, und jede Landschaft ist eine Lebensspanne. Das Wasser in diesem Fluss ist unser individueller Bewusstseinsstrom. Er verändert sich immer wieder, bleibt aber doch immer derselbe. Er erscheint mal in diesem, mal in jenem Körper, mit wechselnden Aufgaben, die sich jeweils aus dem vorigen Leben ergeben, eine endlose Abfolge von Wiedergeburten. Jede bringt ihre Lektionen mit sich, die wiederum in die nächste Reinkarnation mitgenommen werden.

Dieser Gedanke der Reinkarnation ist vor allem im Hinduismus und Buddhismus verankert, findet aber mittlerweile auch in Westeuropa mehr und mehr Gehör, obwohl ihn die großen christlichen Kirchen lange Zeit abgelehnt haben. Unabhängig von den Religionen glauben heute viele Menschen an eine Reinkarnation – oder daran, von unsichtbaren Mächten geleitet zu werden. Die Tibeter hatten nie Zweifel daran, immer von Neuem wiedergeboren zu werden.

Jeder Mensch ist einzigartig, und jede menschliche Existenz ist kostbar. Bei Menschen ist die Möglichkeit zur spirituellen Entwicklung am größten – Tiere sind dazu nicht in der Lage. Diese Schulung des Geistes geschieht unabhängig vom Körper. Dieser ist lediglich ein Instrument, eine Hülle für das, was wir in diesem Leben erlernen und erreichen sollen. Der physische Körper ist vergänglich, wir wohnen darin für eine gewisse Zeit, so wie der Fluss nur eine bestimmte Zeit an einer gewissen Landschaft vorbeifließt.

Dieser physische Leib hat einen materiellen Anteil, der messbar ist und den wir anfassen können, und er hat eine immaterielle Seite, die wir mit den uns zur Verfügung stehenden physikalischen oder chemischen Methoden nicht erfassen können. Es sind feinstoffliche Bahnen oder Kanäle, ähnlich den Lymph- oder Blutgefäßen, in denen die Lebensenergie beziehungsweise der Geist mit seinen Gedanken und Emotionen zirkuliert. Der größte davon ist der Zentralkanal, der von einer Stelle, die vier Fingerbreit unterhalb des Bauchnabels liegt, bis zum Scheitel führt. Er verfügt über sechs große Knotenpunkte oder Zentren, Chakren genannt: am Scheitel (Kronenchakra), an der Stirn zwischen den Augenbrauen (Stirnchakra oder »Drittes Auge«), am Hals (Hals- oder Kehlkopfchakra), am Herzen (Herzchakra), am Sonnengeflecht (Nabelchakra) sowie am Unterleib (Sakral- oder Sexualchakra). Der Hinduismus benennt noch ein weiteres Chakra: an der Basis des Beckenbodens (Wurzel- oder Basischakra). Diesen Chakren wird jeweils eine bestimmte Bedeutung im feinstofflichen Energiekreislauf zugesprochen, die sich auch medizinisch nutzen lässt – alle asiatischen Medizinsysteme nehmen darauf Bezug.

Dass diese Energiebahnen jedoch keine fernöstliche Erfindung sind, zeigen die Heiligenscheine in der europäischen christlichen Malerei: Sie symbolisieren ein vollständig geöffnetes Kronenchakra und somit eine besonders ausgeprägte Spiritualität und eine gute Verbindung zu höheren Welten.

Im Zentralkanal und den von ihm abgehenden Ästen und Verästelungen zirkulieren unsere Lebensenergien (»Prana«, »Lung«, »vitale Winde« oder »Chi« genannt). Sie vereinigen sich mit unserem Bewusstsein, unseren Gedanken und Gefühlen und bilden damit die Basis dafür, dass wir selbst in Kontakt sein können mit unserem Körper. Lebendig in einem Körper zu sein bedeutet, dass es eine Verbindung der Lebensenergie mit dem Bewusstsein gibt. Auch Emotionen sind ja beileibe nicht nur im Gehirn lokalisiert, davon zeugen unter anderem Redewendungen wie »Bauchgefühl«, »Herzenswunsch« und viele mehr. Jeder kennt dieses ahnungsvolle, ungute Gefühl in der Magengrube, wenn Unheil droht.

Diese Lebensenergien sind mit fünf Elementen verbunden: Erde, Wasser, Feuer, Luft und Raum. Im Zuge der aktiven Sterbephase lösen sich die Elemente nacheinander und ineinander auf. Erst danach endet das Leben in einem Körper.

Schwindende Körper- und Sinneswahrnehmung

Normalerweise spüren wir unseren Körper nicht, wenn wir gesund sind – er steht uns zur Verfügung als Instrument für das Leben in dieser Welt, in die wir hier hineingeboren wurden. Alle körperlichen Funktionen verlaufen unbewusst. Dass der Darm verdaut, das Herz schlägt, die Leber entgiftet, die Milz Blutzellen produziert – all das und noch unzählige weitere körperliche Vorgänge nehmen wir nicht wahr. Erst wenn etwas nicht stimmt, wenn ein Organ erkrankt und in seiner Funktion gestört wird, wenn sich der gesamte Stoffwechsel verändert, werden wir darauf aufmerksam: durch Schmerzen oder andere Beschwerden.

Erst dann schaltet sich unser Geist ein und nimmt eine Art Zwiegespräch mit dem Körper auf. Normale Kopfschmerzen beispielsweise beunruhigen uns nicht weiter. Wir wissen: Wir haben zu wenig geschlafen, zu viel Alkohol getrunken, zu viel gearbeitet, zu viel am Bildschirm gesessen, zu wenig frische Luft geatmet oder was es sonst noch an plausiblen Begründungen geben mag. Wir sorgen für den entsprechenden Ausgleich, oder wir nehmen eine Tablette, und gut. Halten die Kopfschmerzen jedoch weiterhin an, verstärken sie sich oder kommen sie wellenartig immer wieder, bemächtigt sich unser eine diffuse Angst. Wir überlegen: Steckt da womöglich etwas anderes dahinter? Ist es vielleicht Migräne? Nur: Müsste mir dann nicht übel sein, müsste ich nicht lichtempfindlich reagieren? Aber wer weiß ...? Kurzum: Der Geist ist vorwiegend damit beschäftigt, Antworten auf das veränderte Körperwahrnehmungsbild zu finden. Ganz im Hinterstübchen lauert womöglich eine noch größere Sorge: Handelt es sich etwa um einen Hirntumor? Und so beherrscht eine wachsende Angst unser Denken. Sie legt sich erst, wenn der Kopfschmerz abgeklungen ist und der Körper wieder normal und störungsfrei funktioniert.

Das zeigt: Immer dann, wenn unser Körper Signale aussendet, schaltet sich auch das Denken ein. Dann findet eine bewusste Kommunikation zwischen Geist und Organismus statt, und wir machen uns ein Bild von unserem Körper, wir nehmen ihn wahr, wir spüren ihn. Im Laufe eines Lebens passiert das relativ oft, und so haben wir alle eine spezifische Körperwahrnehmung, die uns vertraut ist.

In der akuten Sterbephase, die mit bestimmten Symptomen einhergeht, verändert sich dieses innere körperliche Wahrnehmungsbild, und zwar drastisch und existenziell bedrohlich. Was bei den Kopfschmerzen noch als diffuse Angst oder Sorge da war, wo noch ein Suchen nach Erklärungen dominierte, nach Diagnosen und Therapien, entsteht jetzt eine akute, anhaltende Panik. Denn nichts ist mehr so, wie es war. Alles, was wir je über unseren Körper wussten, wie wir ihn fühlten, was uns von ihm vertraut war, stimmt nicht mehr. Die gesamte gewohnte körperliche Wahrnehmung bricht zusammen. Wir wissen nicht mehr, was mit unserem Körper geschieht, warum er sich so verhält.

Auch die Sinneswahrnehmungen werden schwächer – Sehen, Hören, Riechen, Fühlen, Schmecken. Ähnlich wie ein Neugeborenes nur Umrisse und Schwarzweiß sehen kann, können auch Sterbende oft nur noch grob sehen und vor allem Kontraste wahrnehmen, aber keine Einzelheiten mehr. Das Hören richtet sich mehr auf den Klang als auf das Verständnis von Worten und Sätzen. Ähnlich reagieren auch die anderen Sinne. Es ist, als wende sich alle Aufmerksamkeit und Wahrnehmungsfähigkeit nach innen.

Gleichzeitig wird uns blitzartig klar: Es gibt keine Hoffnung mehr, jetzt ist die Todesstunde angebrochen, es gibt kein Zurück, wir können den Prozess nicht aufhalten. Wir werden alles, was uns in diesem Leben gehalten und gebunden hat, womit wir innerlich und äußerlich verbunden waren, was wir geliebt haben, loslassen müssen – auch unseren Körper. Niemand kann uns mehr helfen. Wir sind allein. Vollkommen allein. Und gleichzeitig orientierungslos, weil wir nicht wissen, wo diese Reise hingeht, wohin sie uns führt, welches Ziel wir ansteuern.

Ist es da noch verwunderlich, dass die meisten Sterbenden in Panik geraten? Deshalb ist es so sinnvoll, sich auf diese Phase schon zu Lebzeiten so vorzubereiten, damit wir möglicherweise noch eine Art von Ahnung davon haben, wenn es so weit ist – selbst wenn wir uns dann vielleicht nicht mehr genau daran erinnern, weil alles bereits so chaotisch erscheint und auch unser Bewusstsein auf die Reise geht.

Das Tibetische Totenbuch teilt die aktive Sterbephase in fünf Stadien ein, die sich an der Auflösung der Lebensenergien orientieren und jeweils mit einem Element verbunden sind: Erde, Wasser, Feuer, Luft und Raum. Jede Auflösung geht mit bestimmten Zeichen einher, die äußerlich erkennbar sind und innerlich vom Sterbenden empfunden werden. Wie lange die einzelnen Stadien dauern, ist individuell sehr verschieden – es können wenige Sekunden sein oder auch mehrere Tage oder Wochen.

Das erste Stadium: Die Auflösung des Erdelements

Die aktive Sterbephase beginnt mit der Auflösung des Erdelements. Diesem Element sind zugeordnet: Knochen, Sehnen, Muskeln, Gelenke, Milz und Lippen. Es ist mit der Farbe Gelb und dem Nabelchakra verbunden.

Der Sterbende hat das Gefühl, als laste ein Berg auf ihm, eine tonnenschwere Macht, die ihn zu Boden presst. Er meint, erdrückt zu werden. Das ist ungeheuer beängstigend, und er bäumt sich dagegen auf, er möchte diese Last abschütteln. Eine unbezwingliche Unruhe erfasst ihn. Er versucht, das Bett zu verlassen, wegzulaufen, zu flüchten. Bis zu 300-mal in 24 Stunden kann ein Mensch den Impuls spüren, sich aufzusetzen, aufzustehen, wegzugehen – alle fünf Minuten!

Was aber passiert dann in den meisten Einrichtungen – in Kliniken, auf Palliativstationen, in Hospizen oder auch zu Hause? Man pumpt den Sterbenden mit Beruhigungsmitteln voll und fixiert ihn am Bett, man bindet ihn an Händen und Füßen fest. Denn er soll ja nicht weglaufen, und für Pflegende, ehrenamtliche Helfer oder Angehörige ist es sehr anstrengend und beunruhigend, wenn so ein todkranker Mensch ständig aufstehen möchte. Viele sind ja auch nicht mehr »gut zu Fuß«, meist an Infusionen, Sonden, Schmerzpumpen und Überwachungsgeräte angeschlossen, die sich nicht einfach mitnehmen lassen, ganz zu schweigen davon, dass ein Sterbender gar nicht mehr weiß, was an Schläuchen in seinen Adern steckt.

Mit der Auflösung des Erdelements fließt jegliche körperliche Kraft aus dem Sterbenden heraus. Er wird schwächer und schwächer. Schließlich kann der Hals den Kopf nicht mehr halten, und die Beine können den Körper kaum noch tragen. Die Bewusstseinsenergie zieht sich von der Körperenergie zurück. Sie löst sich von der materiellen, fleischlichen Basis und verwandelt sich. Normalerweise ist sie es, die uns mit Energie versorgt, die bewirkt, dass sich unsere Willensintention in Bewegung ausdrücken kann. Mit der Auflösung des Erdelements endet diese Fähigkeit, deshalb liegen Sterbende nach dieser Phase meist bewegungslos da. Sie sind nicht mehr in der Lage, sich aufzurichten, sich zu drehen oder gar aufzustehen und zu gehen. Alle Muskulatur ist erschlafft, nicht mehr funktionsfähig, weil ihr das Wesentliche fehlt: die Energie des Bewusstseins.

Das Gesicht wird blass und grau. Der Glanz in den Augen erlischt. Die Stimme wird rau.

Gleichzeitig überflutet ihn innerlich gelbes Licht. Alles erscheint wie von einem dünnen, gelben Nebel umgeben – damit verschwimmen die Konturen, die Kontraste schwächen sich ab, ein Schleier legt sich über die optische Wahrnehmung. Deshalb zwinkert der Sterbende oft mit den Augen, oder er kneift sie zusammen, als werde er von etwas geblendet. Oder er schneidet Grimassen, weil er nicht richtig sehen kann – was Angst und Unruhe zusätzlich noch verstärkt.

In dieser Phase verliert ein Mensch langsam die gesamte Kontrolle über seinen Körper. Es ist ein gewaltiger Prozess, der sich über Tage hinziehen, aber auch innerhalb weniger Sekunden oder Minuten ablaufen kann. Es ist leicht nachvollziehbar, wie anstrengend das sowohl für den Sterbenden selbst sein kann wie auch für diejenigen, die ihn begleiten und pflegen.

Was Pflegende, Hospizbegleiter und Angehörige tun können

Wenn man nicht weiß, was sich in dieser Phase abspielt, reagiert man als Pflegender, Hospizbegleiter oder Angehöriger leicht kontraproduktiv. Denn beruhigende Floskeln wie »Seien Sie ganz ruhig, es ist alles in Ordnung«, »Bleiben Sie ruhig liegen, Sie brauchen keine Angst zu haben«, »Wir kümmern uns um Sie, seien Sie unbesorgt« oder »Lassen Sie einfach los« helfen nicht und schüren nur noch die innere Angst des Sterbenden. Er fühlt sich unverstanden, reagiert mit Abwehr und Wut, was die Unruhe weiter verstärkt, sodass sich alles langsam immer weiter hochschaukelt – bis sich Pflegende oder Angehörige nicht mehr zu helfen wissen und den Sterbenden dann eben medikamentös ruhigstellen und/oder am Bett festbinden und damit eine unsägliche Qual auslösen.

Um wie viel sinnvoller und erlösender wäre es, ihn verständnisvoll am »Bahnhof« der Auflösung des Erdelements abzuholen und Folgendes zu tun:

- Sprechen Sie mit dem Sterbenden. Sagen Sie ihm, dass er jetzt in die aktive Sterbephase eintritt und dass Sie bei ihm sind, ihn dabei nicht allein lassen.
- Sprechen Sie an, was er fühlt: »Es ist möglich, dass du jetzt das Gefühl hast, von einer schweren Last erdrückt zu werden.«
- Sagen Sie, dass er sich jetzt von diesem Geschehen vermutlich komplett überrollt fühlt, dass er davon überwältigt wird und deshalb große Angst hat. Er selbst kann das meist nicht mehr aussprechen, nimmt aber wahr, was Sie sagen.
- Seien Sie sich darüber im Klaren, dass der Sterbende rasch wieder vergisst, was Sie ihm erklären. Das ganze Geschehen, die innere Körperveränderung, ist so dramatisch, dass er sich nicht lange daran erinnern kann. Sie sollten also immer wieder darlegen, was jetzt vor sich geht. Das ist mühsam, anstrengend und ermüdend – aber die einzige Möglichkeit, damit er sich von Ihnen verstanden fühlt.

- Lassen Sie es zu, wenn er die Bettdecke von sich schiebt und nur im Nachthemd, im Pyjama oder möglicherweise sogar nackt daliegen oder aufstehen möchte. Notfalls drehen Sie die Heizung hoch, damit er nicht auskühlt.
- Helfen Sie ihm, wenn er sich aufsetzen oder aufstehen möchte. Es hat keinen Sinn, ihn dann ans Bett zu fesseln, weil er dadurch nur noch mehr leidet und in Panik gerät.
- Es ist auch nicht sinnvoll, ihn mit starken Beruhigungsmitteln zu sedieren. Zu diesen häufig in dieser Phase verwendeten Mitteln gehören zum Beispiel Medikamente wie Midazolam beziehungsweise »Dormicum«, Lorazepam/»Tavor«, Diazepam/»Valium«, Haloperidol/»Haldol« oder Levomepromazil/»Neurocil«.
- Machen Sie sich bewusst, dass es sehr anstrengend werden kann, diese unruhige Phase zu begleiten. Sprechen Sie sich mit anderen Freunden und Angehörigen ab, damit Sie sich abwechseln können, den Sterbenden in dieser Phase zu unterstützen, ihn zu halten und ihm die Bewegung zu ermöglichen, zu der er sich gedrängt fühlt. Die späteren Stadien sind dann weniger anstrengend, weil sich der Sterbende dann kaum noch oder nicht mehr bewegen kann.
- Sagen Sie ihm, dass er keine Angst haben muss, weil alle Erscheinungen, die er wahrnimmt, nur Zeichen der Auflösung des Erdelements sind, die ihm nichts anhaben können. Erklären Sie ihm, dass das Gefühl der Schwere schon bald wieder aufhören wird.
- Erinnern Sie ihn daran, was ihm zu Lebzeiten seelisch-geistig Kraft gegeben hat, an einen Kraftquell, mit dem er emotional tief verbunden war. Das kann ein Glaube gewesen sein, eine Verbindung mit höheren Mächten. Vielleicht gibt es auch ein Gebet, ein Mantra, ein Gedicht, das für ihn eine tiefe Bedeutung hat und an dem er sich jetzt orientieren kann. Hier gibt es nichts zu werten oder zu urteilen, jeder hat einen Anspruch auf seine individuelle Spiritualität.

- Beten Sie mit ihm, sprechen Sie Mantren oder ein Gedicht – er selbst kann es schon nicht mehr, aber er kann Sie noch hören; und dass Sie an seinem Bett sitzen, nimmt er ohnehin wahr.
- Und wenn es nichts Spirituelles gibt, was Sie aufgreifen könnten, so können Sie ihn doch an etwas erinnern, was sein Herz tief mit Liebe erfüllt hat. Ein Ereignis, einen Menschen, ein Kind – fragen Sie gegebenenfalls die Angehörigen danach, wenn Sie den Sterbenden nicht gut genug kannten und keine Gelegenheit hatten, mit ihm darüber zu sprechen.
- Ermutigen Sie den Sterbenden, sich möglichst auf diesen Kraftquell zu konzentrieren, das erleichtert es ihm, die Schwerkräfte zu ertragen und die Auflösung des Erdelements sowie der zugehörigen Energien über sich ergehen zu lassen. Die Wirkung ist vergleichbar mit dem, was eine Mutter für ihr Kind tut, wenn es sich wehgetan hat: Sie lenkt es ab von seinem Schmerz, indem sie ihm eine Geschichte erzählt. Damit lenkt sie seine Wahrnehmung um, und der Schmerz steht nicht mehr im Vordergrund.

Das zweite Stadium: Die Auflösung des Wasserelements

Wenn die Auflösung des Erdelements abgeschlossen ist, zeigt sich das meist daran, dass der Sterbende ruhiger wird und keinen großen Bewegungsdrang mehr hat. Es kann sein, dass er eine vage bläuliche Erscheinung vor sich sieht wie ein schimmerndes Trugbild. Eine Art Illusion von Wasser, wie eine Fata Morgana in der Wüste. Es ist der Übergang in die Auflösung des Wasserelements, das mit dem Herzchakra verbunden ist.

Der Sterbende liegt jetzt meist regungslos im Bett und hat keine Kraft mehr, sich zu bewegen. Die Muskeln sind schlaff und weich, der ganze Körper bekommt eine teigige Struktur. Die Falte zwischen Nase und Mundwinkeln vertieft sich, die Nase erscheint spitzer und höher als sonst, das Dreieck zwischen Nase und Mund wird blass.

Aus Nase, Mund und Augen tropft unkontrolliert Wasser oder Schleim. Auch in der Lunge sammelt sich vermehrt Flüssigkeit an, in den Bronchien bildet sich ein schaumiges, zähes Sekret. Dadurch wird der Atem röchelnd, gurgelnd und brodelnd, was meist als »Todesrasseln« bezeichnet wird. Als Außenstehender hat man das Gefühl, dem Sterbenden »stehe das Wasser bis zum Hals« – das ist aber nicht so.

Da jegliche Kraft aus der Muskulatur gewichen ist, öffnen sich jetzt auch die Poren der Haut und verströmen einen säuerlich-scharfen, durchdringenden Geruch, der unerträglich und ekelerregend sein kann – es ist der Geruch des Todes.

Es besteht keine Kontrolle mehr über die körperlichen Ausscheidungen. Oft gehen unwillkürlich Stuhl und Urin ab.

Der Sterbende hat jetzt das Gefühl, nur noch von Wasser umgeben zu sein und darin zu ertrinken. Die ganze Umgebung erscheint überflutet und in ein bläulich weißes Licht getaucht.

Mehr und mehr trübt sich das Bewusstsein dabei ein, der Geist wird unklar und verwirrt. Der Sterbende weiß nicht mehr, was um ihn herum passiert. Halluzinationen treten auf, oft erscheinen ihm bereits verstorbene Menschen, die er einmal geliebt hat oder die ihm vertraut waren. Manchmal versucht er sie anzusprechen, indem er ihre Namen haucht.

Äußerlich erscheint der Sterbende jetzt ruhig. Das ist natürlich trügerisch, denn innerlich ist all das, was er in diesem Stadium erlebt, alles andere als ruhig! Das lässt sich auch daran erkennen, dass sich die Augen hinter den geschlossenen Lidern bewegen.

Im Übergang zum nächsten Stadium trocknet der Körper dann zunehmend ein, und die Sinneswahrnehmungen lassen nach. Es kann sein, dass vor dem inneren Auge ein Trugbild aus Rauch entsteht, als ob Rauchfahnen aus einem Schornstein aufsteigen.

Was Pflegende, Hospizbegleiter und Angehörige tun können

Bleiben Sie bei dem Sterbenden am Bett sitzen und sprechen Sie beruhigend mit ihm:

- Erklären Sie ihm, dass er sich jetzt womöglich von Wassermassen eingeschlossen fühlt, dass es sich dabei jedoch nicht um eine reale Situation handelt, sondern dass das nur Teil seines Sterbeprozesses ist.

- Versichern Sie ihm, dass er nicht ertrinken wird.
- Widerstehen Sie der Versuchung, aufgrund der rasselnden Atmung Schleim absaugen zu wollen, der vermeintlich in den Bronchien sitzt. Es wird nichts nutzen, denn dort befindet sich kein Schleim, sondern eher eine Art Schaum, der sich nicht absaugen lässt. Wenn Sie jetzt mit dem Absaugschlauch in der Luftröhre herumstochern, tut das dem Sterbenden nur weh. Auch verursacht es einen Hustenreiz, der besonders quälend ist, weil der Sterbende ihm nicht folgen kann – die Muskulatur ist dafür zu schlaff, und er hat auch keine Kraft mehr, um husten zu können. Zudem besteht die Gefahr, dass Sie Mund-, Nasen- oder Rachenschleimhaut verletzen, was zusätzliche Komplikationen verursachen kann.
- Legen Sie den Sterbenden besser in eine »Sekretabflusslage«: auf die Seite bis fast auf den Bauch, die Beine sind leicht angewinkelt. Polstern Sie den Kopf gut ab und legen Sie eine Mullwindel oder eine Auflage darunter, dann kann das Sekret aus Nase und Mund ausfließen.
- Sie können ihn auch in die »Position des schlafenden Löwen« legen: Auf die rechte Seite, die rechte Hand liegt unter der rechte Wange, die linke auf der linken Hüfte. Das ist die Sterbehaltung im tibetischen Buddhismus. In dieser Position kann der Sterbende bis zum letzten Atemzug bleiben. Oft wird von Pflegenden gegen diese Position eingewandt, dass sich Druckgeschwüre bilden können, wenn der Patient nicht mehr »gelagert«, das heißt nicht mehr auf den Rücken oder die andere Seite gelegt wird. In dieser Phase sind Druckgeschwüre allerdings relativ gleichgültig, weil es ohnehin abzusehen ist, dass der Tod in Kürze eintreten wird. Das Tibetische Totenbuch besagt, dass der Geist sich in der »Position des schlafenden Löwen« leichter aus dem Körper lösen kann.

- Ermutigen Sie den Sterbenden, sich nicht länger an seinem Körper festzuhalten, weil dieser ihm jetzt nicht mehr dienlich ist. Erklären Sie ihm das ruhig immer wieder von Neuem. Sein Geist ist unruhig und verwirrt. Auch fällt es ihm schwer, den Körper einfach so loszulassen – er war schließlich ein Leben lang damit verbunden.
- Glauben Sie nicht, dass der Sterbende jetzt nichts mehr mitbekommt, nur weil er relativ bewegungslos daliegt und entspannt aussieht. Er schläft auch nicht. Sein Bewusstsein ist vielmehr sehr klar, nur für uns Außenstehende nicht mehr so einfach wahrnehmbar. Selbst wenn er möglicherweise zwischendurch ohnmächtig wird, so wird er doch wiederauftauchen.
- Sprechen Sie weiterhin das Gebet, die Mantren oder das Gedicht, wie Sie es schon im ersten Stadium begonnen haben. Ermutigen Sie ihn auch, sich auf den dort bereits angesprochenen Kraftquell und auf die Liebe zu konzentrieren.

Das dritte Stadium: Die Auflösung des Feuerelements

Das Feuerelement ist mit dem Hals- oder Kehlkopfchakra verbunden. Der Sterbende beginnt jetzt zu schwitzen. Schweißperlen bedecken das Gesicht, oft auch den ganzen Körper, obwohl die Haut kalt ist und an der Körperoberfläche keine Wärme zu spüren ist. Es ist eine innere Hitze, der Sterbende würde am liebsten alle Decken von sich werfen – wenn er es noch könnte. Ihm scheint, als brenne es um ihn herum lichterloh, als sei die ganze Welt ein einziges Flammenmeer.

Natürlich ist auch das nur eine Erscheinung ohne jeden Realitätsbezug. Trotzdem versetzt es den Sterbenden natürlich in Panik – auch wenn er äußerlich ruhig erscheint, so ist er innerlich sehr aufgewühlt.

Manchmal hält dieses Stadium mehrere Stunden lang an, oft verläuft es aber auch sehr rasch, sodass man als Außenstehender kaum etwas davon merkt. Alle inneren Bilder, die der Sterbende hat, sind wie in rotes Licht getaucht.

Nach einer Weile lässt das Wärmegefühl nach, als würde das Feuer versickern. Von Armen und Beinen ausgehend breitet sich über den ganzen Leib eine Eiseskälte aus. Nach und nach zeigen sich lila Flecken auf der Haut, zuerst an Unter- und Oberschenkeln, dann an den Armen und schließlich am Rumpf. Der Sterbende atmet jetzt nur noch schwach ein und aus, auch verlangsamt sich die Atmung deutlich.

Möglicherweise zeigen sich vor seinem inneren Auge als Zeichen des Übergangs von der Auflösung des Feuer- in das Luftelement Lichtflecken wie Glühwürmchen, die aus einem Schornstein ausströmen.

Was Pflegende, Hospizbegleiter und Angehörige tun können
Während der Auflösung des Feuerelements sollten Sie Folgendes beachten:

- Versuchen Sie auf keinen Fall, den Sterbenden zu wärmen, wenn Sie merken, dass sich die Haut kalt anfühlt.
- Entfernen Sie die Bettdecke und bedecken Sie ihn nur noch mit einem dünnen Laken.
- Es hat keinen Sinn, ihn abzuwaschen, weil die Schweißtropfen sofort von Neuem auftreten. Die Berührung mit dem Waschlappen wird er eher als bedrohlich und unangenehm empfinden, weil so vieles um ihn herum in Aufruhr ist. Legen Sie stattdessen eine kühle Kompresse auf die Stirn.
- Erklären Sie ihm, dass er vielleicht Sorge hat zu verbrennen, dass es sich dabei jedoch ebenso wie bei allen anderen Erscheinungen um vorübergehende Trugbilder im Rahmen des Sterbeprozesses handelt, die wieder verschwinden.
- Sprechen Sie weiterhin das Gebet, die Mantren oder das Gedicht, wie Sie es schon im ersten Stadium begonnen und im zweiten fortgesetzt haben. Ermutigen Sie ihn auch, sich auf den dort bereits angesprochenen Kraftquell und auf die Liebe zu konzentrieren.

- Der Sterbende wird Sie nach wie vor wahrnehmen, wenn er nicht medikamentös ruhiggestellt ist. Er kann nur nicht mehr darauf reagieren.

Das vierte Stadium: Die Auflösung des Luftelements

Das Luftelement ist mit dem Sakralchakra verbunden. Sie merken den Eintritt in diese Phase daran, dass der Atem jetzt noch schwächer und langsamer wird. Nach einer Weile wird die Atmung arrhythmisch: Die Einatmung verkürzt sich deutlich, während die Ausatmung immer länger wird, unterbrochen von langen Atempausen. Diese Pausen können Ihnen sehr lang vorkommen, so lang, dass man denken könnte, der Tod sei eingetreten. Meist ist das aber noch nicht der Fall. Es sind lediglich lange Ruhephasen, weil das Atmen so anstrengend geworden ist.

Innerlich herrscht allerdings keineswegs Ruhe: Es kann sein, dass sich der Sterbende wie von einem starken Sturm umhergeschleudert fühlt. Alles um ihn herum erscheint grünlich verfärbt. Hatte er vorher Sorge zu verbrennen, so treibt ihn jetzt die Angst um, von diesem Wind umgeweht oder weggetragen zu werden.

Der Körper wird jetzt völlig kalt. Nur die Region über dem Herzen strahlt noch etwas Wärme ab. Die Augen verdrehen sich nach oben in die Augenhöhlen hinein. In dieser Phase erstirbt jede Bewegung, noch nicht einmal der kleine Finger kann angehoben werden, kein Händedruck ist mehr möglich. Der Kontakt zur Außenwelt bricht ab.

Als Anzeichen für den Übergang in die Auflösung des Luftelements kann vor dem inneren Auge des Sterbenden ein grünliches Licht erscheinen, das flackert, als werde es vom Wind bewegt.

Was Pflegende, Hospizbegleiter und Angehörige tun können

Neben dem, was für das dritte Stadium bereits empfohlen wurde, sollten Sie jetzt Folgendes beachten:

- Nach den vorausgegangenen drei Phasen ist diese vierte noch einmal sehr beunruhigend. Nehmen Sie deshalb den Faden aus den vorigen Stadien auf und sprechen Sie mit dem Sterbenden. Er wird Sie weiterhin wahrnehmen, auch wenn er keine Zeichen des Verstehens mehr von sich geben kann.
- Erklären Sie ihm, dass der Wind nur ein vorübergehendes Stadium und eine Illusion ist, dass er ihm nichts anhaben kann.
- Ermutigen Sie ihn, den Körper endgültig loszulassen. Er ist jetzt zu nichts mehr nütze und als Hülle für Seele und Geist nicht mehr dienlich.

Das fünfte Stadium: Die Auflösung des Raumelements

Dieses ist die letzte Phase des aktiven Sterbeprozesses, bei ihr löst sich das Kronenchakra auf. Damit schwindet alle Lebensenergie und zerstreut sich.

Es heißt, dass der Sterbende jetzt Visionen hat, in denen er erschreckende Bilder vom Tod oder auch leuchtende Lichtengelwesen erblickt, die ihn willkommen heißen. Das sind aber nur kurze Erscheinungen, die rasch wieder verblassen.

Bald sind die letzten Atemzüge gekommen. Manchmal schnappt der Sterbende regelrecht nach Luft, manchmal tut er noch drei tiefe Atemzüge, um dann ein letztes Mal auszuatmen. Kurz darauf hört das Herz auf zu schlagen.

Nach medizinischen Maßstäben ist der Mensch jetzt tot. Nicht so gemäß dem Tibetischen Totenbuch beziehungsweise dem Buddhismus. Sie gehen davon aus, dass die psychische Energie noch im Körper ist und sich erst in den nachfolgenden drei bis vier Tagen auflöst. Deshalb ist eine Aufbahrung von zwei bis drei Tagen so sinnvoll.

In dieser Zeit kommt es oft zu seltsamen Zeichen, als wolle die verstorbene Seele sich bemerkbar machen: Lichter gehen an oder aus, elektrische Birnen gehen plötzlich in Serie kaputt, Bilder fallen von der Wand, Abflussrohre verstopfen, kleine Gegenstände bewegen sich, ohne angefasst worden zu sein. Hat uns der Verstorbene sehr nahgestanden, nehmen wir ihn manchmal noch unmittelbar wahr – wir fühlen seine Hand, seinen Atem, wir riechen seinen Duft, als stünde er direkt neben uns.

Plädoyer für die Wiedereinführung der Totenwache

In früheren Zeiten pflegte man nach dem Tod eines Menschen sinnvolle Rituale. Der Verstorbene wurde in ein sauberes Gewand gekleidet und im Sterbezimmer aufgebahrt. Man öffnete das Fenster, damit die Seele ihre Reise antreten und frische Luft den Odem des Todes ersetzen konnte. Kerzen wurden entzündet und Blumen gebracht. Die gesamte Familie, Verwandte, Nachbarn und Freunde versammelten sich am Sterbebett, um Lebewohl zu sagen.

Insgesamt drei Tage dauerte eine Totenwache, rund um die Uhr. Dabei wurde gebetet und gesungen, gelacht und geweint. Alle, die Abschied nehmen wollten, konnten kommen und sich gemeinsam mit denen, die Totenwache hielten, an den Verstorbenen erinnern.

In unserer Zeit sind solche Traditionen weitgehend in Vergessenheit geraten. Meist wird ein Verstorbener sehr rasch nach seinem letzten Atemzug und der Feststellung des Todes durch einen Arzt vom Bestattungsunternehmen abgeholt und bis zur Feuer- oder Erdbestattung kühl gelagert. In Kliniken und Pflegeheimen kommt er in ein Kühlfach im Leichenkeller, bis das Bestattungsunternehmen die Leiche abholt. Das Ganze hat auch einen merkantilen Hintergrund: Für jeden Tag der »Aufbewahrung« berechnet der Bestatter 50 bis 200 Euro.

Wenn man sich klarmacht, dass die allerletzte Sterbephase in einer solchen Umgebung stattfindet, wird einem weh ums Herz. Mittlerweile entscheiden sich glücklicherweise mehr und mehr Familien wieder für eine Totenwache. Vom Gesetz her ist es erlaubt, einen Verstorbenen für 48 Stunden bei sich im Haus oder in der Wohnung zu behalten. Und mittlerweile gibt es eine Reihe von Bestattungsunternehmen, die diesen Wunsch respektieren und auch einen gewissen Anfahrtsweg nicht scheuen (siehe Adresshinweis auf Seite 282).

In manchen Krankenhäusern, Alten- und Pflegeheimen (vor allem in den anthroposophischen, die schon seit jeher eine besondere Kultur im Umgang mit Sterbenden und Verstorbenen pflegen) gibt es spezielle Räume, in denen ein Verstorbener drei Tage aufgebahrt wird. Hierhin können alle, die den Wunsch dazu verspüren, rund um die Uhr kommen, um sich zu verabschieden oder in einen letzten Dialog mit dem Verstorbenen zu treten.

Wer schon einmal eine solche Totenwache gehalten hat, wird unschwer feststellen, dass sich die Gesichtszüge des Verstorbenen in diesen drei Tagen verändern. Übereinstimmend sagen die meisten, dass erst nach dieser Zeit der Körper wirklich nur noch eine leere Hülle ist.

Warum also nicht diese Tradition wiederaufleben lassen? In den meisten Wohnungen oder Häusern lassen sich die Bedingungen dafür schaffen – selbst im Hochsommer. Und falls nicht: Die meisten Kirchen sind kühl oder haben Räume, die auch an Sommertagen nicht zu warm werden, wo ein Verstorbener aufgebahrt werden könnte. Das gilt auch für zahlreiche Klöster. Warum nicht den Pfarrer, den Kaplan oder den Abt früh genug ansprechen und fragen, ob eine Möglichkeit zur Aufbahrung besteht?

In dieser Art in Ruhe Abschied nehmen zu können hilft auch den Angehörigen, mit dem Tod eines geliebten Menschen besser fertigzuwerden. Dem Trauern kann mehr Raum gegeben werden, und es ist auch ein Trost, den Verstorbenen in den ersten Tagen nach seinem Tod noch einmal aufsuchen zu können.

Wir möchten alle, denen eine solche Totenwache und Aufbahrung ein Anliegen ist, ermutigen, sich dafür stark zu machen. Suchen Sie sich ein Bestattungsunternehmen, das Sie in diesem Wunsch respektiert und unterstützt.

Der Tod meines Vaters

Im Sommer 1996 verschlechterte sich der Gesundheitszustand meines Vaters. Wann immer es mir möglich war, fuhr ich nach Steinbach, um ihn zu besuchen. Seine Lunge war angegriffen, er litt an einer Lungenblähung (Emphysem), vermutlich aufgrund des vielen Staubs, dem er alljährlich auf dem Mähdrescher und auf dem Feld ausgesetzt gewesen war. Bei jeder körperlichen Anstrengung, schon beim Aufstehen von einem Stuhl, vom Sofa oder von der Toilette, geriet er in Atemnot. Meistens lag er auf dem Bett oder auf der Couch. Es war absehbar, dass er nicht mehr lange leben würde.

Jedes Mal kam ich mit meiner leeren Seelen-Bettelschale und wartete darauf, dass er doch endlich Liebe hineingeben möge. Ich hatte die heimliche Hoffnung, dass er sich in den letzten Wochen seines Lebens vielleicht doch noch für mich interessieren könnte. Oder dass sich etwas in ihm öffnen würde. Ein Herz vielleicht. Aber jedes Mal fuhr ich mit einer leeren Schale wieder zurück. Trotzdem half ich ihm, so gut ich konnte. Ich rieb ihn mit Franzbranntwein oder mit Eukalyptusöl ein und führte harmlose Gespräche mit ihm über das, was es im Dorf so Neues gab.

Monika war immer um ihn herum, kochte, buk oder war anderweitig im Haus beschäftigt. Manchmal kümmerte ich mich auch um sie, wusch ihr die Haare und drehte sie auf Lockenwickler auf – nach wie vor vernachlässigte Monika ihr Äußeres sträflich. Und auch im Haus sah es aus wie Kraut und Rüben. Alles war zugestellt und vollgemüllt. Noch heute findet man auf dem Dachboden Hunderte von leeren Margarineschachteln, Gurken- und Rotkohlgläsern. Sie bewahrte alles auf.

Wenn sie es erlaubte, griff ich mir Wischlappen und Schrubber und putzte. Meistens gestattete sie es aber nicht – darin war sie sehr eigensinnig. Für sie war ich ein unerwünschter Eindringling in ihrem ungeordneten Chaos.

Für den Herbst hatte ich eine dreiwöchige Ausbildung zur Hypnosetherapeutin in einem Zentrum auf Lanzarote gebucht, an die ich noch eine Woche Urlaub anhängen wollte. Kurz davor redete ich mit meinem Vater Tacheles. In dieser Zeit konnte ich ihn ja nicht besuchen, und ich fürchtete, dass er das in seinem Zustand nicht überleben würde – es kümmerte sich außer mir ja kaum jemand um ihn. Ich sprach ihn ganz offen an und fragte, ob er sich vorstellen könne, dass ich vier Wochen weg bin und er auf mich wartet. Es war klar, dass ich damit seinen Tod meinte. Er antwortete kurz und bündig: Ja. Und er riet mir, diese Reise unbedingt zu machen.

Von Lanzarote aus rief ich täglich in Steinbach an. Etwa zweieinhalb Wochen nach meiner Abreise bekam er kaum noch Luft, und so organisierte ich von der Insel aus, dass der Notarzt kommt und ihn ins Krankenhaus bringt, damit er dort mit Sauerstoff versorgt wird. Ich schloss die Ausbildung ab und flog dann früher als geplant nach Deutschland zurück – mit dem Wissen, dass mein Vater im Krankenhaus liegt, hätte ich keine Ferien machen können. Allerdings bekam ich nur einen Flug nach Düsseldorf. Und so bat ich Tom – von dem ich zwar getrennt war, mit dem mich aber weiterhin eine tiefe Freundschaft verband –, mich dort abzuholen und nach Steinbach zu fahren. Das waren immerhin über 300 Kilometer. Und er erwies mir tatsächlich diesen Freundschaftsdienst, schon während meines Aufenthalts auf Lanzarote hatte er zweimal nach meinem Vater gesehen, das rechnete ich ihm hoch an.

Als ich im Hünfelder Krankenhaus die Tür zum Zimmer meines Vaters öffnete und er mich sah, begann er zu weinen und sagte: »Doris« – er nannte mich immer Doris, nie Dorothea –, »Doris, ich habe noch nie in meinem Leben so eine Sehnsucht verspürt wie jetzt in diesen Tagen. Ich hatte so große Sehnsucht – nach dir. Ich bin so froh, dass du da bist.«

In mir brachen alle Dämme. Endlich, endlich hatte er etwas in meine Bettelschale gelegt. Und gleich beim ersten Mal machte er sie randvoll. Mit Liebe. Ein Füllhorn voller väterlicher Liebe ergoss sich über mich. Endlich fühlte ich mich gesehen und angenommen von ihm. Endlich war ich seine Tochter. Mehr musste er mir gar nicht sagen. Mehr brauchte ich nicht. Auf einen Schlag waren alle Wunden, die ich so lange mit mir herumgetragen hatte, geheilt. Es brauchte nur diesen einen Satz, um all die Nichtbeachtung, diese jahrzehntelange neutrale Gleichgültigkeit, vergessen und ad acta legen zu können. Beide waren wir innerlich zutiefst berührt.

Ich fragte ihn nur noch: »Möchtest du hierbleiben oder nach Hause?« Und kannte die Antwort schon im Voraus: »Bring mich heim.«

Das größte Geschenk

Palliativmedizin war damals noch kein großes Thema, schon gar nicht in ländlichen Regionen. Natürlich rieten die Ärzte im Krankenhaus von einer Verlegung nach Hause dringend ab. Sie warnten mich, das bedeute den Tod meines Vaters, er würde qualvoll ersticken. Sie zogen alle Register, um ihn in der Klinik zu behalten. Aber wir wussten ja, dass er nicht mehr lange zu leben hatte. Und wir wussten auch: Diese wenigen gemeinsamen Tage, die uns noch blieben, wollten wir in der häuslichen Umgebung verbringen. Er wollte zu Hause sterben, nicht im Krankenhaus, auch wenn er dadurch ein paar Tage weniger leben würde. So unterschrieben wir, dass er auf eigene Verantwortung entlassen wurde, ich organisierte innerhalb von 24 Stunden ein Krankenbett, Sauerstoff, Inhalationsgerät, Toilettenstuhl – was man für so eine Pflege eben braucht. Die Körperpflege trat ich an einen ambulanten Pflegedienst ab, weil ich wusste, was das für ein Kraftaufwand ist. Mir war klar, was da noch an seelisch-geistiger Arbeit auf mich zukommen würde, das Körperliche hätte ich nicht auch noch bewältigen können. Zudem wollte ich meinem Vater eine gewisse Intimsphäre lassen – ich fand, sein Körper ging mich als Tochter nichts an, es gibt den Eltern gegenüber eine Schamgrenze. Außerdem barg diese Körperpflege die Gefahr, dass unser seelisch-geistiges Band damit einer Zerreißprobe ausgesetzt gewesen wäre. Das wollte ich vermeiden.

Er wollte bewusst sterben, ohne Betäubungsmittel, ohne lebensverlängernde Maßnahmen – in diesen letzten Tagen kam seine Priesternatur wieder zum Vorschein, die er jahrzehntelang in sich vergraben musste.

Diese letzten gemeinsamen Tage waren sehr intensiv für uns beide. In dieser Zeit führten wir zwei lange, ausführliche Gespräche. Dabei nahm er meine Hand – das war außergewöhnlich. Er hatte mich noch nie angefasst, noch nie berührt. Und jetzt fasste er mit seiner großen Hand die meine und legte seine andere noch darüber. Ich war rundum umhüllt von ihm, beschützt, geborgen. Das hat mich tief berührt.

In diesen Gesprächen vertraute er sich mir voll und ganz an, er schaute zurück auf sein Leben. Immer wieder sagte er: »Doris, was habe ich dir nur angetan ...?« Er sagte auch: »Du bist nicht nur meine Tochter, du bist selbst wie eine Priesterin, du bist eine Heilerin, du hast so große Fähigkeiten, nutze sie!« Ich fühlte mich auf einen Schlag von ihm gesehen und geliebt. So konnte ich ihm aus tiefstem Herzen verzeihen, ich verstand, warum er sich mir gegenüber so verhalten hatte – aus seiner Sicht sogar verhalten musste. Ich sah seine Verzweiflung über die Lage, in die er durch meine Existenz gekommen war. Aber ich fühlte mich nicht mehr schuldig daran. Es war ein Verstehen auf Augenhöhe, in gegenseitiger Liebe.

Am letzten Abend vor seinem Tod wurde die Atemnot wieder stärker. Ich fragte ihn, ob er nicht doch nochmal zurück ins Krankenhaus mochte – da wäre er beatmet worden und hätte vielleicht noch ein paar Tage oder sogar Wochen länger gelebt. Aber er schüttelte nur entschieden den Kopf. Er wollte zu Hause bleiben. Der Rest der Familie verstand nicht, dass ich das so dulden konnte. Sie beschuldigten mich sogar, dass ich ihn wohl umbringen wollte, weil ich ihn nicht ins Krankenhaus brachte. Sie verstanden nicht, dass er so sterben wollte.

Da er auch keine Betäubungsmittel wollte, blieb er bis zuletzt bei Bewusstsein. Er wusste, dass er langsam ersticken würde, und er hatte keine Angst davor. Er konnte es ertragen. Und weil er es konnte, konnte auch ich es ertragen. Wenn man das Bewusstsein und den Willen hat, wenn es gelingt, der Angst den Schrecken zu nehmen, ist das Ersticken kein schrecklicher Tod. Es kommt darauf an zu wissen, was nötig ist, um dem Sterbenden Erleichterung zu verschaffen, ohne starke Beruhigungsmittel. Da kommt es auf die Professionalität und Erfahrung des Begleitenden an.

Bei einer Geburt ist es ja genauso. Niemand würde auf die Idee kommen, eine schwangere Frau mit Betäubungsmitteln ruhigzustellen, damit sie keine Schmerzen hat. Je bewusster und aktiver sie die Geburt erleben kann, desto größer ist das Glücksgefühl danach. Das bestätigt jede Mutter. Damit eine Frau aktiv und bewusst gebären kann, braucht sie den kompetenten, einfühlsamen, respektvollen Beistand einer erfahrenen Hebamme. Sie gibt ihr das nötige Vertrauen, damit sie sich ganz dem archaischen Geschehen der Geburt überlassen kann. Wenn diese Voraussetzungen gegeben sind, geht eine Geburt fast immer gut.

So ist es auch mit dem Sterben. Im Gebären und Sterben – bei diesen beiden Toren ins Leben hinein und aus ihm wieder heraus – braucht jeder Mensch eine Begleitung mit dieser Ausstrahlung, die Sicherheit vermittelt und Zuversicht. Damit die Geburt des Geistes und die Abnabelung von seiner irdischen Hülle gut verlaufen. Je bewusster wir den aktiven Sterbeprozess erleben können, desto größer wird das Glücksgefühl sein, danach nur noch reine Liebe zu sein, ohne jede Dualität. Darauf deuten auch viele Nahtoderlebnisse hin.

In der letzten Nacht vor seinem Tod kamen meinem Vater plötzlich Zweifel an seinem Glauben – er war ja Christ durch und durch, er hatte einen starken Glauben an Jesus. Jetzt aber sagte er: »Hier geht es nicht mehr, und dort wollen sie mich auch nicht haben.« Das war für ihn ein großer Schmerz. Er stand regelrecht zwischen den Welten. In dieser tiefsten Trauer, diesem tiefsten Schmerz, in dieser großen Atemnot, fiel mein Blick auf das Kruzifix, das über seinem Bett hing. Das gab mir die Antwort auf seine verzweifelte Frage: »Papa, Jesus hat auch gezweifelt in seiner höchsten Not. Wie sagte er doch: ›Mein Gott, warum hast du mich verlassen?‹ Aber nicht Gott hatte ihn verlassen, sondern er hatte Gott verlassen, weil er zweifelte. Jetzt zweifelst du. Es gibt aber keinen Grund zu zweifeln. Ich bete jetzt für dich.« Und so rezitierte ich die ganze Nacht hindurch laut das »Vaterunser« und »Gegrüßet seist du, Maria, voll der Gnade«, all die Gebete, die er so gut kannte. Und anschließend sprach ich noch ein Zusatzmantra aus dem Buddhismus, von dem ich wusste, dass er es schön fand.

Das ging die ganze Nacht so. Gegen Morgen öffnete er seine Augen und schaute gezielt in eine Ecke. Meine beiden Hündinnen, die mit im Raum waren und schliefen, erwachten und schauten ebenfalls dorthin. Das war seltsam. Sie mussten ja einen Grund haben, warum sich ihre Aufmerksamkeit plötzlich dorthin richtete – mitten aus dem Schlaf heraus. Sie mussten dort etwas sehen, und mein Vater musste etwas sehen – nur ich konnte nichts erkennen. Ich erinnerte mich an die zweite Sterbephase, an die Auflösung des Wasserelements, wenn der Sterbende Halluzinationen von schon Verstorbenen hat. Hatte mein Vater jetzt womöglich solche Visionen? Sah er jemanden dort in der Ecke stehen?

Und so fragte ich: »Papa, ist da jemand? Ich kann nichts sehen, aber siehst du dort vielleicht etwas?«

Er nickte und hauchte mehr, als er sprach: »Hedwig.« Das war meine Mutter. »Alfons.« Das war sein verstorbener Bruder. Und: »Mama.« Seine verstorbene Mutter. Er bestätigte mir, dass er diese Visionen hatte.

Da fragte ich ihn: »Hast du das Gefühl zu ertrinken?« Und wieder antwortete er mir: »Ja.«

Da wurde mir klar: Er war mittendrin in der Auflösung des Wasserelements, und er war noch bewusstseinsklar. Er konnte mir aus diesem Stadium eine Rückmeldung geben, die sonst kaum ein Sterbender machen kann, weil er dazu nicht mehr fähig ist, weil er mit einem außenstehenden Begleiter nicht mehr so kommunizieren kann. Mein Vater konnte es noch – mit mir. Dass er es tat, war das größte Geschenk, das er mir machen konnte. Er bestätigte mir, dass das, was das Tibetische Totenbuch schrieb, tatsächlich stimmte.

Und ich sagte zu ihm: »Ich glaube dir, was du dort siehst. Ich glaube dir auch das Gefühl, dass du von Wasser umgeben bist. Aber es ist nur eine Erscheinung, es ist nicht die Realität. Du hast jetzt Angst, aber du wirst nicht ertrinken. Hab keine Angst. Lenke dein Bewusstsein, deinen Geist zu Gott. Zu ihm willst du.« Und ich betete weiter.

Es geht in diesem Stadium ja darum, den Sterbenden von den körperlichen Symptomen zu distanzieren, sodass der Geist sich konzentrieren kann auf das, was im Sterbeprozess wesentlich ist: auf die Anbindung an das Höhere, auf Gott, auf Mohammed, auf Jahve, auf die Liebe oder auf was auch immer. Den Sterbenden wegzuholen von der Todessymptomatik und seinen Geist dorthin zu führen, womit er zu Lebzeiten tiefe Erfahrungen gemacht hat, woran er glaubt. Bei meinem Vater waren es Jesus, die Jungfrau Maria und Gott – deshalb betete ich so intensiv für ihn. Wäre er Moslem gewesen, hätte ich aus dem Koran zitiert. Es geht in diesem Moment nicht um meinen Glauben, sondern um seinen.

Kurz nach der Auflösung des Wasserelements muss die Auflösung des Feuerelements angefangen haben. Er begann, fürchterlich zu schwitzen. Schon seit einiger Zeit war meine Tante mit im Zimmer, die Schwester meiner Mutter, die nur einige Häuser weiter wohnte. Sie war – wie alle in der Familie außer mir – katholisch, und nun leitete sie unsere Gebete an. Wir beteten den

»Fünf-Wunden-Rosenkranz«, so benannt nach den fünf Wunden Christi. Der Übergang zur Auflösung des Luftelements ging sehr schnell, sein Atem wurde immer langsamer und leiser.

Im Laufe der Nacht schlug sein Herz dann immer schwächer, Wasser sammelte sich in seinem Körper, und schließlich dämmerte er ein. Friedlich. Angstfrei. Ruhig. Es war der 4. November 1996, 18 Uhr – die Glocken läuteten gerade zum Kirchgang.

Unerklärliche Ereignisse

An diesem letzten Nachmittag passierte noch etwas höchst Eigenartiges. Ich hatte für die Atemhilfe sechzehn Flaschen Sauerstoff mit je fünfzig Litern im Keller deponiert. Einige waren im Lauf der Tage schon leer geworden. Gegen Abend zeigte die Flasche wieder mal Leerstand an. Ich bat meinen Bruder, eine neue Flasche aus dem Keller zu holen und anzuschließen. Das tat er auch. Eine Viertelstunde später sah ich, wie der Zeiger auf der Skala innerhalb von zwei Minuten von »voll« auf »leer« wanderte – ganz langsam. Das konnte ja aber nicht sein: So viel Sauerstoff kann kein Mensch innerhalb so kurzer Zeit verbrauchen, und die Flasche war ja komplett voll, sie war gerade frisch angeschlossen worden. Oder hatte mein Bruder etwa die Flaschen verwechselt und aus Versehen eine verbrauchte angeschlossen? Ärgerlich rannte ich in den Keller und holte eine neue Flasche – sie war mit Sicherheit voll, das wusste ich genau. Rasch schloss ich sie an. Und war sicher, dass er jetzt auf jeden Fall genügend Sauerstoff bekam.

Nach zehn Minuten passierte jedoch das Gleiche noch einmal. Wieder wanderte die Anzeige innerhalb weniger Minuten von »voll« nach »leer«. Mein Bruder stand neben mir und sah es wie ich mit ungläubigem Staunen. Mir kam ein Verdacht: Wollte mein Vater womöglich keinen Sauerstoff mehr? Mobilisierte er alle geistigen Kräfte, um uns das über das Flaschen-Manometer mitzuteilen? War das eine Botschaft von ihm? Sprechen konnte er zu diesem Zeitpunkt schon nicht mehr, nur noch nicken oder den Kopf schütteln. Ich trat an sein Bett und fragte ihn direkt. Er nickte nur. Daraufhin stellten wir den Sauerstoff ab.

Später, nach seinem Tod, nahmen wir uns die fraglichen Flaschen noch einmal vor. Sie waren beide randvoll.

Es gab noch mehrere solche unerklärlichen Ereignisse. Mein Vater war gerade erst gestorben, als die ganze Familie in der Küche zusammenkam. Wir sprachen von ihm, riefen uns die gemeinsamen Erlebnisse ins Gedächtnis, es war ein sehr inniges Erinnern. Auf einmal löste sich von der Lampe, einem dreiarmigen Deckenleuchter, ein Papierpfropfen von der Deckenbefestigung und fiel – plopp – auf den Küchentisch. Diesen Pfropfen hatte mein Vater vor vielen Jahren an der Kabeldose oben festgemacht, damit sie nicht so wackelt, wenn jemand mal aus Versehen an den Leuchter stößt. Dieser Pfropf war all die Jahre da oben festgekeilt, x-mal war jemand an die Lampe gestoßen, er hielt immer. Jetzt, ohne irgendeinen Anlass, fiel er plötzlich herunter. Mein Bruder schaute mich an und sagte nur: »Das war Papa.«

Am Abend wollten wir ins örtliche Gasthaus gehen zum Essen. Als wir das Haus verließen, ging an meinem Auto, das im Hof parkte, plötzlich das Licht an. Es war abgeschlossen, ich war am Vortag zuletzt damit gefahren – am Tag, ohne die Scheinwerfer zu benutzen. Ich wusste auch genau, dass sie ausgeschaltet waren, als ich das Auto zugeschlossen hatte. Und jetzt gingen sie plötzlich an. Grundlos. Niemand saß im Wagen. Es gab nur eine Erklärung: »Das war Papa.«

Auch bei seiner Beerdigung gab er uns noch ein Zeichen. Es war ein regnerischer Tag, es war kalt. Auf dem Weg zur Grabstätte gingen mir die vergangenen Tage noch einmal durch den Kopf, und ich zermarterte mir das Hirn mit Fragen. Was hätte ich noch besser machen können? War alles in seinem Sinne? Habe ich womöglich etwas falsch gemacht? In diesem Moment riss der wolkenverhangene Himmel auf, mitten in die Regentropfen hinein schien die Sonne und ließ einen Regenbogen entstehen. Da wusste ich: Es war alles richtig so, wie es war. Es war seine Antwort auf meine Fragen. Er war schon durch und durch Priester, mein Vater, auch wenn er sein Leben lang ein Landwirt sein musste.

Praxis Adarsha

In den letzten Gesprächen mit meinem Vater fragte ich ihn etwas, was mich schon seit mehreren Jahren bewegte: Sollte ich eine eigene Praxis eröffnen? Die Voraussetzungen dafür erfüllte ich schon lange – mit dem Heilpraktiker-Examen und all den diversen Therapieausbildungen, die ich hinter mir hatte. Aber ich hatte mich noch nicht getraut. Ich wollte ja keine normale Praxis machen. Viele Heilpraktiker arbeiten heute wie normale Ärzte: wie in einem Reparaturbetrieb, nur mit mehr Zeit. Etwas im Körper ist defekt oder funktioniert nicht richtig, also wird es repariert. Anstatt chemischer werden dann eben naturheilkundliche Mittel eingesetzt. Ich dagegen wollte nichts reparieren, sondern in erster Linie – wie schon Samuel Hahnemann, der Begründer der Homöopathie, es empfahl – den Menschen selbst und sein Umfeld betrachten. Der Mensch wird ja nicht krank, weil er irgendwelche Viren eingeatmet hat – das tut er ständig, jeden Tag, jede Stunde, jede Minute. Krank wird er erst dann, wenn er die innere Disposition dafür hat. Deshalb stellt sich bei jeder Krankheit die Frage: Was habe ich daran zu lernen? Worauf soll ich aufmerksam werden? In welcher Lebenssituation befinde ich mich und soll ich daran etwas ändern? Das sind die Fragen, auf die es Antworten zu finden gilt. Krankheit ist für mich kein Zufall, sie ist eine Aufgabe, an der wir uns weiterentwickeln können. Heilung bedeutet für mich nicht, dass der Körper wieder funktionsfähig ist. Heilung bedeutet für mich ein inneres Heilwerden. Mir kam es auf das Innere an, weniger auf das Äußere. Das hat die

Konsequenz, dass wir Verantwortung übernehmen müssen für das, was wir tun und wie wir leben – die meisten von uns haben das nicht gelernt, und der moderne Mainstream-Medizinbetrieb möchte das auch gar nicht.

Wenn ich eine eigene Praxis eröffnete, wollte ich meinen Klienten also bei der Suche nach den Antworten auf die Fragen, die eine Krankheit an uns stellt, behilflich sein, ich wollte sie darin unterstützen, selbst Verantwortung für sich zu übernehmen – mit all meinem Wissen und meiner Ausbildung in den verschiedenen Therapien. Bisher hatte ich mir das noch nicht zugetraut. Mein Vater war es, der mir in seinen letzten Tagen den letzten Schubs dafür gab: »Doris, mach das. Du bist eine Heilerin.«

Diese Worte haben mir das nötige Selbstvertrauen gegeben. Und so eröffnete ich im Januar 1997 meine Praxis Adarsha. Das Wort »Adarsha« kommt aus dem tibetischen Sanskrit und bedeutet übersetzt »Spiegel«. Dieser Spiegel ist ein Symbol für die Vollkommenheit der ursprünglichen Reinheit. Er ist klar und umfasst alles ihm Dargebotene ohne Unterschiede – Sinnbild für die Essenz des reinen Bewusstseins, für Unbegrenztheit und Klarheit. Er ist völlig frei von jeglicher Verunreinigung und somit frei für die Erkenntnis. So sehe ich auch meine Arbeit. In diesem Sinne möchte ich meinen Klienten einen Spiegel reichen, um ihnen zu helfen, sie selbst zu sein.

Als ich meine Praxis eröffnete, investierte ich in Werbung und ließ mir sogar eine Internetseite erstellen – das war damals eine extreme Ausnahme, noch dazu für eine so kleine Praxis wie meine. Und dann kam auch schon der erste Klient.

Darüber hinaus arbeitete ich weiterhin auf der Intensivstation in der Herzchirurgie. Mein Umgang mit den Patienten dort sollte sich allerdings grundlegend ändern. Ausschlaggebend dafür war ein Fernsehfilm …

Ein gelungener Sterbeprozess

Rebecca F. begleitete ihre Mutter im Juli 2013 auf ihrem letzten Weg, ein aktuelles Beispiel für einen gelungenen Sterbeprozess. Hier ist ihr Bericht.

Meine Mutter hatte einen Unterkiefer-Speicheldrüsentumor, die Krankheit hat sich über viele Jahre erstreckt. Anfangs war da nur ein kleiner Knoten am linken Hals. Er wurde mehrmals entfernt, wuchs aber immer wieder nach. Schließlich entschloss sich meine Mutter, nicht mehr operativ einzugreifen.

Mit der Zeit verursachte der Tumor ein unangenehmes Druckgefühl und erschwerte vor allem das Essen und Schlucken. Irgendwann war er so groß, dass er eines Tages nach außen durchgebrochen ist. Nach innen war er bereits so stark gewachsen, dass er die Speiseröhre komplett blockierte, Essen und Trinken waren ab da nicht mehr möglich. Eine künstliche Ernährung lehnte meine Mutter ab, sie wollte auch keine lebensverlängernden Maßnahmen. Als feststand, dass sie nicht mehr lange zu leben haben würde, regelten wir alles Nötige. Eine Patientenverfügung hatten wir zum Glück schon in den Wochen davor aufgesetzt.

Der durchgebrochene Tumor war im Krankenhaus mit einem Verband notversorgt worden, danach wollte Mutter unbedingt nach Hause. Die Ärzte rieten jedoch unisono davon ab und malten uns aus, was alles passieren könnte. Wenn der Tumor beispielsweise so weiterwachsen und womöglich eine Arterie verletzen würde, würde Mutter an Ort und Stelle verbluten, denn so eine Blutung lässt sich kaum noch stoppen. Mutter sagte nur: »Das ist mir egal, ich will nach Hause.« Für mich war klar: Ich trage das mit.

Wir fragten die Ärzte: »Was würde denn im Krankenhaus in einem solchen Fall passieren?«

Die Antwort: Man würde Bluttransfusionen anhängen, Mutter auf die Intensivstation verlegen, gegebenenfalls Wiederbelebungsversuche machen.

Und? Würde ihr das helfen in dieser Situation?

Die Antwort: Achselzucken. Das könne man nicht im Voraus sagen.

Meine Mutter, meine beiden Geschwister und ich waren uns daraufhin einig: Dann bringt es auch nichts, in der Klinik zu bleiben. Ohnehin war klar: Mutter wollte keine intensivmedizinischen Maßnahmen mehr. Es gab dann noch ein langes Palaver hin und her, man musste uns ja über alle Risiken, die wir eingingen, gründlich aufklären. Wir ließen das über uns ergehen, und schließlich unterschrieben wir alle, dass Mutter auf eigenen Wunsch und eigene Verantwortung nach Hause entlassen wurde. Von da an lebte sie noch zwei Wochen.

In dieser Zeit waren meine Geschwister und ich Tag und Nacht bei ihr. Außerdem wurde sie von einem spezialisierten ambulanten Palliativ-Pflegedienst betreut – obwohl das Team schon extrem ausgebucht war, nahmen sie Mutter noch als Notfall mit auf, dafür waren wir sehr dankbar. Sie bekam Morphium, um die Schmerzen zu lindern, alle zwei bis drei Tage kam der Palliativdienst und sah nach dem Rechten.

Mutters Sinne waren zu Beginn noch völlig in Ordnung: Sie konnte prima hören und sehen. Sie war mobil, konnte gut gehen, auch geistig war sie voll da. Der Einfachheit halber erhielt sie vom Pflegedienst eine Pumpe für das Morphin, und bei der Umstellung wurde dann gleich vorsorglich noch ein zweites Medikament zugegeben. Man sagte uns, das sei »eine Kleinigkeit gegen die Übelkeit«, die das Morphin auslösen könnte.

Danach war Mutter allerdings stark wesensverändert: Sie wurde plötzlich teilnahmslos, war wie benebelt und döste nur noch vor sich hin. Mir kam das seltsam vor, und ich erkundigte mich bei meiner Freundin, die eine erfahrene Palliativ-Krankenschwester ist und mir in dieser Phase beratend zur Seite stand. Sie fragte mich, welche Medikamente in der Pumpe aufgezogen sind – das wird dort immer notiert. Als ich ihr das sagte, war sie ziemlich entsetzt: Das zusätzliche Medikament war Haloperidol, und zwar in einer fünfmal so hohen Dosis, wie man es normalerweise gegen Übelkeit gibt. Haloperidol ist ein sehr starkes Beruhigungsmittel, das normalerweise in der Psychiatrie bei psychotischen oder schizophrenen Schüben eingesetzt wird, wenn die Menschen extrem agitiert sind. Bei Übelkeit ist es erst das Mittel der letzten Wahl – und dann eben in einer viel niedrigeren Dosis. Allerdings litt Mutter nie unter Übelkeit – und wahrscheinlich war sie wegen des hochdosierten starken Beruhigungsmittels so verändert. Meine Freundin empfahl, mit dem Palliativdienst zu sprechen, ob man, wenn Übelkeit auftreten sollte, nicht besser Metoclopramid (MCP) einsetzen könnte, das ist ein Medikament, das gezielt Brechreiz bekämpft.

Ich wusste: Ein Psychopharmakon war das Letzte, was unsere Mutter wollte; sie hatte solche Mittel immer abgelehnt. Ihre Devise war generell: »So wenig Medikamente wie möglich.« Als wir wussten, worum es sich handelte, bat sie darum, das Haloperidol abzusetzen. Also fragte ich das Palliativteam, ob es am nächsten Morgen noch einmal zu uns zu kommen könnte.

Die Palliativschwester erklärte mir dann, dass meine Mutter so benebelt sei, käme vom Morphin. Es sei ganz normal, dass Sterbende irgendwann nicht mehr bei Bewusstsein seien. Wenn wir das Haloperidol absetzten, könnte es sein, dass ihr übel werde. Mit Metoclopramid hätten sie keine Erfahrung, sie würden immer Haloperidol einsetzen, etwas Neues wollte sie nicht ausprobieren. Die Krankenschwester wollte darüber noch einmal mit Mutter selbst sprechen. Dabei hat sie sie allerdings ziemlich stark beeinflusst. Sie setzte sich ganz nah zu ihr, legte eine Hand auf ihr Bein und fragte: »Wollen Sie lieber Bewusstseinsklarheit oder Schmerzfreiheit?« Die Antwort lag auf der Hand: Schmerzfreiheit, denn Mutter hatte schon ziemlich starke Schmerzen, gerade Kopf und Hals sind ja recht empfindliche Körperbereiche. Daraufhin sagte die Schwester natürlich: »Na bitte, sehen Sie?!«

Wir bestanden dann trotzdem darauf, das Haloperidol versuchsweise herauszunehmen. Wenn es Mutter damit schlechter ginge, konnten wir es immer noch wieder ansetzen.

Und siehe da: Fünf Stunden später saß sie mit uns im Garten und war ganz klar im Kopf. Ihre Augen glänzten wieder, und sie fühlte sich sehr viel wacher und besser. Sie bekam eine relativ niedrige Dosis Morphin, für ihre Schmerzen war das völlig ausreichend. Probleme mit Übelkeit und Brechreiz gab es nie.

Als der Palliativdienst das nächste Mal kam, nahm mich die Krankenschwester beiseite und sagte, sie habe ein Problem damit, dass ich mich noch zusätzlich von einer anderen Seite beraten lasse. Das gefalle ihr nicht. Sie hätten ihre Erfahrungen im Team, damit kämen sie gut zurecht, alles andere würde nur Unsicherheiten und Probleme hervorrufen. Ich ging darauf nicht weiter ein, sondern ließ es so stehen. Ich wollte keinen Streit anzetteln, sondern mich lieber auf meine Mutter konzentrieren. Die Hauptsache war ja, dass sie wieder einen klaren Kopf hatte. Und ich merkte schon, dass mich die Auseinandersetzung mit dem Palliativdienst aufgeregt und wütend gemacht hatte. Ich konnte mich in diesem aufgewühlten Zustand nicht gut um meine Mutter kümmern, aber genau darauf wollte ich mich ja konzentrieren, sie war die Hauptperson.

Erst sehr viel später, nachdem Mutter schon tot war, bedankte ich mich im Abschlussgespräch mit dem Palliativdienst ausdrücklich dafür, dass sie bereit gewesen waren, das Haloperidol abzusetzen. Ich wollte sie damit noch einmal darauf aufmerksam machen, dass es auch ohne geht. Und meine Hoffnung war, dass sie es bei den nächsten Patienten vielleicht differenzierter einsetzen.

Die nächste Hürde war die Frage nach Infusionen. Aufgrund des Tumors konnte meine Mutter ja nicht mehr trinken, deshalb war sie immer sehr durstig. Sie war sich unsicher, ob sie Ja oder Nein sagen sollte zu den Infusionen. Der Palliativdienst sagte: Infusionen lindern das Durstgefühl nicht, weil es über die trockenen Mundschleimhäute getriggert wird, nicht über das Maß der Körperflüssigkeit. Deshalb machen sie in solchen Fällen keine Infusionen. Auch könne sich vermehrt Schleim bilden im Hals, was bei meiner Mutter natürlich aufgrund des wuchernden Tumors sehr problematisch gewesen wäre, nach innen war im Hals ja alles zugewachsen. Wir entschieden uns deshalb gegen die künstliche Flüssigkeitszufuhr und befeuchteten stattdessen den Mund alle fünfzehn Minuten mit einem kleinen Sprühfläschchen und einer Spritze, die wir hinter die Zähne setzten. Durstig war Mutter trotzdem, das konnten wir leider nur bedingt lindern. Mit dem Sprühfläschchen hatten wir auch vorher schon positive Erfahrungen gemacht, deshalb beließen wir das so.

Die letzten Tage

In den letzten Tagen vor Mutters Tod konnten wir gut die verschiedenen Phasen des aktiven Sterbeprozesses aus dem Tibetischen Totenbuch nachvollziehen, damit hatte ich mich schon vorher auseinandergesetzt und war entsprechend vorbereitet. Fünf bis sechs Tage bevor sie starb, ging es mit einer leichten Unruhe los. Mutter saß da gerade auf dem Sofa. Plötzlich stand sie auf und lief ziellos herum. Sie sagte, sie könne nicht mehr still sitzen. Sie tigerte durchs Haus, legte sich zwischendurch wieder ins Bett, dann wieder auf die Couch und wieder zurück ins Schlafzimmer. Nachts rief sie oft und sagte: »Ich kann nicht mehr ...« oder »Ich kann nicht mehr liegen«, wollte aufstehen und herumlaufen.

Am Wochenende verstärkte sich die Unruhe. Ständig wollte sie hoch, musste sich dann aber doch wieder hinlegen, weil ihr die Kraft zum Herumlaufen fehlte. In dieser starken Bewegungsphase wollte sie auch keine Kleider mehr anhaben, noch nicht einmal die Schlafanzugshose. Nur das dünne Trägerhemdchen war für sie erträglich. Da es draußen ohnehin schön warm war, ließen wir sie gewähren und halbnackt durchs Haus gehen – außer uns war sowieso niemand da. Und wenn sie lag, deckten wir ein ganz leichtes, dünnes Laken über sie. Das konnte sie gut ertragen.

Ich fragte sie: »Mama, hast du das Gefühl, als würde dich etwas erdrücken oder herunterziehen oder schwer auf dir lasten?« Das bejahte sie eindeutig. Ich erklärte ihr, was jetzt mit ihr passiert, dass sie nicht erschrecken soll, dass sie im aktiven Sterbeprozess ist, dass wir bei ihr sind und ihr helfen.

Wir unterstützten sie in ihrem Bewegungsdrang und gingen einfach mit ihr durchs Haus. Manchmal nur schrittweise, zwischendurch musste sie sich häufig setzen. Als sie zum Laufen keine Kraft mehr hatte, zogen wir sie im Bett auf ihren Wunsch hin immer wieder hoch und stützten sie, damit sie sitzen konnte. Das ging Tag und Nacht. Es half ihr, sich so bewegen zu können. Einmal trugen wir sie sogar durchs Haus – sie war ja nur noch ein Häufchen Mensch, stark abgemagert, ein Fliegengewicht. Und wir wollten sie nicht noch einmal medikamentös ruhigstellen, diese Diskussion hatten wir ja bereits.

Sie mochte es sehr, wenn wir sie mit Kamillen-Mandel-Öl einrieben oder ihr die Füße mit warmem Butterfett massierten, das duftete so angenehm. Und sie liebte diese langsam streichenden Hände auf ihrer Haut und vor allem die Kopfmassagen meiner Schwester.

Mit der Zeit fiel ihr das Sprechen immer schwerer. Für den Fall, dass sie auch nicht mehr nicken oder den Kopf schütteln konnte, hatten wir Zeichen abgemacht: wenn sie uns die Hand drückte, bedeutete das »Ja«. Kein Drücken bedeutete »Nein«.

Immer wieder richtete ich sie auf ihren christlichen Glauben aus: Jesus und Maria waren ihr sehr wichtig. Manchmal hatte ich den Eindruck, dass sie nicht mehr genau wusste, wo sie war. Dann erklärte ich es ihr.

Am Montagmorgen war die heftige Unruhephase vorbei. Danach hätte eigentlich die Auflösung des Wasserelements beginnen müssen, aber das muss bei ihr sehr schnell gegangen sein, denn sie fing gleich an, heftig zu schwitzen – der Schweiß stand ihr auf der Stirn, ihre Hände waren ganz nass. Um das Wärmegefühl zu lindern, legten wir ihr einen kalten Waschlappen mit etwas Minzöl auf die Stirn.

Sie bedeutete uns, dass sie auf der linken Seite liegen möchte – auf der rechten bekam sie offenbar weniger Luft. In den folgenden Stunden wurden ihre Hände und Füße eiskalt, ihre Augen begannen zu flimmern und drehten sich nach oben. Der Atem wurde länger und flacher. Ich hatte das Gefühl, dass es nicht mehr lange dauern würde.

Mein Bruder blieb dann noch eine Weile allein bei Mutter. Er sprach intensiv mit ihr und sang eines ihrer Lieblingslieder: »Von guten Mächten wunderbar geborgen ...« Dabei drückte sie ihm die Hand. Was zeigt, dass ein Sterbender selbst in dieser Phase, wo er äußerlich den Anschein erweckt, völlig weg zu sein, noch anwesend ist und mitbekommt, was um ihn herum passiert, und dass man ihn auch noch erreichen kann. Das war in einem Stadium, wo sie sich schon nicht mehr bewegen konnte – aber ihre Geisteskräfte reichten aus, ihm noch richtig die Hand zu drücken. Mein Bruder war davon tief berührt.

Anschließend riefen wir die engsten Verwandten an und luden sie noch einmal zu einer gemeinsamen Gebetsrunde im Sterbezimmer ein. Natürlich war der Anblick meiner Mutter für die meisten ein Schock, aber es wurde doch noch eine sehr schöne und intensive Runde. Ich erzählte meiner Mutter, wer alles da ist, was mit ihr passiert, dass es nicht mehr lange dauern wird, dass sie sich ganz stark auf Jesus und Maria ausrichten solle und wir sie dabei unterstützen. Das half allen, mit der Situation gut umzugehen. Eine Stunde lang beteten wir gemeinsam den Rosenkranz und das Vaterunser, wir spielten eine CD mit ihren drei Marien-Lieblingsliedern und sangen dazu. Das war eine sehr schöne Stimmung.

Dann bat ich die Gäste, sich von ihr in Stille oder mit eigenen Worten zu verabschieden, aber nichts zu zerreden – es wurde ja für sie nicht einfacher, wenn alle an ihrem Bett weinten und über sie sprachen.

Danach trafen wir uns im Garten und plauderten. Es war Sommer, und es war warm. Alle sagen heute noch, wie schön das für sie war. Ein Abschied, der nichts Niederdrückendes hatte, sondern der zum Leben gehörte. Alle waren tief berührt und mit dem Herzen dabei.

Nachdem sich die anderen verabschiedet hatten, gingen meine Geschwister, deren Partner und ich wieder zurück ans Bett unserer

Mutter. Ihr Ausatmen wurde immer länger. Wir sprachen leise ihr christliches Mantra: »Gott, guter Vater, oh Maria, hilf«, immer wieder. Da wir nicht wussten, wie lange es noch dauern würde, teilten wir uns auf. Mein Bruder, seine Frau und ich gingen in den Garten, um uns auszuruhen und eine Kleinigkeit zu essen. Meine Schwester und ihr Mann blieben bei meiner Mutter. Auf einmal kam mein Schwager zu uns nach draußen und sagte in aller Ruhe: »Ich glaube, sie hat ihren letzten Atemzug getan.« Wir gingen alle wieder zu ihr und standen um ihr Bett. Ihre Halsschlagader pulsierte noch etwas, dann hörte auch das auf. Es war völlig still.

Nach dem Tod saßen wir noch einige Zeit bei ihr und anschließend bis spät in die Nacht im Garten und tauschten uns aus. Unser Wunsch war, sie nicht gleich abholen zu lassen, sondern sie noch eine Zeitlang im Haus zu haben und Totenwache zu halten. Wir wussten: Der Auflösungsprozess ist noch nicht vollendet.

Also ließen wir ihren toten Körper einfach im Wohnzimmer ruhen. Dort hatte sie ohnehin schon die ganze Zeit in ihrem Pflegebett gelegen. Wir schlossen die Rollläden und sorgten mit einem Ventilator für frische Luft, morgens und abends lüfteten wir gründlich. Um den Leichengeruch zu vertreiben, zündeten wir zusätzlich Räucherstäbchen an. Das ging ganz gut. So hatten wir auch alle die Chance, noch einmal zu ihr zu gehen und für sie zu beten oder von ihr Abschied zu nehmen.

Was dann kam, war anstrengender als die gesamte Begleitung in der Sterbephase: Wir mussten ein Bestattungsunternehmen finden. Fünf Unternehmen rief ich an, aber alle sagten: »Bei den Temperaturen können Sie sie nicht liegen lassen.« Die Gerüche, die dabei entstünden, seien gesundheitsgefährdend – warum, wurde mir allerdings nicht erklärt. Am Ort gab es nur einen Bestatter, der das Monopol für den Grabaushub auf dem Friedhof hatte. Er setzte mir besonders zu und hörte nicht auf, irgendwelche Paragrafen zu zitieren, die eine Aufbahrung zu Hause angeblich nur begrenzt ermöglichen. Rasch wurde mir klar: Hier in der Kleinstadt finde ich niemanden, der mich in diesem Vorhaben unterstützt.

Eine Freundin gab mir den Tipp, in einem Bestattungsunternehmen in Frankfurt anzurufen, das sich auf Kundenwünsche einlässt. Dort war man sehr hilfsbereit und empfahl mir einen entsprechenden Bestatter in der nahegelegenen Großstadt. Ich rief an – und dieses Gespräch war ein Unterschied wie Tag und Nacht. Es war keine Frage, dass wir Mutter noch für einige Zeit bei uns behalten konnten. Auch sonst kam man uns in jeder Hinsicht entgegen. Einer der Mitarbeiter kam gleich angefahren, wir suchten einen sehr schlichten Sarg aus Fichtenholz aus, der uns gebracht wurde, damit mein Mann, der Künstler ist, ihn bemalen konnte. Nichts wurde uns aufgedrängt – kein Sterbekissen, keine Sterbedecke. Es hieß einfach: »Nehmen Sie das, was zu Ihrer Mutter passt.«

Mir wurde klar, warum die anderen Bestatter sie so schnell abholen wollten: Das bringt alles Geld, für jede Stunde und jeden Tag, jede Nacht des »Aufbewahrens« im Kühlraum muss man bezahlen. Dieses Unternehmen war aber nicht auf Profit aus, sie ließen uns alles so machen, wie es für uns stimmig war, und unterstützten uns dabei.

Zwei Tage blieb Mutter noch bei uns – das erlaubt das Gesetz. Jeden Tag waren wir bei ihr, sangen, spielten Lieder und erinnerten uns an ihr Leben. Als sie dann abgeholt wurde, waren alle dabei, beschrifteten den Sarg an der Unterseite und gaben ihr Grüße und kleine Gaben mit.

Anschließend wurde sie auf dem örtlichen Friedhof begraben – mit einer Erdbestattung. Ich dachte immer, das wird sicher am schlimmsten, aber dann wurde auch das noch sehr schön. Schon vorher hatten wir mit dem Lieblingspfarrer meiner Mutter über die Predigt gesprochen. Wir wollten eine einfache Feier, keine Bäumchen, keine Kränze, einfach nur ganz viele Windlichter mit Kerzen. Jeder, der zur Trauerfeier kam, stellte ein Teelicht in ein mit Sand gefülltes Gefäß vor ihren hellblau und in Regenbogenfarben bemalten Sarg, der mit Margeriten geschmückt war.

Der Bestatter, der den Erdaushub machte, spielte uns dann nochmal einen Streich. Wir wollten Mutter mittags zu Grabe tragen, aber er behauptete einfach, mittags ginge nicht, nur morgens um neun Uhr. Nun gut, danach mussten wir uns richten. Aber auch das wendete sich zum Guten: Es war ein strahlender Sommertag, es war noch angenehm kühl, die Sonne begleitete Mutter ins Grab. Mittags dagegen hatte sich der Himmel zugezogen, und es begann zu regnen ...

Ein schöner Abschied

Ich glaube, mit dieser Begleitung konnten wir unserer Mutter das geben, was für sie am besten war. Sie konnte zu Hause sterben, wir waren alle um sie, sie war medizinisch gut versorgt, das ganze Ambiente war sehr harmonisch. Das hängt natürlich auch damit zusammen, dass ich selbst ehrenamtlich als Hospizhelferin tätig war und in vielem schon Erfahrung hatte. Mir waren die Gerüche vertraut, die Sterbende ausdünsten; ich wusste, wie Menschen in dieser Phase aussehen, ich hatte keine Angst davor. Diese Sicherheit übertrug sich auf meine Geschwister. Alle konnten gut mitgehen und wurden auch von ihren Partnern unterstützt. Und wir lösten uns bei der Versorgung alle drei bis vier Stunden ab, sodass jeder auch mal schlafen konnte.

Es fühlt sich gut an, dass wir Mutter all das geben konnten, was sie in dieser Situation brauchte. Seiner eigenen Mutter auf diese Weise den letzten Wunsch erfüllen zu können ist schon etwas sehr Besonderes, und es freut uns alle bis heute.

Ein wichtiger Punkt bei der Sterbebegleitung ist für mich, dass man sich auf den Sterbenden komplett einstellen kann, dass man mit ihm geht. Man muss ihm die Hand reichen, aber nicht daran ziehen, sondern ihn begleiten im Respekt vor seinen Wünschen. Es gibt auch Menschen, die nicht zu Hause sterben wollen, sondern die die medizinische Sicherheit des Krankenhauses oder Hospizes brauchen. Das ist dann zu respektieren.

Mir ist in dieser Begleitung meiner Mutter auch klar geworden, dass Sterben nicht einfach ist. Meine Mutter hat zum Beispiel nie in ihrem Leben gejammert. In den letzten Tagen hörte ich sie aber mehrmals stöhnen: »Aue, aue, aue …« Das zeigte mir, dass da Gefühle oder Dinge hochgekommen sein mussten, die sie belasteten. In der Phase ihres starken Bewegungsdrangs rief sie unentwegt nach ihrer Schwester. Das hörte auch nicht auf, als diese an ihrem Bett stand und sie ansprach. In ihr muss etwas hochgekommen sein, was sie noch nicht bearbeitet hatte, worunter sie litt oder wo sie ihrer Schwester unbedingt noch etwas mitteilen wollte, es aber nicht konnte. Das zeigte mir, wie wichtig es ist, dass wir solche Dinge zu Lebzeiten klären.

In den letzten Tagen vor Mutters Tod hat uns auch geholfen, dass ich schon einiges über die Auflösungsprozesse der Elemente wusste. So konnten wir sie darin adäquat begleiten. Kennt man sich damit aus, kann man dem Sterbenden und auch den ihm nahestehenden Menschen mehr Halt und Orientierung geben.

Wenn man sich so damit beschäftigt, verliert das Sterben einen großen Teil seines Schreckens. Auch die Trauerphase ist viel einfacher, das bestätigen mir meine Geschwister. Mein Bruder dachte anfangs, dass die Trauerphase und der Schmerz nach dem Verlust unserer Mutter sehr hart sein würden. Das war aber nicht so. Es tat ihm gut, das alles so miterlebt zu haben. Es schweißte uns als Geschwister noch einmal neu zusammen. Wir empfanden es alle drei als großes Glück, dass wir so nah bei unserer Mutter sein konnten – und es war auch ein Glück für sie. Wir waren so eng und liebevoll bei ihr, um sie herum, mit ihr in Kontakt. Das beflügelte uns regelrecht, und heute noch sprechen wir davon und freuen uns daran. Dadurch konnten wir auch leichter unseren Frieden machen mit ihrem Tod.

Es ist nicht so, dass Sterben und Tod mich gar nicht mehr berühren würden oder dass ich keine Angst mehr hätte. Sterben wird nie so normal sein wie Essen und Trinken. Allerdings habe ich gelernt, dass es hilft, sich darauf vorzubereiten und sich damit auseinanderzusetzen.

Wichtig ist auch noch, dass man selbst gut begleitet wird – für mich war die Unterstützung meiner Freundin eine große Hilfe. Ich konnte sie Tag und Nacht anrufen. Das war sehr beruhigend. Sie erinnerte mich auch immer wieder daran, auf mich selbst zu achten, mich zu fragen: Was kann ich leisten, was sollte ich besser abgeben?

Natürlich ist es nach außen hin oft einfacher, mit einem Sterbenden umzugehen, wenn er medikamentös ruhiggestellt wird. Aber das erleichtert ihm meiner Ansicht nach nicht den Sterbeprozess. Es mag sein, dass der Sterbende dann aussieht, als würde er ruhig und friedlich schlafen. Wir wissen jedoch nicht wirklich, was in seinem Inneren vor sich geht und wie viel Leid er innerlich erfahren mag.

Und letztlich ist es auch für die Begleitenden viel befriedigender, wenn sie mit dem Sterbenden in Kontakt treten können, wenn sie ihm beim Sterben nicht tatenlos nur zuschauen müssen, sondern selbst etwas tun können – was ihm hilft, was ihm entspricht, was ihn bestärkt. Kann man das nicht, ist die Verarbeitung des Todes später möglicherweise viel schwieriger.

Wenn man sich mit dem Tod beschäftigt, denken viele, man liebe sein Leben nicht mehr. Es ist umgekehrt: Man lebt bewusster und liebt es auch intensiver.

Das vierte Geheimnis

Über den Körper die Seele erreichen

ཨཱ་ཨ་དཀར་ས་ལེ་འོད་ཨ་ཡང་ཨོཾ་འདུ།

»Die Wurzel aller Phänomene ist dein eigener Geist. Untersuchst du ihn nicht, jagt er – genial in dem Spiel der Täuschungen – den Eindrücken hinterher. Blickst du jedoch direkt in ihn hinein, ist er bodenlos und ohne Ursprung, seiner Essenz nach ohne Kommen, Bleiben und Gehen.«

JAMYANG KHYENTSE LODRÖ

Noch während ich auf der Intensivstation der Herzchirurgie arbeitete, sah ich im Fernsehen einen Film, der mich nachdenklich machte. Er handelte von einem jungen verliebten Paar, das einen idyllischen Urlaub am Meer verbringt. Sie liegen am Strand einer einsamen Bucht, genießen Sonne und Wärme, necken sich, reiben sich gegenseitig mit Sand ein, sammeln Muscheln, sie schlafen miteinander – was Verliebte eben so tun. Beide wünschen sich sehnlichst ein Kind. Als sie zusammen schwimmen gehen, wird der Mann plötzlich von einer Welle hinaus ins Meer gezogen und ertrinkt beinah.

Szenenwechsel. Der Mann liegt bewusstlos auf der Intensivstation. Die Frau besucht ihn täglich und kann sich nicht mit dem Gedanken abfinden, dass er nie wieder das Bewusstsein erlangen wird. Eines Tages bringt sie einige Gegenstände mit, die an die Zeit ihres Urlaubs erinnern: Sand, Muscheln, Musik, eine Kassette mit Meeresrauschen und Vogelstimmen. Es sind Dinge und Geräusche, die beide mit dieser glückseligen Zeit verbinden. Während die Musik läuft, reibt sie die Arme und den Oberkörper des Mannes zärtlich mit dem mitgebrachten Sand ein, sie spricht zu ihm, erzählt ihm von ihrer gemeinsamen glücklichen Zeit, dem Strand, dem Meer. Währenddessen erigiert sein Penis, und die Frau setzt sich auf ihn, um sich mit ihm sexuell zu vereinigen. Die Krankenschwestern bemerken, was vor sich geht, und zeigen die Frau wegen Vergewaltigung eines Bewusstlosen an. Sie muss ins Gefängnis, sitzt ihre Strafe ab und gebiert einen Sohn. Der Mann stirbt.

Dieser Film beschäftigte mich noch lange. Auch wenn das alles sehr hollywoodmäßig aufbereitet war und manches so nicht abgelaufen sein konnte – zum Beispiel haben Patienten auf der Intensivstation immer einen Blasenkatheter, damit ist kein Geschlechtsakt möglich –, so beruht der Film dennoch auf einer authentischen Geschichte. Und ich dachte: Offenbar ist es möglich, über die gemeinsamen Erinnerungen mit einem Bewusstlosen in Kontakt zu kommen. Wie hätte er sonst auf die Berührungen am Oberkörper und die Erzählungen seiner Frau mit einer Erektion reagieren können? Das hätte man normalerweise nicht für möglich gehalten – er lag ja im Koma, war bewusstlos, fast tot. Die Frau muss ihn über diese gemeinsamen Erinnerungen erreicht haben. Sein Bewusstsein musste es wahrgenommen haben, obwohl es von außen betrachtet unerreichbar schien.

Wenn das aber so möglich war, dann musste das doch auch bei meinen Intensivpatienten gehen. Es war ja schon lange mein großer Wunsch, mit diesen Menschen auch in ihrem komatösen Zustand in Kontakt zu kommen. Ich wollte meine Hilflosigkeit überwinden, etwas für sie tun, was ihnen in dieser Situation guttut, was sie beruhigt und stabilisiert. Ich wusste aber nicht, wie ich sie beziehungsweise ihre Seele erreichen sollte.

Dieser Film gab mir den Mut, es auf meine Weise auszuprobieren: Ich brachte meinen Kassettenrekorder mit auf die Station und spielte den komatösen Patienten Meditationsmusik vor. Ich dachte: Was ich angenehm finde, müssen andere doch auch als angenehm empfinden. Das war schon recht anmaßend – aber damals wusste ich es nicht besser. Es war mein noch recht hilfloser Versuch, das ewige Gepiepse und Gefauche der verschiedenen Monitore und Maschinen am Krankenbett zu übertönen.

Zu diesen schwerstkranken Patienten fühlte ich mich einfach hingezogen. Ich sah immer den Menschen hinter den Apparaten. Er erregte mein Mitgefühl, verlangte meine Fürsorge, meine Zuwendung – gerade in dieser Situation, der er so hilflos ausgeliefert war. Ich wollte etwas für diesen Menschen tun können, für seine Seele, seinen Geist.

Meine Kolleginnen und Kollegen machten sich gern darüber lustig. »Dorothea macht den Müll«, hieß es oft, wenn ich mich mal wieder besonders intensiv um einen todgeweihten Patienten bemühte. Der »Müll«, das waren ebendiese Menschen, die kaum noch eine Chance hatten, wieder aufzuwachen, die einfach nur dalagen und über die Medizintechnik am Leben gehalten wurden. Für mich waren sie aber keineswegs »Müll«. Sie waren Wesen mit einem Körper, einer Seele, einem Geist. Und es musste doch möglich sein, sie irgendwie anzusprechen.

Die Bestätigung erhielt ich eines Tages von einem frisch operierten Bypasspatienten. Nach dem Eingriff blutete er endlos weiter. Wir hatten ihm schon 25 Beutel Blutkonserven infundiert, Erythrozytenkonzentrate und Thrombozytenderivate, das ist eine enorme Menge. Wir versetzten ihn ins künstliche Koma, um alle Körperfunktionen auf ein Minimum zu drosseln und den Kreislauf zu entlasten. Aber er hörte und hörte nicht auf zu bluten. Wir konnten nur hilflos zuschauen. Irgendwann ging ich allein zu diesem Patienten hin und sprach mit ihm: »Herr XY, wir machen hier alles Menschenmögliche, aber wir schaffen es nicht, die Blutung zum Stillstand zu bringen. Das geht jetzt nur noch über Sie selbst, über Ihren Willen, über Ihre eigenen Heilkräfte. Bitte helfen Sie uns.« Es dauerte keine zehn Minuten, da wurde die Blutung langsam weniger, und schließlich stand sie. Es war wie ein Wunder. Zwei Tage später konnte der Mann von der Beatmungsmaschine abgenommen und auf die Normalstation verlegt werden. Er verließ das Krankenhaus als Gesunder.

Natürlich wusste keiner, dass ich so mit ihm gesprochen hatte, aber mir wurde klar: Er hatte mich verstanden. Anders war es nicht zu erklären, dass er plötzlich aufhörte zu bluten, nachdem wir medizinisch wirklich alle Möglichkeiten ausgeschöpft hatten. Wir hätten ihn nicht mehr länger stabilisieren können. Ich wusste jetzt: Die Menschen bekommen auch in diesem Zustand mit, was mit ihnen geschieht. Und sie können darauf reagieren.

Danach sprach ich noch öfter mit komatösen Patienten, als wären sie wach. Ich erzählte ihnen, wo sie sich befanden, was mit ihnen gemacht wurde, welcher Wochentag und wie das Wetter war, solche Dinge. Meine Kollegen schüttelten nur den Kopf und spotteten darüber: »Die Dorothea spricht mit denen, als ob die etwas mitkriegen würden, so ein Quatsch …«

Ich ließ sie reden, ich wusste es besser. Denn mehr und mehr wurde ich fündig, mehr und mehr erhielt ich Antworten und Bestätigungen – zum Beispiel von einem jungen Patienten, der seine Bypassoperation nicht überlebt hatte. Er hing noch an den Maschinen, aber seine Hirnströme waren bereits erloschen, das EEG zeigte Nulllinie. Wir warteten nur noch auf den zweiten Neurologen, der den Tod bestätigen sollte – so ein hirntoter Patient war schließlich ein potenzieller Organspender.

Als ich an seinem Bett stand, fiel mir auf, dass sein Blutdruck und seine Herzfrequenz plötzlich anstiegen. Bei solchen Patienten wird beides medikamentös auf einem gewissen Niveau gehalten, und es ist immer gut, wenn man so wenig wie möglich von diesen Arzneimitteln braucht. Wir konnten die Menge der Medikamente also reduzieren. Ich stellte die Dosis entsprechend niedriger ein und ging dann zu einem anderen Patienten. Im gleichen Moment schrillten am Bett des Hirntoten die Alarme – Blutdruck und Herzfrequenz waren erneut bedrohlich abgesunken. Ich eilte sofort zu ihm zurück, da stieg beides wieder an. Ich traute meinen Augen nicht und rief den diensthabenden Arzt. Er sagte: »Machen Sie das noch einmal – gehen Sie weg und kommen Sie wieder ans Bett.« Wir probierten es mehrfach, und jedes Mal war es das Gleiche: Stand ich an seinem Bett, antwortete er mit einem Anstieg von Blutdruck und Herzfrequenz. Ging ich fort, fiel beides wieder ab. Die Ärzte sagten nur: »Das gibt's ja wohl nicht ...« Dieses Phänomen war ihnen unerklärlich. Mir auch. Ich setzte mich dann einfach an das Bett dieses Patienten und hielt seine Hand, bis der Neurologe kam, den Tod bestätigte und wir alle Maschinen abschalteten.

Diese Erlebnisse machten mich neugierig: Da passierte etwas, was ich nicht verstand. Menschen, die keine Hirnströme mehr hatten oder tief im künstlichen Koma lagen, reagierten auf meine Ansprache oder meine Anwesenheit. Wie war das möglich? Wo lag der Schlüssel, um das zu verstehen?

Meinen Kolleginnen und Kollegen ging mein Verhalten mehr und mehr auf die Nerven. Sie verstanden es einfach nicht. Teilweise zogen sie die Vorhänge zum Patientenzimmer zu, um nicht mit ansehen zu müssen, wie ich mal wieder einen Sterbenden umsorgte. Aus ihrer Sicht war das ebenso unsinnig wie überflüssig – »Der stirbt doch sowieso« war ihre Meinung.

Hinzu kamen Schikanen des Narkosearztes. Normalerweise verstand ich mich blendend mit ihm. Ich schätzte seine Arbeit und er ebenso meine. Wir hatten viel Spaß miteinander. Als ich meine Praxis aufmachte, änderte sich unser Verhältnis jedoch schlagartig. Er äußerte sich immer wieder abfällig über die naturheilkundlichen Therapien, die ich in meiner Praxis anbot. Wenn ein Patient im Koma lag, sagte er zum Beispiel: »Na, Frau Mihm, wollen Sie hier nicht mal Bach-Blüten geben? Damit wacht er bestimmt wieder auf ...«

Hahaha, sehr lustig. So wurde aus einem guten Kumpel plötzlich ein Feind. Er intrigierte gegen mich und mobbte mich, wo er nur konnte. Täglich war ich seinen Schikanen ausgesetzt – unsere Station hatte nur wenige Mitarbeiter, da konnte man sich nicht gut aus dem Weg gehen. In der alltäglichen Arbeit musste ich mich zudem ständig gegen die ablehnende und beleidigende Haltung der Kolleginnen und Kollegen wehren beziehungsweise sie ertragen. Dem wollte ich mich nicht weiterhin aussetzen.

So schaute ich mich nach einer Alternative um. Da ich ohnehin gern noch mehr mit Sterbenden arbeiten wollte, bewarb ich mich für den Dienst auf einer Palliativstation. Die Palliativmedizin war damals noch ein recht junges Fach, es reizte mich, täglich mit schwerstkranken oder sterbenden Patienten zu tun zu haben. Und ich hatte es satt, ständig unter Beschuss zu stehen.

Der Einzige, der meine Kündigung bedauerte, war der Chef der Herzchirurgie. Er war tief beeindruckt von meiner Arbeit und würdigte sie sogar einmal im Jahresbericht der Klinik. Er beobachtete immer wieder, wie ich mit den Patienten umging, was ich mit ihnen machte, und er kommentierte das stets mit sehr wohlwollenden Worten. Er ermöglichte mir sogar die Teilnahme an einem großen Kongress über »Sterben und Tod aus spiritueller Sicht« in München. Das ermutigte mich natürlich.

Als ich ging, schrieb er mir ein persönliches Zeugnis, zusätzlich zu dem der Pflegedienstleitung. Es war bemerkenswert in seiner Wertschätzung: »Neben ihrer technischen Qualifikation und pflegerischen Begabung verfügt Frau Mihm über eine Fähigkeit, die der modernen Krankenpflege weitgehend verloren gegangen ist. Sie kann sich auf schwerkranke Patienten in jeder Lebenssituation einstellen und einen persönlichen Kontakt weit über die apparative Pflege hinaus herstellen. Diese Fähigkeit gewinnt gerade im Hinblick auf die schwierige Behandlung schwerkranker Patienten auf Intensivstationen zunehmend an Bedeutung, wobei leider den behandelnden Ärzten und dem Pflegepersonal oft das Gespür für die menschliche Komponente der ihnen anvertrauten Patienten fehlt. Die Mitarbeit einer Krankenschwester wie Frau Mihm ist für eine hochtechnisierte Intensivstation wichtiger als viele apparative Einrichtungen oder der Einsatz von Krankenhauspsychologen, weil sie in der Lage ist, den Patienten aus ihrer

Persönlichkeit heraus Kraft zu vermitteln. Alle ihre Kolleginnen und Kollegen, jedoch besonders auch die Patienten und ihre Angehörigen, haben von den durch Intuition und intensive Beschäftigung mit dem Thema geprägten Diskussionen und Aufklärungen erheblich profitiert. (...) Sie hat allen Mitarbeitern Denkanstöße gegeben, die hoffentlich zu bleibenden Verbesserungen in der Betreuung von Intensivpatienten führen.«

Der Schlüssel: Basale Stimulation

Mit Beginn meiner neuen Tätigkeit im Juli 1998 kam ich in ein gänzlich anderes Umfeld. Auf der Intensivstation war alles darauf ausgerichtet, das Leben des Patienten zu retten, ihn gesund zu machen. Auf der Palliativstation dagegen hatte ich das Gefühl, es ist alles nur fürs Grab. Es handelte sich ja um todgeweihte Patienten, die meisten hatten nur noch sehr kurze Zeit zu leben. Es war nicht mehr möglich, ihre Krankheiten zu heilen. Wir konnten nur ihre Schmerzen lindern, ihr Leiden verringern, ihre letzten Tage lebenswert machen. Aber auch das nur in begrenztem Umfang.

Auf der Palliativstation fühlte ich mich hilflos mit dem Tod konfrontiert, als sei ich völlig nackt. Mir fehlten die medizinischen Geräte. Es gab keinen Monitor mehr, auf den ich schauen konnte, keine Beatmungsmaschine, die es anzuschließen galt. Ich musste keine Aortenpumpe mehr kontrollieren und keine Dialyse mehr anhängen. Noch nicht einmal Reanimieren war möglich – die meisten Patienten hatten eine Verfügung, die lebensverlängernde Maßnahmen ausschloss.

All das, was ich auf der Intensivstation gelernt und mir angewöhnt hatte, nutzte mir nichts mehr. Ich konnte mich auch nicht mehr auf meine Kompetenz verlassen – mein recht arrogantes »Ich kann das« galt hier nicht. Auf dem Feld der Palliativmedizin war ich ein Greenhorn. Ein Neuling. Ich musste noch einmal ganz von vorn anfangen.

Das war schwierig. Einmal hatten wir einen Patienten mit einem stark wuchernden Kehlkopftumor. Er atmete über einen Luftröhrenschnitt, weil der Krebs sich bereits über die ganze Halsregion ausgebreitet und die normale Nasenatmung unmöglich gemacht hatte. Immer wieder sammelte sich Schleim in der Luftröhre, den wir absaugen mussten. Dabei musste man höllisch aufpassen, denn zum Teil war der stark durchblutete Tumor bereits in die Luftröhre eingewuchert. Da man nicht in die Luftröhre hineinsehen konnte, bestand latent die Gefahr, dass man mit der Spitze der Absaugkanüle in dieses Gewebe stach und eine Arterie verletzte. Genau das passierte mir natürlich. Das Blut spritzte nur so aus dem Hals heraus – und der Patient verblutete unter meinen Händen. Es war nicht aufzuhalten. Diese Gefahr ist bekannt, die Patienten und ihre Angehörigen wissen auch darum, aber wenn es dann passiert, ist es fürchterlich.

Besonders schwierig waren Patienten, die einfach nicht sterben konnten. Sie lagen wochenlang bei uns. Bewegungslos. Im Wachkoma. Ihre Körperfunktionen waren noch stabil, aber ihr Geist war schon auf Wanderschaft gegangen. Ihr Sterbeprozess hatte bereits begonnen, zog sich aber ewig lange hin. Die meisten hatten offene Geschwüre und waren sehr schwer zu pflegen. Manchmal drang der Gestank durch die geschlossenen Türen.

Ich verstand nicht, wie das sein konnte. Wie ist es möglich, dass jemand so lange daliegt und nicht sterben kann? Worauf warten diese Menschen? Warten sie überhaupt? Wo ist ihr Geist, wo ihre Seele? Ich fühlte mich ihnen so fern, eine schier unüberwindliche Distanz lag zwischen uns, obwohl ich so nah an und mit ihrem Körper arbeitete. Die ersten Jahre auf der Palliativstation waren wirklich schwierig für mich.

Im Sommer 2001 traf ich mich wieder einmal mit meinem Cousin, der ein Pflege-Lehrinstitut in Bad Hersfeld leitete. Ich erzählte ihm von meinen Schwierigkeiten und Fragen. Er meinte nur, er hätte da vielleicht etwas, was mir weiterhelfen könnte, und lud mich ein, einen dreitägigen Basiskurs in »Basaler Stimulation in der Pflege« zu besuchen. Das Seminar sollte im Frühjahr 2002 bei ihm am Institut und im Klinikum stattfinden. Ich hatte keine Ahnung, was darunter zu verstehen war, aber ich ließ mich gern darauf ein. Dieser Cousin hatte mich schon als Jugendliche vor der verhassten Schneiderinnenlehre bewahrt, wir hatten uns immer gut verstanden, er kannte mich und wusste, wofür ich mich interessierte. Auf seinen Rat konnte ich mich verlassen.

Dieser Kurs wurde für mich zu einer Offenbarung. Zum Lehrprogramm gehörte es, einen Wachkomapatienten zwei Stunden lang zu beobachten. Wir sollten darüber ein supergenaues Protokoll anfertigen: über alle pflegerischen oder ärztlichen Maßnahmen, vor allem aber darüber, ob und wie der Patient reagierte beziehungsweise sich in diesen zwei Stunden veränderte. Wir selbst sollten nur unsere Sinne öffnen, wahrnehmen und uns Notizen machen, nicht selbst eingreifen oder etwas tun.

Ich wählte dafür einen Patienten mit einem Hirntumor im fortgeschrittenen Stadium, der bei uns auf der Station lag. Er konnte sich nicht mehr bewegen und war auch nicht bei Bewusstsein. Weil er zuvor länger als zwei Wochen auf der Intensivstation gelegen hatte und künstlich beatmet worden war, hatten die Ärzte bei ihm einen Luftröhrenschnitt gemacht. Seither atmete er über dieses Loch in seiner Kehle. Das war für ihn nicht weiter beschwerlich, und es erleichterte die Pflege: Schleim ließ sich darüber leichter absaugen. Es war ohnehin absehbar, dass der Patient nicht mehr lange leben würde. Ernährt wurde er über eine Sonde, die durch die Haut direkt in seinen Magen führte (»perkutane endoskopische Gastrostomie«, abgekürzt PEG). Darüber erhielt er flüssige Nahrung, die sogenannte Astronautenkost.

Ich setzte mich ans Bett und beobachtete den Patienten schweigend. Ich schaute, ich lauschte, ich roch, ich achtete auf die Umgebung und notierte, was ich wahrnahm. Seine Augen bewegten sich hinter den geschlossenen Lidern, hin und wieder veränderte sich sein Atemrhythmus. Eine Putzfrau öffnete die Tür und donnerte mit dem Gestell ihres Wagens dagegen. Dabei zuckte der Patient kurz zusammen. Als die Reinigungskraft mich sah, verließ sie den Raum sofort wieder und verschob das Saubermachen auf später. Kurz darauf kam meine Kollegin herein, die den Patienten pflegerisch versorgte. Sie schaute, ob alles in Ordnung war, drehte ihm dann den Rücken zu und sagte: »So, Herr XY, ich gebe Ihnen jetzt etwas zu essen.« Dabei goss sie die Nährflüssigkeit in den Beutel. In diesem Moment schmatzte der Patient dreimal.

Wenig später kam ein Pfarrer ins Zimmer, sah mich und begrüßte mich: »Ach, Frau Mihm, was machen Sie denn hier?« Wir kannten uns von früher. Ich stand auf, gab ihm die Hand und stellte mich mit ihm ans Fußende des Bettes. Ich erzählte in wenigen Worten und leise sprechend von meinem Seminar in Basaler Stimulation. Er antwortete, das sei ja interessant, davon habe er auch schon gehört, eine solche Ausbildung könne man ja vielleicht auch mal für die ehrenamtlichen Helferinnen und Helfer »andenken«. Er sei gekommen, um sich um den Patienten zu kümmern und mit ihm zu sprechen, aber dieser bekomme ja ohnehin nichts mehr mit, das könne er auch lassen. In diesem Moment atmete der Patient tief ein, und mit dem Ausatmen schleuderte er aus seinem Luftröhrenschnitt einen saftigen Batzen Auswurf zu uns hin, der bis zum Fußende des Bettes flog. Es war eine eindeutige Antwort auf die Äußerung des Pfarrers. Wir schauten uns nur an, und ich sagte: »So viel dazu.«

Damit war für mich ein weiteres Mal klar: Diese Menschen verstehen uns. Sie können auf jeden Fall hören, und sie können im Rahmen ihrer Möglichkeiten auch reagieren. Sie nehmen wahr, was wir tun, was wir sagen und wie wir über sie sprechen. Eine solch eindeutige Reaktion konnte kein Zufall gewesen sein. Die ganze Zeit zuvor war der Patient ruhig dagelegen, und erst auf die etwas abfällige Äußerung des Geistlichen hin kam der Rotzbatzen angeflogen. Weder davor noch danach kam so etwas erneut vor.

Gleich am Abend rief ich meinen Cousin an. Ich wollte wissen: Wo kann ich mehr über Basale Stimulation lernen? Mir war klar: Da steckt viel mehr drin, als ich in drei Tagen lernen kann. Ich dachte, wenn ich mehr über die Technik, den Inhalt und die Anwendung der Basalen Stimulation weiß, komme ich vielleicht leichter in Kontakt mit komatösen Patienten.

Mein Cousin gab mir die Adresse der Kaiserswerther Diakonie, wo damals die ersten Kurse für Basale Stimulation in der Pflege noch direkt von ihren Urhebern unterrichtet wurden: dem Heilpädagogen Professor Dr. Andreas Fröhlich, der Krankenschwester und Pädagogin Professor Dr. Christel Bienstein, dem Psychologen Professor Dr. Hans-Joachim Hannich und dem Neurologen Professor Dr. Lothar Pickenhain. Diese Weiterbildung begann im Frühjahr 2003 und bestand aus fünf einwöchigen Modulen, die sich über ein Jahr hinzogen. Ich konnte das leicht in meinen Alltag integrieren, weil ich nur halbtags im Krankenhaus arbeitete.

Am 20. März 2004 bestand ich das Abschlussexamen – als 597. Prüfling in Deutschland. Damit hatte ich die Befähigung zur Praxisanleiterin für Basale Stimulation in der Pflege. Seither habe ich unzählige Kurse gegeben, um mein Wissen an Pflegende, ehrenamtliche Hospizbegleiter, Palliativpsychologen und Pfarrer weiterzuvermitteln.

Die Basale Stimulation war das Werkzeug, nach dem ich gesucht hatte. Sie gab mir das Instrumentarium an die Hand, mit dem ich tagtäglich am Kranken- und Sterbebett arbeiten konnte. Sie öffnete meinen Horizont für eine Kommunikation, die nicht auf Sprache beruht, sondern auf vielfältigen Signalen, die wir mithilfe unseres Körpers aussenden können. Wenn man diese Botschaften kennt, wenn man sich darin schult, sie wahrzunehmen und zu hinterfragen, kann man sie auch für die direkte Kommunikation nutzen. So werden »Gespräche« mit Menschen möglich, die mit Worten zwar noch ansprechbar sind, die sich selbst aber nicht mehr verbal äußern können. Mehr noch: Die Basale Stimulation ermöglicht einen Umgang mit Wachkomapatienten und Sterbenden, der ihre Menschenwürde bewahrt, der sie als lebendige Wesen in ihrer Eigenständigkeit respektiert und achtet. Und wer wünscht sich das nicht – gerade in diesem Zustand der maximalen Hilflosigkeit und des Ausgeliefertseins?

Die Basale Stimulation trägt in hohem Maße dazu bei, dass der Patient auch in diesem Zustand eine Art Wohlbefinden erfährt und keine Angst hat. Gerade darum geht es ja: ihm die Angst zu nehmen, die ihn innerlich umtreibt. Zwar liegt der Körper meist ruhig da, der Geist aber ist alles andere als ruhig! Mithilfe der Basalen Stimulation können wir Ruhe und Sicherheit vermitteln. Dann wird auf einmal vieles möglich, was vorher nur mit Mühe gelang, was der Patient zuvor womöglich kategorisch verweigerte, indem er jeden Körperkontakt abwehrte: Er lässt sich berühren, waschen und anders lagern. Er öffnet den Mund für die Mundpflege, wo er vorher tage- oder gar wochenlang die Lippen zusammenpresste. Er öffnet die Augen, die er bislang nur geschlossen hielt. Und vieles andere mehr. Diese Verweigerungshaltung entsteht ja nicht aus Schikane, sondern aus einer abgrundtiefen Angst heraus. Diese Angst kommt auf, wenn ein Patient nicht einfühlsam genug angefasst wird oder wenn er sich selbst nicht mehr spürt und jede Berührung ein Schock ist.

Viele Pflegende wissen nicht, wie leicht es ist, die Basale Stimulation anzuwenden – trotz der knapp bemessenen Zeit, die für die Pflege in den meisten Krankenhäusern und Pflegeheimen zur Verfügung steht. Das, was man an Zeit für die Basale Stimulation aufwenden muss, spart man später dadurch ein, dass der Patient kooperiert und dann viel besser und leichter zu pflegen ist. Auf diese Problematik komme ich beim fünften Geheimnis noch einmal zurück (siehe Seite 183).

Für mich ist die Basale Stimulation nicht nur eine Hilfe am Kranken- oder Sterbebett, sondern ein umfassendes Konzept der Menschenwürde. Und eine kongeniale Ergänzung der Lehren des Tibetischen Totenbuchs. Die Basale Stimulation baut auf ein zutiefst spirituelles Wissen auf und ist doch gleichzeitig nüchterne Naturwissenschaft, zum Beispiel in den Bereichen, wo die Embryonalentwicklung erforscht wurde oder das Verhalten des Ungeborenen im Mutterleib im Rahmen der Pränatalpsychologie. Das Tibetische Totenbuch wiederum basiert auf einem großen medizinischen Wissen, das im Rahmen von Beobachtung und Erfahrung gewonnen wurde, und ist zugleich zutiefst spirituell. Es sind zwei entgegengesetzte Lehren – die eine kommt vom Dach der Welt, das jahrtausendelang weitgehend abgeschottet war; die andere ist moderne westliche Wissenschaft. Wenn wir beides miteinander kombinieren, erhalten wir den Schlüssel zu einer Kommunikation mit Menschen, die sich auf normalem Wege nicht mehr verständigen können. Beide Lehren sind für mich wie zwei Flügel eines Vogels – gemeinsam lassen sie ihn fliegen.

Ein Konzept der Menschenwürde

Das Konzept der Basalen Stimulation wurde in den Siebzigerjahren von dem Sonderpädagogen Andreas Fröhlich entwickelt. Er arbeitete mit schwerstbehinderten Kindern und war davon überzeugt, dass auch sie erlebnis- und wahrnehmungsfähig sind und über psychosoziale Kompetenzen verfügen. Sie wollen sich bewegen, kommunizieren und lernen – wie jeder Mensch. Sie sind nur nicht selbständig dazu in der Lage. Heute erscheint uns diese Haltung selbstverständlich – damals war das ein Novum.

Fröhlich entwickelte gemeinsam mit seinem Team ein Konzept, das den Kindern grundlegende (basale) Wahrnehmungserfahrungen ermöglichte. Er knüpft dabei an sehr frühe, oft sogar an vorgeburtliche Erfahrungen an:

- den eigenen Körper spüren,
- die Lage verändern und dabei den Raum erleben,
- bewegt werden,
- Schwingungen erleben,
- die Umgebung über die Sinne erfahren: hören, riechen, sehen, schmecken, fühlen.

Fröhlich entdeckte, dass die Kinder auf die ihnen angebotenen Reize reagierten, und entwickelte auf dieser Grundlage ein Kommunikationskonzept, das sie in ihren Fähigkeiten fördert und begleitet. Basale Stimulation ist heute ein sowohl in Deutschland als auch in ganz Europa weitverbreitetes sonderpädagogisches Unterrichts- und Förderkonzept.

Mitte der Achtzigerjahre wurde die Krankenschwester Christel Bienstein auf Fröhlichs Arbeit aufmerksam und entwickelte mit ihm gemeinsam ein Konzept, mit dem die Basale Stimulation in die Pflege von Patienten übertragen werden kann: Neu- und Frühgeborene, aber auch Schwerstkranke, Patienten im Wachkoma, im künstlichen Koma, in der Sterbephase, Menschen mit Demenz oder nach einem Schlaganfall. Das Konzept geht davon aus, dass diese Menschen ebenso wie jeder Gesunde ein elementares Bedürfnis nach Wahrnehmung, Bewegung und Kommunikation spüren. Sie können dies lediglich nicht so ausdrücken, wie wir es gewohnt sind. Es gilt deshalb, neue Kommunikationskanäle zu erschließen, mit denen wir mit ihnen in Kontakt treten können. Diese nonverbalen Kommunikationsformen erkundet und nutzt die Basale Stimulation.

Im Folgenden beschreiben wir die wichtigsten Grundzüge dieses Konzepts in der Pflege. Das soll Ihnen einen Eindruck vermitteln und zeigen, dass es denkbar einfach ist, auf solche Weise einen Zugang zu Patienten zu finden, die sonst kaum noch ansprechbar sind. Es kann allerdings eine Teilnahme an einem Basiskurs nicht ersetzen, der eine sehr viel konkretere und direktere Anleitung bietet. Diese Basiskurse sind offen für alle Menschen – und deshalb auf jeden Fall anzuraten (Adressen von Anbietern finden Sie auf Seite 283).

Sich in sich beheimaten können

In der Basalen Stimulation werden drei Nahsinne unterschieden, mit denen wir unseren Körper wahrnehmen, seine Tiefe, sein Gewicht, seine Lage und seine Grenzen erkennen:

1. Der Körpersinn (somatischer Sinn) vermittelt uns über die Haut ein Gefühl für unsere Oberfläche und über die Muskeln, Gelenke und Sehnen auch für die Tiefensensibilität.
2. Der vibratorische Sinn macht uns Erschütterungen, Rhythmen und Geräusche bewusst, alles, was mit Schwingungen zu tun hat. Das ermöglicht ein Gefühl für die Dreidimensionalität und innere Stabilität des Körpers.
3. Der Gleichgewichtssinn (vestibulärer Sinn) vermittelt eine Orientierung im Raum.

Auf diese Sinne kommt es erst einmal an, wenn wir einen Patienten erreichen wollen, der in seiner Wahrnehmung stark eingeschränkt ist. Wenn ein Patient bewusstlos ist und über viele Wochen hinweg im Bett liegt, werden diese Sinne kaum noch angeregt, weil er sich selbst nicht mehr berührt. Wie oft machen wir uns jeden Tag unsere körperlichen Grenzen bewusst, indem wir uns anfassen! Wir reiben unsere Hände, wir kratzen uns am Kopf, wir fassen uns an die Nase, wir schlagen unsere Beine übereinander, wir verschränken unsere Arme vor der Brust – all das trägt dazu bei, dass wir unseren Körper fühlen, uns seiner vergewissern. Wir geben uns damit eine ständige Erinnerung daran, dass hier unser Körper zu Ende ist, dass wir in ihm wohnen – wenn wir uns nicht anfassen, verlieren wir den Kontakt zu unserem Körper und somit zu unserer Heimat und uns selbst. Das geschieht alles, ohne dass wir groß darüber nachdenken. Wachkomapatienten oder Sterbende können sich jedoch nicht mehr selbsttätig anfassen, wir müssen ihnen diese sinnliche Wahrnehmung erst wieder verschaffen – mit der Basalen Stimulation. Deshalb ist es so wichtig, sie mit in die Pflege und Begleitung dieser Patienten einzubeziehen. Für sie bedeutet das eine große Portion Lebensqualität.

Die Basale Stimulation in die alltägliche Pflege einzubeziehen ist recht einfach. Noch bevor ich ins Krankenzimmer gehe, bereite ich mich vor auf das, was ich mit dem Patienten tun möchte. Ich sollte die Vorlieben des Patienten kennen und wissen, ob er Links- oder Rechtshänder ist. Beides sollte im biografischen Gespräch mit dem Patienten erfragt worden sein oder – wenn er nicht mehr in der Lage ist, sich verständlich zu machen – mit den Angehörigen (siehe Seite 147). Sodann frage ich mich selbst: »Wie geht es mir heute – körperlich, seelisch, geistig? Bin ich weitgehend mit mir im Reinen oder trage ich ungelöste Probleme mit mir herum, die meine Seele belasten und mich im Kontakt mit dem Patienten beeinflussen oder stören könnten?« Wenn ja, sollte ich die Basale Stimulation auf den nächsten Tag verschieben und bis dahin die Situation geklärt haben. Denn wenn es mir nicht gutgeht, kann ich auch dem anderen nichts Gutes tun. Ist alles in Ordnung, sammle ich mich innerlich, öffne mein Herz für den Menschen, dem ich jetzt begegnen werde, und konzentriere mich auf ihn.

Ich klopfe an, öffne die Tür und betrete das Krankenzimmer mit einem Gruß. Während ich auf das Krankenbett zugehe, sage ich dem Patienten, dass ich jetzt an sein Bett komme. Habe ich das Bett erreicht, lege ich meine Hand ganzflächig in der Nähe des Nackens auf seine rechte Schulter (bei Rechtshändern, bei Linkshändern auf die linke Schulter). Dort belasse ich sie mit einem leichten, aber spürbaren Druck. Die Berührung muss eindeutig und klar sein, nicht zu zart, aber auch nicht zu fest. Die Hand sollte ruhig liegen, nicht hin und her wischen und nicht streicheln. Bei diesem Kontakt spürt der Patient sofort, ob der Mensch, der ihn am Bett anspricht,

Sicherheit ausstrahlt und professionell ist oder ob er unsicher ist und Angst hat. Davon hängt es ab, ob der Patient Vertrauen aufbauen kann oder nicht. Es ist ähnlich wie beim Händedruck: Erfolgt er zu lasch, fühlen wir uns eher unangenehm berührt, ist er zu stark, löst das ebenfalls Abwehr aus. Ein guter Händedruck schafft Vertrauen. Deshalb ist diese erste Geste, wenn die Hand die Schulter berührt, besonders bedeutsam.

Die Schulter wird gewählt, weil sie Teil des Rumpfs ist, der sich über die Atmung bewegt. Für die Patienten ist dieser Körperbereich noch am ehesten wahrnehmbar, die Hand ist dafür zu weit weg. Die meisten haben kein Feingefühl mehr für die Extremitäten.

Habe ich auf diese Weise Kontakt mit dem Patienten aufgenommen, stelle ich mich ihm mit meinem Namen und meiner Profession vor. Ich nenne ihm das Datum, den Wochentag und die Uhrzeit. Ich erkläre, in welchem Haus er liegt und seit wann. Gegebenenfalls sage ich auch noch, warum er dort liegt, welche Geräte ihn umgeben und was für Geräusche sie machen. Außerdem erkläre ich ihm, was ich jetzt mit ihm vorhabe. Danach schweige ich; die weitere Behandlung erfolgt in der Stille. Nur was ich tue, kündige ich jeweils laut und deutlich an. Und ich sorge dafür, dass alle Reizquellen aus dem Umfeld – Fernsehen, Tablet, Smartphone, Radio – ausgeschaltet sind.

Ist das getan, lege ich wiederum meine Hand auf seine Schulter, umfasse mit der zweiten Hand das Schultergelenk und drücke es. Damit vermittelt sich ein Gefühl für die Körpertiefe. Anschließend umgreife ich mit beiden Händen den Oberarm und streiche mit sanftem Druck bis zum Ellenbogen. Am Gelenk halten die Hände inne und verstärken den Druck. Ohne loszulassen, streichen sie weiter abwärts bis zum Handgelenk, wo sie noch einmal Druck ausüben. Anschließend hebe ich den Arm an und drücke mit beiden Händen jeden Finger einzeln, sodass die ganze Hand bewusst wird. Das Gleiche folgt dann für die linke Seite (bei Linkshändern für die rechte).

Danach fasse ich den Patienten an beiden Handgelenken, hebe die Arme langsam an und ziehe sie nacheinander etwas heran, sodass sich die Schulter jeweils ein klein wenig aus dem Kissen heraushebt und wieder absenkt. Das wiederhole ich drei- bis viermal. Ich fasse das rechte Handgelenk und schwenke den Arm langsam nach rechts und links und erfühle, wie gut sich der Arm noch bewegen lässt. Damit kann ich auch herausfinden, ob der Patient noch die Fähigkeit hat, sich am Kopf und im Gesicht zu berühren. Wenn ja, nehme ich seine rechte Hand (bei Linkshändern die linke) und lege sie flach auf den Schädel auf, sodass er sich selbst am Kopf spürt. Dabei übe ich einen leichten Druck auf seine Hand aus, um dieses Gefühl zu verstärken.

Ich lasse die Hand langsam nach unten wandern, bis sie das Gesicht erreicht hat. Ich führe sie über das Gesicht, lasse sie die Nase spüren, die Wangen, den Mund. Für mich sind das heilige Momente. Sehr oft beginnen Patienten zu weinen, oder sie schauen mich an, oder die Augen bewegen sich hinter geschlossenen Lidern. Das eigene Gesicht anzufassen ist für sie etwas Besonderes, weil sie sich oft wochen- oder monatelang nicht mehr selbst berührt haben. Normalerweise befummeln wir uns ja ständig im Gesicht, unbewusst.

Für die weitere Basale Stimulation muss ich die Bettdecke wegnehmen. Das tue ich aber nicht unvermittelt, sondern ich streiche zuvor auf der Bettdecke mit beiden Händen seitlich an den Körperumrissen entlang – von der Schulter bis zu den Füßen. Damit mache ich dem Patienten seinen ganzen Körper bewusst, und ich kündige ihm an, dass ich gleich die Bettdecke wegziehen werde.

Anschließend lege ich meine Hand auf das rechte Hüftgelenk (bei Linkshändern auf das linke), drücke es und streiche dann an der äußeren Seite des Oberschenkels herab bis zum Knie. Die Innenseite des Oberschenkels lasse ich unberührt, weil sie zur Intimregion gehört. Das Kniegelenk drücke ich mit beiden Händen und streiche mit ihnen hinunter bis zum Fußgelenk, das ich wieder drücke. Dann lege ich eine Hand auf die Fußsohle und drücke dagegen – entschlossen, nicht zu sanft!

Schließlich winkele ich das Bein an und stelle den Fuß auf die Matratze. Meine rechte Hand stabilisiert den Fuß, die linke Hand greift an den Oberschenkel unmittelbar oberhalb des Kniegelenks und drückt das Bein in Richtung Matratze. Dadurch dehnt sich das Hüftgelenk, was ein Gefühl für die Tiefensensibilität vermittelt. Das Gleiche folgt dann für die andere Seite.

Um die Körperschwere erfahrbar zu machen, lege ich nun den rechten Arm des Patienten in ein Handtuch. Mit diesem Handtuch hebe ich den Arm an und schwenke ihn langsam hin und her. Anschließend folgt das Gleiche mit dem anderen Arm.

Wenn ich den Patienten derart in seinem Körper wieder beheimatet habe, kann ich mit der Körperpflege beginnen. Oder ich kann seine Hand nehmen und mit ihm reden. Ich kann ihm ein Gedicht vorlesen oder ein Gebet sprechen, denn ich habe ihm mit der Basalen Stimulation die Möglichkeit verschafft, sich selbst wieder zu spüren.

Erst jetzt kann er sich auf seine Fernsinne konzentrieren: hören, sehen, riechen, schmecken, greifen und tasten. Mit ihnen kann er nichts anfangen, wenn er sich zuvor nicht selbst in seinem Körper wahrgenommen hat. Werden sie vorher angesprochen beziehungsweise gereizt, verwirrt das nur, macht unsicher und ängstlich.

Nach meiner Erfahrung ist es sinnvoll, jedes Angebot, das sich auf diese Fernsinne bezieht, immer erst im Anschluss an die Stimulation des Körpersinns zu machen.

Das betrifft auch Geschmackserlebnisse. Auch wenn ein Patient nicht mehr selbständig essen kann und künstlich ernährt wird, ist es für ihn ein schönes und sinnliches Erlebnis, seine Lieblingsspeisen zu schmecken. Zum Beispiel kann man aus dem Lieblingsgemüse eine warme, sämige Suppe machen, einen Teelöffel davon in Mullgaze geben, diese zu einem Säckchen schnüren und dem Patienten in die Wangentasche legen. Oder man kann den Lieblingsduft in eine Aromalampe geben und die Raumluft damit aromatisieren. Oder man kann seine Lieblingsmusik abspielen und ihn so in eine angenehme Stimmung versetzen. Voraussetzung dafür ist jedoch, dass diese Vorlieben auch bekannt sind! Deshalb sollten sie möglichst früh erfragt werden (siehe Seite 147).

Die vibratorische und vestibuläre Stimulation sind ebenso einfach auszuführen wie die Stimulation des Körpersinns, erfordern aber eine gewisse Anleitung, damit nichts falsch gemacht wird und der Patient sich wirklich sicher fühlt. Wir erklären diese beiden Vorgänge hier deshalb nicht ausführlicher. Sie sollten auch in erster Linie von Pflegenden vorgenommen werden.

Sich für die Begegnung öffnen

Die Basale Stimulation verhilft zu einer Form von Kommunikation, die nichts mit dem Verstand zu tun hat. Sie ist eine Begegnung auf einer sehr elementaren Ebene, auf der es keine von der Ratio geprägten Aussagen gibt. Bei der es in erster Linie auf unsere Intuition ankommt, auf unser Bauchgefühl. Und die die Bereitschaft voraussetzt, sich auf den Patienten wirklich einzulassen, ehrlich an ihm als Mensch interessiert zu sein. Wenn uns das kein Herzensanliegen ist, wenn wir nur mechanisch unseren Job verrichten, wird es nichts mit der Kommunikation.

Die Intuition ist eng verknüpft mit unserer sinnlichen Wahrnehmung. Wir müssen alle unsere Sinne auf »Empfang« einstellen, wenn wir den Patienten beobachten – das Sehen ebenso wie das Hören, Fühlen und Riechen. Dabei müssen wir uns davor hüten, etwas in den Patienten und seine Äußerungen hineinzugeheimnissen. Jede Deutung ist immer rein subjektiv. Deshalb ist es so sinnvoll, die Basale Stimulation in einem Kurs zu erlernen und nicht einfach auf gut Glück anzuwenden. Im Kurs können Sie Ihre Wahrnehmung üben und lernen auch die Fallstricke der falschen Interpretation kennen.

Immer wieder kommt es vor, dass ein Patient nicht auf unser Kommunikationsangebot reagiert. Oder dass er bei mir nicht reagiert, wohl aber bei einem anderen. Hier gilt es, aufzupassen und nicht die eigene Eitelkeit zu hofieren. Sich selbst und seine Fähigkeit nicht zu überschätzen, sondern auf dem Boden zu bleiben, bescheiden zu sein.

Wenn ich mich selbst und mein Ego zurücknehme und mich für die innere Begegnung mit dem Patienten öffne, werde ich aber meist eine Antwort bekommen. Wenn ich den Patienten einlade, wie einen Gast, der willkommen ist. Ihm ein Angebot mache, das er annehmen oder ablehnen kann. Er wird sich dann so entscheiden, wie es für ihn gut und richtig ist.

Es gibt sehr viele verschiedene Möglichkeiten, mit denen sich ein komatöser oder sterbender Patient äußern kann. Das muss ich wissen und beachten. Nur so kann ich erfassen, ob mir der Patient etwas mitteilen möchte und was:

- Wie atmet er: flach oder tief, langsam oder schnell?
- Gähnt er?
- Ist die Haut warm oder kalt, rot oder blass? Besteht eine Gänsehaut?
- Bewegen sich die Augen hinter geschlossenen Lidern? Flattern die Lider? Versucht der Patient, die Augen zu öffnen, und schafft es aber nicht? Kneift er sie zusammen? Kommen Tränen?
- Produziert er Stirnfalten oder zieht er die Augenbrauen zusammen?
- Bewegt er bei der Atmung die Nasenflügel auffällig stark, ähnlich wie ein Pferd die Nüstern bläht?
- Steigt oder fällt der Blutdruck?
- Beschleunigt oder verlangsamt sich der Herzschlag?
- Gibt der Patient Geräusche von sich?
- Schmatzt er?
- Bewegt er die Zunge gegen die Wangentaschen oder die Lippen?
- Presst er die Lippen aufeinander oder pustet er die Luft durch den Mund aus?
- Bildet sich verstärkt Schleim in den Atemwegen? Hustet er oft?
- Produziert der Patient willentlich Darmgeräusche – ein Blubbern, Gurgeln, Grummeln?

- Schluckt er?
- Würgt er?
- Spannt er die Muskeln an, oder entspannt er sie?
- Produziert er Schweiß?

All das kann Zufall sein, aber ebenso gut eine Form von nonverbaler Kommunikation. Es kann sein, dass wir darüber Zugang zu dem Seelenbewusstsein des Patienten erhalten und in einen Dialog mit ihm eintreten können.

Wenn ich den Verdacht habe, dass der Patient mir etwas mitteilen möchte, frage ich konkret nach, zum Beispiel so: »Ich habe gesehen, dass Sie gerade geschluckt haben, obwohl Sie nichts im Mund haben. Wenn Sie mich verstehen und mir damit etwas sagen wollen, schlucken Sie jetzt bitte noch einmal.« Bestätigt sich mein Verdacht, kann ich über weitere Fragen herausfinden, was der Patient mir mitteilen möchte. Dabei muss ich die Fragen so stellen, dass der Patient sie mit »Ja« oder »Nein« beantworten kann. Ich gebe ihm dann vor, was »Ja« und was »Nein« bedeutet. In diesem Fall würde die Schluckbewegung für ein »Ja« stehen.

So kann ich mit Menschen kommunizieren, die sich auf den uns gewohnten Wegen nicht mehr ausdrücken können. Sie sind ja beileibe noch nicht »weg«, sie sind lediglich nicht in der Lage, über ihre Stimme mit uns zu sprechen. Es ist eine durch zahllose Beobachtungen bestätigte Tatsache, dass sie mit ihrem Bewusstsein weiterhin anwesend sind, dass sie hören können, was wir am Bett sprechen, und wahrnehmen, wie wir uns verhalten. Entsprechend respektvoll sollten wir mit ihnen umgehen.

Rechtzeitig das Wichtigste notieren

Um die Basale Stimulation qualifiziert und sorgfältig ausführen zu können, sind einige wichtige Informationen über den Patienten und seine Gewohnheiten notwendig. Sie sollten möglichst erfragt werden, solange er noch selbst sprechen kann. Ist das nicht mehr möglich, können vielleicht Angehörige Auskunft geben. Normalerweise werden solche Informationen auf Palliativstationen und in Hospizen im Rahmen einer sogenannten »biografischen Anamnese« erhoben. Diese sollte auf jeden Fall Antworten auf folgende Fragen enthalten:

- Ist/war der Patient Rechts- oder Linkshänder?
- Welchen Beruf beziehungsweise welche Berufung hat/hatte er? Dieser Unterschied ist wichtig, weil ja viele Menschen zwar einen Beruf ausüben oder ausgeübt haben, aber vielleicht eher unwillig oder gar gezwungenermaßen. Es ist gut zu wissen, welchen Berufswunsch der Patient eigentlich gehabt hätte oder welcher Berufung er gern gefolgt wäre, es aber nicht konnte – aus welchen Gründen auch immer.
- Welchem Glauben hängt/hing der Patient an? Wenn keine Religionszugehörigkeit besteht: Glaubte er an eine höhere Macht? Vielleicht auch einfach an die Liebe? Jeder Mensch trägt eine spirituelle Nische in sich, auch wenn er nicht darüber spricht oder gesprochen hat.
- Welche Gesprächsthemen waren für ihn besonders anregend und wichtig?
- Ist/war er Fan eines bestimmten Sportclubs oder einer Sportrichtung?
- Welche Geschmacksnoten mag/mochte er überhaupt nicht?
- Welche Getränke mag/mochte er überhaupt nicht? Wie ist/war sein Verhältnis zu Alkohol?
- Welche Gerüche sind/waren ihm zuwider? Der Duft von Nelken, Orangen und Zimt zum Beispiel erinnert viele Menschen an die Adventszeit und Weihnachten. Ist diese Zeit für den Patienten jedoch mit unschönen Erinnerungen verbunden, wird dieser Duft für ihn beunruhigend sein und ihn ängstigen. Das gilt auch für andere Düfte, mit denen sich gegebenenfalls traumatische Erlebnisse verbinden. Deshalb sollte bekannt sein, welchen Duft der Patient auf keinen Fall riechen möchte und welchen er besonders mag.

- Welche Farben mag/mochte er am liebsten?
- Welche Musik mag/mochte er? Hat/hatte er eine Vorliebe für Pop oder eher für Klassik? Oder für Volksmusik? Gibt es eine Filmmusik, die für ihn mit besonders angenehmen Erinnerungen verbunden ist? Welche Musik hörte er in seiner Jugend am liebsten?
- Welche Sendungen im Fernsehen oder Radio bevorzugt(e) er?
- Welche Hobbys hat/hatte er?
- Von welcher Seite des Bettes ist er immer aufgestanden?
- Braucht er eine Brille oder ein Hörgerät?
- An welchen Körperstellen ist/war er besonders empfindlich? An welchen möchte er nicht berührt werden? Solche intimen Zonen außer den Geschlechtsteilen hat jeder Mensch – und sie sind sehr verschieden. Bei dem einen sind es die Ohren, bei anderen die Stirn, die Nase oder das ganze Gesicht, und bei wieder anderen die Unterarme, der Bauch, der Rücken oder die Fußsohlen. Es sind Tabuzonen, die nur ihm besonders vertraute und von ihm geliebte Menschen berühren dürfen. Bei der Basalen Stimulation sind diese Zonen zu respektieren und auszusparen.

Hinweise für Pflegende, Hospizbegleiter und Angehörige
Leider kommt es häufig vor, dass komatöse oder sterbende Patienten am Krankenbett nicht respektvoll genug behandelt werden. Wir haben hier einige Punkte zusammengestellt, die Sie beachten sollten:

- Finden Sie den richtigen Ton, wenn Sie mit dem Patienten sprechen. Reden Sie in einer ganz normalen Stimmlage mit ihm, weder besonders leise und vorsichtig noch auffällig laut. Wenn Sie nur wispern, verunsichert das nur, weil Sie schwer verständlich sind. Ist Ihre Stimme zu laut, erschrickt der Patient, und seine Angst verstärkt sich – er ist ja nicht taub! Sprechen Sie so, wie Sie sich auch mit jedem anderen unterhalten.

Bedenken Sie: Dieser Mensch ist ohne weiteres fähig, Sie zu verstehen, auch wenn er darauf nicht so reagiert, wie Sie es gewöhnt sind. Wenn Sie genau hinschauen und seine Körperreaktionen beobachten, werden Sie vielleicht eine Reaktion erkennen und auch Antworten auf Ihre Fragen bekommen.

- Stellen Sie keine Fragen, auf die der Patient keine Antwort geben kann, zum Beispiel die Standardfrage: »Na, wie fühlst du dich heute?« Wie würden Sie wohl reagieren, wenn Sie so eine Frage hören, aber darauf nicht antworten können? Sie würden vermutlich reichlich frustriert sein und sich nicht ernst genommen fühlen. Die Folge ist, dass Sie sich diesem Menschen nicht anvertrauen wollen. Sie werden sich von ihm distanzieren, ihn abwehren, sich in sich selbst zurückziehen.
- Schwärmen Sie dem Patienten weder vor, wie schön das Wetter ist, noch klagen Sie, wie tief die Wolken hängen. Es spricht nichts dagegen, ein paar Worte über die derzeitige Wetterlage zu verlieren, wenn sich das mit etwas verbindet, was Sie persönlich betrifft. Wenn Sie zum Beispiel erzählen, dass Sie im Garten arbeiten konnten oder dass Sie später als geplant gekommen sind, weil es so stark regnete. Aber sprechen Sie nicht ohne einen solchen Zusammenhang über Ereignisse oder Erlebnisse, an denen der Patient ohnehin nicht mehr teilnehmen kann. Schwärmen Sie ihm auch nicht von etwas vor, was für ihn unerreichbar geworden ist. Er wird davon nur traurig werden und sich in sein Inneres zurückziehen.
- Sprechen Sie nicht über den Patienten, wenn Sie an seinem Bett stehen. Äußerungen wie »Der sieht heute aber komisch aus ...«, »Meine Güte, der ist ja völlig ausgemergelt« oder »Was stinkt das hier ...« gehören nicht hierher! Sie sind auch respektlos und beleidigend. Sie hätten doch auch selbst nicht gern, wenn man in dieser Form über Sie spräche.
- Sprechen Sie am Bett des Patienten nicht über Themen, die mit ihm nichts zu tun haben. Wie oft kommt es vor, dass sich Pflegende oder Angehörige über das Bett hinweg über Dinge

unterhalten, die sie gerade erlebt haben: »Ich war gestern auf einer tollen Party; du ahnst nicht, wen ich dort getroffen habe ...«, »Diesen Film musst du dir unbedingt ansehen ...« oder »Das Konzert gestern war der Hammer ...«. Solche Dinge können Sie später auf dem Flur mitteilen, nicht am Krankenbett.

- Machen Sie keine Witze auf Kosten des Patienten – weder an seinem Bett noch sonst irgendwo.
- Interpretieren Sie in den Patienten nichts hinein, was Sie nicht wissen können. Zum Beispiel: »Du siehst heute aber gut aus, offenbar geht es dir besser.« Sie treffen damit eine Aussage, die allein auf Ihrer subjektiven Einschätzung als Außenstehender beruht. Vielleicht sieht die Haut des Patienten zwar rosig aus, aber in seinem Inneren ist ein großes Tohuwabohu. Setzen Sie also nicht voraus, dass Ihre Wahrnehmung zutrifft. Der Patient kann Ihnen ja nicht widersprechen.
- Streicheln Sie nicht einfach die Wange des Patienten. Diese Geste ist eine häufige Unsitte am Krankenbett. Was drückt sie aus? Es ist die Geste, die eine Mutter oder ein Vater mit ihrem/seinem Kind macht, um es zu trösten oder um ihm zu sagen: »Keine Sorge, ich bin ja da.« Unter Erwachsenen ist diese Geste unüblich. Mehr noch: Wer sie anwendet, macht den anderen damit zum Kind. Streicheln Sie die Wange deshalb nur, wenn Sie genau wissen, dass der Patient das gern mag.
- Während der Pflege des Patienten sollte im Krankenzimmer Ruhe herrschen. Es kommt immer wieder vor, dass Pflegende oder auch Angehörige den Patienten versorgen und währenddessen den Fernseher oder das Radio einschalten, um sich selbst abzulenken. Gerade bei der Pflege ist es aber wichtig, dass Ihre ungeteilte Aufmerksamkeit dem Patienten gehört. Ich habe einmal erlebt, wie ein Pfleger einen achtzigjährigen Patienten wusch und dazu der Fernseh-Musikkanal MTV lief. Ich wage zu bezweifeln, dass das dem Musikgeschmack des Patienten nahekam ...

- Wenn ich einen Patienten in der Sterbephase pflege, höre ich nicht selten von Angehörigen: »Lassen Sie ihn/sie doch in Ruhe, warum müssen Sie das jetzt noch tun? Er/sie stirbt doch eh bald, er/sie liegt jetzt so schön ruhig da, warum müssen Sie ihn stören?« Den Angehörigen ist nicht bewusst, dass diese Ruhe trügerisch ist (siehe Seite 94). Auch ein Sterbender hat ein Bedürfnis, berührt zu werden und sich wohlzufühlen. Wir sollten uns nicht anmaßen zu wissen, was gut ist für ihn oder nicht. Wenn ich auf seine Körpersignale achte und die Pflege unter Einbeziehung der Basalen Stimulation mache, merke ich, ob, wann und wobei sich der Patient gestört fühlt beziehungsweise was ihm guttut.
- Oft wird dem Patienten einfach die Decke weggezogen, ohne jede Vorankündigung. Man muss sich nicht wundern, wenn er dann erschrickt und jede Berührung abwehrt. Machen Sie ihm vorher seinen Körper kurz bewusst: Streichen Sie über der Bettdecke mit den Händen seitlich an seinem Körper mit kräftigem Druck entlang, von den Schultern abwärts in Richtung Füße, immer den Körperumrissen folgend. Sagen Sie ihm dann, dass Sie die Decke jetzt abnehmen. So ist er gut vorbereitet und erschrickt nicht.

»Der größte menschliche Schmerz ist die soziale Isolation«

Schwerstkranke oder Sterbende, deren Wahrnehmungs- und Verständigungsmöglichkeiten stark eingeschränkt sind, werden vielfach nur noch als ein Häufchen Fleisch gesehen, das sauber gemacht und immer mal wieder gedreht werden muss, damit es sich nicht wund liegt. Wie ein Grillhähnchen. Es gibt für sie kaum noch liebevollen Körperkontakt oder menschliche Zuneigung auf Herzensebene, keine klaren und eindeutigen Berührungen mehr, die ihnen ein Gefühl für ihren Körper vermitteln würden. Die Pflege erfolgt meist mehr mechanisch als zugewandt.

Es waren diese Zustände, die mich auf der Palliativstation so verstörten. Wie oft musste ich hören: »Warum sollen wir uns hier noch besonders Mühe geben, der/die stirbt ja doch ...?« Das fand ich immer geschmacklos und verachtend. Es widerstrebte mir zutiefst, derart respektlos und distanziert mit den Patienten umzugehen. Ich hatte großes Mitgefühl mit ihnen, aber ich wusste nicht, wie ich ihnen das zeigen konnte. Ich wusste nicht, ob sie mich verstehen würden.

Diese Menschen befinden sich ja in einer Art Grauzone. Sie schweben zwischen Leben und Tod. Sie sind sozial isoliert. Und das ist, so sagte es einmal der Neurologe Professor Dr. Lothar Pickenhain, »der größte menschliche Schmerz«. Oder »ein Gefühl, als würde man ohne Fallschirm aus einem Flugzeug fallen«, wie Professor Dr. Hans-Joachim Hannich es formulierte. Das macht Angst. Die Menschen spüren sich selbst nicht mehr, es fehlt ihnen jede Orientierung, sie spüren nur, dass etwas mit ihnen geschieht, aber sie wissen nicht, was.

Sterbende selbst haben meist ebenso wenig wie ihre Angehörigen oder auch die Profis von der Pflege eine Vorstellung von dem, was sich im aktiven Sterbeprozess ereignet. Sie merken, dass sich die Energie verändert, dass sich die Lebenskraft zurückzieht und in die jeweiligen Elemente transformiert. Es sind Vorgänge, die verängstigen – weil sie so ungewohnt sind und weil die Patienten kein Gefühl mehr für sich selbst haben. Um die Angst zu nehmen und den Geist zu beruhigen, müssen wir ihnen ihren Körper und dessen Grenzen wieder bewusst machen, damit sie wissen, in welchem Gefäß sich dieser Geist befindet.

Mit der Basalen Stimulation hatte ich endlich ein Werkzeug in der Hand, das mir half, den Patienten diese Erfahrung zu verschaffen. Damit veränderte sich meine Arbeit auf der Palliativstation grundlegend und ebenso meine Haltung den Patienten gegenüber. Ich wurde achtsamer, respektvoller, zugewandter.

Wenn ich ihren Körper berührte, tat ich das bewusst und klar. Gerade wenn wir einen komatösen oder sterbenden Patienten anfassen, kommt es ja sehr auf die Qualität der Berührung an. Es gibt die professionelle Berührung – schnell, zügig, flüchtig, ohne innere Beteiligung. Sie versetzt Menschen in dieser Situation in Unruhe und verstärkt ihre Angst eher noch, als dass sie beruhigt und Sicherheit vermittelt. Und dann gibt es die Berührung von Herzen – ruhig, gelassen, eindeutig. Behutsam, aber nicht zaghaft. Ich berühre, weil ich berühren möchte, nicht, weil ich es muss. Ich tue es, weil es mir ein inneres Anliegen ist. Diese Form der Berührung hat eine ganz andere Aussage, eine ganz andere Botschaft.

Herzensdialoge

Es fiel mir leicht, am Krankenbett umzusetzen, was ich in den Kursen gelernt hatte. Zuerst arbeitete ich vor allem mit der Stimulation der Nahsinne – das ließ sich im Rahmen der Körperpflege leicht umsetzen. Mit der Zeit wurde ich mutiger, experimentierte und erkundete weitere Kommunikationsmöglichkeiten. Ich wurde feinfühliger, offener, intuitiver. Selbst mit Patienten, die schon viele Wochen lang im Koma lagen, konnte ich in Kontakt kommen. Und je häufiger ich die Basale Stimulation anwandte, desto besser verstand ich, wie sie darauf reagierten.

Meine Arbeit erhielt dadurch eine völlig neue Wertigkeit, zu der mir kein noch so tolles Lob meiner Vorgesetzten hätte verhelfen können. Es waren die Patienten selbst, die mich für all den Aufwand mehr als fürstlich entlohnten. Nicht materiell, sondern durch ihre Reaktionen. Weil sie mir erlaubten, mit ihnen in Kontakt zu treten. Für mich ist das jedes Mal von Neuem ein Geschenk, ein Dialog von Herz zu Herz. Es ist weniger Kommunikation als Kommunion, ein heiliger Austausch der Gaben. Tiefste Menschlichkeit. Liebe in reinster Form.

Was ich damit konkret meine, sei hier an mehreren Beispielen verdeutlicht. Sie stammen aus verschiedenen Zeitabschnitten – das eine Erlebnis liegt schon mehrere Jahre zurück und hat sich noch auf der Palliativstation zugetragen, ein anderes an meiner späteren Arbeitsstelle im Hospiz beziehungsweise im Rahmen meiner Arbeit in der »Spezialisierten Ambulanten Palliativ-Versorgung«. Für das, was ich damit klarmachen möchte, sind Zeitpunkt und Ort unwesentlich. Alle Patienten wurden so anonymisiert, dass ihre Identität nicht mehr erkennbar ist, alles hat sich aber genau so zugetragen, wie es hier beschrieben wird.

Fanny F., 32 Jahre

Frau F. wird in unser Haus eingeliefert mit der Diagnose: Brustkrebs im weit fortgeschrittenen Stadium mit Hirnmetastasen. Sie ist verheiratet und Mutter zweier kleiner Töchter, die von der Großmutter versorgt werden.

Die Patientin schreit unentwegt und lässt niemanden an sich heran. Ich höre ihre Schreie schon aus dem Aufzug, während sie auf die Station gebracht wird. Bei der Übergabe am Mittag erfahre ich, dass die Pflege bei Frau F. nur erfolgen kann, wenn sie vorher mit einer hohen Dosis Morphium und starken Beruhigungsmitteln ruhiggestellt worden ist. Sie spricht nicht und ist seit vielen Wochen nicht aus dem Bett gekommen. Ihre Medikamente erhält sie über einen Portzugang. Das ist eine unter die Haut eingelegte Kammer, die mit einer Vene verbunden und an der Oberfläche mit einer Silikonmembran verschlossen ist. Über diese Membran können Medikamente gegeben werden, ohne dass dafür extra eine Vene angestochen werden muss. Außerdem trägt Frau F. einen Dauerblasenkatheter.

Da ich nicht für sie zuständig bin und sie ohnehin auf einer anderen Station liegt, kümmere ich mich nicht weiter darum. Unsere Zuständigkeiten sind eindeutig geklärt, ich mag mich nicht in die Arbeit der Kolleginnen oder Kollegen einmischen. Mit meinen Patienten habe ich ohnehin genug zu tun.

Eine Woche später habe ich Nachtdienst, wiederum nicht auf der Station, auf der Frau F. liegt. Aber ich höre ihre lauten Schreie, wenn mein Kollege sich um sie kümmert. Es ist kaum auszuhalten. Als wir uns in der Pause treffen, frage ich ihn, ob er etwas dagegen hat, wenn ich Frau F. das nächste Mal lagere. »Natürlich nicht«, sagt er – er ist eher froh, dass er diesen Dienst los ist.

Als es so weit ist, betrete ich behutsam Frau F.s Zimmer, begrüße sie und spreche sie direkt an, damit sie meine Stimme hört und dadurch eine Ahnung davon bekommt, wie weit ich noch von ihrem Bett entfernt bin. Sie schweigt und lauscht. Am Bett angekommen, stelle ich mich so hin, dass sie mich sehen kann, wenn sie mich sehen möchte. Tatsächlich: Sie öffnet die Augen und schaut mich an. Ich stelle mich ihr vor und erkläre ihr, was ich mit ihr vorhabe: Ich möchte sie auf die Seite drehen, damit sie sich am Rücken nicht wund liegt. Ich verspreche ihr, dass ich dabei genau auf ihre Mimik achten und sofort innehalten werde, wenn sie die Stirn runzelt oder die Augenbrauen zusammenzieht. Ich nehme das dann als Signal, dass ihr etwas unangenehm ist oder wehtut. Frau F. hat bis dahin weder gesprochen noch geschrien, sie sieht mich aber sehr aufmerksam an.

Ich erkläre ihr, dass ich ihr jetzt ihren Körper bewusst machen möchte. Ich streiche auf der Bettdecke seitlich an ihren Körperumrissen entlang. Sorgsam verfolgt sie mit wachen, großen Augen jeden meiner Handgriffe. Ich sage ihr, dass ich nun die Bettdecke wegnehmen werde. Sanft, aber mit bestimmtem Griff lege ich meine Hand auf ihre Schulter und streiche dann Arme und Hände sowie Beine und Füße mit den Gelenken aus. Sobald sie die Stirn in Falten legt, halte ich inne und warte, bis die Stirn wieder glatt ist. Es dauert fast zehn Minuten, bis ich damit fertig bin. Sie lässt diese Berührung zu, ohne zu schreien.

Beharrlich und mit viel Geduld, dabei stets genau erklärend, was ich tue, schäle ich ein Kissen nach dem anderen aus dem Bett. Immer wieder muss ich innehalten, weil Frau F. die Augenbrauen zusammenzieht. Ich halte mich strikt an unsere Abmachung und nehme ernst, wenn sie mir ihre Signale gibt. Einmal entgeht mir aus Versehen das Stirnrunzeln, da beginnt sie sofort zu schreien. Ich entschuldige mich und mache erst weiter, als sie es mir erlaubt. Auf diese Weise kann ich sie dann auch auf die Seite legen und mit Kissen im Rücken stabilisieren. Nach einer Dreiviertelstunde ist alles geschafft. Ich kann Frau F. wieder zudecken.

Mein Kollege, der die ganze Zeit mit im Zimmer war, ist begeistert – wir brauchten keine Extradosis Morphium und keine Beruhigungsmittel, und geschrien hat Frau F. ebenfalls so gut wie nicht.

Als ich am nächsten Tag wieder zur Nachtschicht komme, erfahre ich von meiner Kollegin, dass Frau F. am Tag zugänglicher war und sogar gegessen hat, was man ihr anreichte. Das hatte sie bisher stets verweigert, indem sie einfach die Lippen aufeinanderpresste. In den folgenden Nächten höre ich sie nicht mehr schreien. Mein Kollege berichtet, dass das Eis nun geschmolzen sei.

Eine Woche später habe ich Tagdienst und bin für die Station eingeteilt, auf der auch Frau F. liegt. Ich höre, dass sie inzwischen selbständig isst und die künstliche Ernährung abgesetzt wurde. Ich gehe zu ihr, begrüße sie, und nachdem ich die Medikamente an den Port angeschlossen habe, beginne ich mit der Körperpflege. Ich erkläre ihr, was ich mit ihr tun möchte. Sie ist wach und schaut mich an. Ich hole mir alle Waschutensilien ans Bett und streiche ihre Körperumrisse aus wie beim letzten Mal. Danach entferne ich wiederum die Lagerungskissen, wobei ich ständig laut erkläre, was ich tue. Ich setze sie auf und fahre ihr Bettoberteil hoch, bis sie mir bedeutet innezuhalten. Sachte beginne ich mit einer sanften Gesichtsmassage, massiere die Ohrspeicheldrüse, um den Speichelfluss anzuregen, und streiche zum Unterkiefer hin aus. Damit bekommt Frau F. ein Gefühl für ihre Mundpartie.

Erst dann bitte ich sie, den Mund zu öffnen, damit ich die Zähne putzen kann. Ich führe die Zahnbürste an den noch geschlossenen Mund heran, damit sie die Borsten spürt. Währenddessen spreche ich klar und einfühlsam weiter mit ihr. Ihre Augen schauen mich ständig an. Sie lässt mich gewähren und öffnet von sich aus den Mund, damit ich die Zähne reinigen kann. Es geht problemlos.

Anschließend wasche ich ihren Körper mit einer belebenden Waschung – das heißt gegen die Haarwuchsrichtung und mit einem gut duftenden Rosmarin-Badezusatz. An den großen Gelenken wie Schulter, Ellenbogen, Hand, Hüfte, Knie und Fuß halte ich während des Waschens kurz an und übe mit der Hand einen deutlich fühlbaren Druck auf die Gelenke aus. Damit vermittle ich Frau F. ein Gefühl für ihre Körpertiefe. Als ich das beim Knie mache, schreit sie kurz auf – ich hatte vergessen, dass sie dort schmerzhafte Knochenmetastasen hat. Ich halte sofort inne und entschuldige mich, dass ich ihr unwillentlich Schmerzen zugefügt habe.

Als ich mit der Stimulation des Körpersinns fertig bin, hole ich das Massagegerät – jetzt möchte ich Frau F. die Dreidimensionalität ihres Körpers vermitteln. Dieses Gerät wird normalerweise in der Kosmetik verwendet. Ich lege es auf meinen Handrücken und berühre mit meiner Handfläche nacheinander die großen Gelenke mit Ausnahme des Metastasenknies. So wird die Vibration etwas gedämpft, die Schwingungen übertragen sich aber dennoch so gut, dass Frau F. sie wahrnehmen kann.

Anschließend will ich Frau F. aufsetzen und hole dafür eine Kollegin zu Hilfe. Sie stabilisiert den Oberkörper, während ich mich um die Beine kümmere. Ich sehe, dass das rechte Knie von Frau F. aufgrund der Metastasen gebeugt ist und sich nicht strecken lässt. Trotzdem führe ich die Beine langsam zur Seite und über die Bettkante. Frau F. beginnt zu schreien. Ich halte inne und bin kurz unsicher: Schreit sie, weil sie Schmerzen hat oder wegen der veränderten Lage? Mein Gefühl sagt mir: Es ist die veränderte Lage. Ich halte ihr Bein so, dass sie es nicht anwinkeln muss. Sie hört auf zu schreien. Wir schauen uns in die Augen, sie lächelt mich an. Zum ersten Mal seit vielen Wochen sitzt sie wieder an der Bettkante. Zehn Minuten lasse ich sie dort, dann geht es zurück in die Horizontale.

Während ich sie bette, sagt Frau F. plötzlich aus heiterem Himmel: »My name is Jenny.« Es ist der erste Satz, den sie von sich gibt! Sie heißt zwar nicht Jenny, aber sie hat einen ganz ähnlich klingenden Vornamen. Dass sie englisch spricht, wundert mich nicht: Ihr Mann ist Amerikaner, sie lebte mit der Familie eine Zeitlang in den USA, ihre beiden Kinder wurden dort geboren. Ich reagiere sofort und frage sie, ebenfalls auf Englisch: »Are you hungry?« Haben Sie Hunger? Sie antwortet prompt: »Yes!«

Ich bringe ihr das Frühstück, setze sie aufrecht hin und bitte sie, das Brot selbst in die Hand zu nehmen und allein zu essen. Sie braucht nicht gefüttert zu werden. Ohne zu murren, verputzt sie ihr Frühstück. Nichts bleibt liegen, nichts fällt neben den Teller.

Im Laufe der Zeit können wir Frau F. immer mehr mobilisieren, bis sie schließlich täglich für acht Stunden aus dem Bett ist. Sie liebt es, im Aufenthaltsraum vor dem Aquarium zu sitzen und den Fischen bei ihrer Reise durch das Wasser zuzuschauen. Sie isst und trinkt allein und entwickelt täglich neue Fähigkeiten. Auch die Kommunikation verbessert sich von Tag zu Tag. Als ihre Mutter zu Besuch kommt, kann sie die Fortschritte, die ihre Tochter gemacht hat, kaum glauben.

Ich habe das Gefühl, dass es Frau F. noch besser gehen könnte, wenn sie eine onkologische Reha-Maßnahme bekäme. Sie ist selbständig genug, um in eine entsprechende Einrichtung verlegt zu werden, wo sie Massagen, Bewegungsangebote, Wasseranwendungen und Ähnliches erhalten könnte. Das würde ihre letzten Wochen oder Monate noch mit Leben und angenehmen Erlebnissen erfüllen.

Ich spreche mit ihrer Mutter darüber, die diesen Vorschlag dankbar annimmt. Der Onkologe hatte ihr in Aussicht gestellt, dass ihre Tochter eventuell sogar noch einmal einen weiteren Zyklus Chemotherapie erhalten könnte, wenn sich ihr Zustand verbessert. Damit würde sich der Krankheitsverlauf vielleicht noch etwas verzögern lassen. Die Mutter spricht mit unseren Ärzten. Sie kämpft um diese Reha-Maßnahme, aber die Ärzte meinen, das habe keinen Sinn mehr. Die Lebenserwartung von Frau F. sei zu kurz, als dass sich das noch lohne. Sie gehen davon aus, dass eine solche Maßnahme ihr nicht mehr helfen wird. Aus ärztlicher Sicht mag diese Einschätzung berechtigt sein, wenn man jedoch berücksichtigt, welche Ressourcen Frau F. innerhalb so kurzer Zeit noch mobilisieren konnte, darf man an diesem ärztlichen Votum durchaus Zweifel anmelden.

Leider kann die Mutter sich nicht durchsetzen. Frau F. wird in ein Hospiz verlegt. Zwei Tage später rufen die Kollegen bei uns an, weil sie Probleme mit Frau F. haben. Sie schreit wieder ständig. Pflegerische Maßnahmen sind unmöglich. Ohne Morphium und starke Beruhigungsmittel geht gar nichts. Wir berichten von unseren Erlebnissen und geben unsere Erfahrungen mit Frau F. weiter an die Hospizkollegen.

Zwei Monate später werde ich gebeten, in diesem Hospiz bei der Pflege auszuhelfen. Frau F. lebt noch. Seit der Verlegung aus unserem Haus ist sie nicht mehr aus dem Bett gekommen. Aus ihrer Akte ersehe ich, dass sie vor jeder pflegerischen Maßnahme eine hohe Dosis Morphium erhält. Als ich in ihr Zimmer komme und sie mit ihrem Namen anspreche, erkennt sie mich und ermahnt mich: »Dorothea, wir waren doch schon per du. Warum hast du mich nicht besucht?« Ich staune, dass sie sich an mich erinnert. Ich erkläre ihr, was ich heute mit ihr vorhabe, sie freut sich darauf, und ich kann sie ohne jede zusätzliche Schmerzmittelgabe waschen und versorgen. Nach der Basalen Stimulation lässt sie sich wieder auf die Bettkante setzen, wo sie stabil und schmerzfrei verweilt. Ich halte ihr Bein mit den Metastasen am Knie millimetergenau so, dass sie keine Schmerzen hat. Das Sitzen gefällt ihr so gut, dass sie sogar in den Stuhl möchte.

Nachmittags kommt ihre Mutter zu Besuch. Frau F. möchte mit ihr ein Eis essen gehen. Eine gute Idee! Ich verspreche ihr, dass wir sie dann in den Rollstuhl setzen, sodass sie zusammen in die Cafeteria fahren können.

Es ist das letzte Mal, dass ich Frau F. sehe. Vier Monate später erfahren wir, dass sie gestorben ist. Seit der ärztlichen Stellungnahme, dass keine Reha mehr sinnvoll sei für sie, sind sechs Monate vergangen. Was hätte sie in dieser Zeit noch Schönes erleben können, wenn man sie einfühlsam stabilisiert und gefördert hätte! Sechs Monate sind eine lange Zeit, zumal für eine so junge Frau. Und ebenso für ihre Kinder, für ihren Mann, ihre Eltern.

Anja B., 39 Jahre

Frau B. wird in schlechtem Allgemeinzustand in unser Haus eingeliefert. Sie kann nicht mehr selbständig gehen, stehen oder sitzen. Ihr Körper ist mit zahllosen Kissen abgestützt. Sie hat einen Hirntumor, ein Glioblastom. Es wächst sehr schnell und beeinträchtigt ihre Bewegungsfähigkeit. Ihre Muskulatur gehorcht ihr nicht mehr, selbst die Augäpfel verrutschen nach oben, weil die Muskeln sie nicht mehr in der richtigen Position halten können. Auch die Gesichtsmuskeln, die das Sprechen ermöglichen, kann sie nicht mehr steuern. Sie gibt deshalb nur noch undeutliche Laute von sich wie »Bäh«, »Äh«, »Da, da« oder »Genau«. Die Kollegen sagen, dass sie nicht versucht, darüber zu kommunizieren, sondern nur vor sich hin lallt. Seit einem Monat liegt sie nur noch im Bett und wurde nicht mehr mobilisiert.

Frau B. erhält die Medikamente über eine automatische Pumpe, einen Perfusor, direkt in den Port. Außer Morphium bekommt sie Mittel gegen Übelkeit und Erbrechen sowie hochdosiertes Cortison, um die Ausmaße des Tumors einzudämmen und damit die Hirnschwellung zu reduzieren.

Durch die langfristige hochdosierte Cortisontherapie ist das Gesicht aufgedunsen und schwammig. Die Haare sind infolge der Chemotherapie ausgefallen, auf der Kopfhaut sprießen spärlich ein paar Stoppeln. Von der ursprünglich bildhübschen jungen Frau ist nicht mehr viel zu erkennen.

Ich habe Spätdienst und versorge sie an diesem Tag zum ersten Mal. Bei der Übergabe erfahre ich, dass Frau B. nicht mehr isst und die Mundpflege kaum möglich ist, weil sie die Lippen aufeinanderpresst. Die Kollegen vermuten, es liege an ihrem Zustand. Bisher haben sie darauf verzichtet, Frau B. mit Gewalt dazu zu bringen, dass sie den Mund öffnet, zum Beispiel, indem sie ihr die Nase zuhalten. Um zu atmen, muss sie dann irgendwann den Mund aufmachen. Wegen der fehlenden Mundhygiene hat sich ein Pilz auf der Mundschleimhaut breitgemacht, der dringend mit Spülungen behandelt werden müsste. Frau B. hat seit Tagen nichts mehr gegessen und getrunken. Vereinzelt hatten die Kollegen versucht, ihr mit der Pipette etwas in den Mund zu spritzen, was aber nur dazu führte, dass sie sich verschluckte und heftig husten musste. Wann immer die Kollegen sie im Rahmen der Pflege anfassen oder neu lagern, reagiert Frau B. mit heftigem Schluckauf und manchmal auch mit schwallartigem Erbrechen. Sie liege im Sterben, heißt es.

Die Angehörigen sind informiert und vorbereitet. Der Ehemann und die kleine Tochter waren allerdings schon seit einigen Tagen nicht mehr da, weil sie den Anblick der stark veränderten Frau und Mutter nicht ertragen konnten. Die Tochter hat mittlerweile Angst vor der Mama, weil diese so entstellt ist.

Als ich zu Frau B. ins Zimmer komme, liegt sie halb auf der Seite, der Rücken ist mit einem Stillkissen, salopp »Bettwurst« genannt, abgestützt. Ihre Augen sind geschlossen. Würde sie sie öffnen, sähe sie allerdings nichts Anregendes: Ihr Blick würde auf langweilige, beigegraue Vorhänge fallen, die vor das Fenster gezogen sind. Frau B. atmet tief, ruhig und gleichmäßig durch ihren leicht geöffneten Mund. Im Zimmer riecht es streng nach Mundfäule.

Wie gewohnt berühre ich sie an der Schulter und stelle mich vor. Ich sage ihr Datum, Uhrzeit, wo sie sich befindet, warum und seit wann. Ich erkläre ihr, dass ich sie jetzt auf den Rücken legen möchte, um sie anschließend aufzurichten und ihr die Zähne zu putzen. Von der Schulter beginnend streiche ich über der Bettdecke ihre seitlichen Körperumrisse aus. Dabei verspannt sie sich sofort und bekommt Schluckauf. Ich lasse Frau B. noch zugedeckt und senke das Kopfteil des Bettes ab, damit sie waagerecht liegt. Ich stelle mich hinter das Bett und achte auf ihre Atmung, um mich auf ihren Atemrhythmus einzuschwingen. Das hat seinen Grund: Für mich ist die Pflege wie ein feiner Tanz, bei dem der Patient den Rhythmus und die Geschwindigkeit vorgibt. Ich lasse mich vom Patienten führen, ich folge ihm mit dem, was ich tue, in seinem Rhythmus. Indem ich mit ihm atme, kann er die Führung übernehmen. Darüber kommen wir miteinander in Verbindung.

Sanft hebe ich Frau B.s Kopf an und lege ihn in meine Hände. Sehr langsam bewege ich ihn nun von rechts nach links und wieder zurück – damit rege ich ihren Gleichgewichtssinn an. Sie hat ja bei den Lagerungswechseln oft erbrochen, das sagt mir, dass sie kein Raumgefühl mehr hat. Mit dieser Art der vestibulären Stimulation kann ich ihr wieder ein Gefühl für ihr Gleichgewicht geben. Vielleicht wird ihr dann nicht so leicht schlecht. Alle meine Sinne sind wach, damit ich jede Regung von ihr aufnehmen und ihren Wünschen gegebenenfalls folgen kann. Noch während ich ihren Kopf in meinen Händen halte, hört der Schluckauf auf. Offenbar tut Frau B. diese Maßnahme gut.

Ich lege ihren Kopf wieder sanft auf dem Kissen ab und stelle das Kopfteil so hoch, wie es geht. Ich erkläre ihr jetzt, dass ich ihre Zähne putzen möchte. Ich lege ein Handtuch vor ihre Brust und hole die Utensilien, die ich für die Mundhygiene benötige. Die Zahnpasta löse ich in warmem Wasser auf. Am Bett massiere ich zuerst die Mundpartie von Frau B., um ihr diese bewusst zu machen. Ich klappere mit der Zahnbürste im Becher – ein Geräusch, das jeder kennt und von dem jeder weiß, was es bedeutet. Ich halte den Zahnputzbecher unter ihre Nase, damit sie den frischen Minzgeruch der Zahnpasta wahrnehmen kann, halte aber Abstand zu ihrem Gesicht, um sie nicht zu erschrecken, wenn ich versehentlich an ihre Nase oder Wangen stoße.

Jetzt kommt der spannende Moment: Wird Frau B. von selbst ihren Mund öffnen? Ich sage ihr, dass ich nun mit der Zahnbürste ihre Lippen berühren werde, dabei läuft etwas Zahnputzwasser an ihrem Kinn entlang und tropft aufs Handtuch – ein zusätzlicher Reiz, der ihr sicher bekannt ist. Ich spreche weiterhin ruhig und immer in der gleichen Tonlage mit ihr, fast meditativ, und bitte sie, den Mund zu öffnen, damit ich mit der Zahnpflege beginnen kann. Ihre Lippen sind nicht mehr aufeinandergepresst, sie werden weich und nachgiebig. Und dann öffnet sie sie ganz langsam, sodass ich mit der Zahnbürste die vorderen Zähne bearbeiten kann. Sie verspannt sich nicht dabei, und sie bekommt auch keinen Schluckauf. Von selbst öffnet sie den Mund noch etwas mehr, damit ich auch die seitlichen Zähne putzen und die Wangentaschen reinigen kann. Immer wieder bedanke ich mich bei ihr für ihr Vertrauen.

Wir sind so gut miteinander in Kontakt, dass ich mich entscheide, Frau B. auch noch neu zu lagern. Bevor ich die Bettdecke wegnehme, erkläre ich ihr wieder, was ich vorhabe und wie. Noch einmal streiche ich ihre Körperkonturen seitlich von den Schultern bis zu den Füßen aus. Dabei schreckt sie noch einmal kurz zusammen und verspannt sich, lässt aber gleich wieder locker. Sie scheint damit einverstanden zu sein, dass ich die schöne, warme und Sicherheit vermittelnde Decke entferne.

Bevor ich alle Kissen und Decken aus dem Bett nehme, mit denen ihr Körper abgestützt ist, drücke ich diese jeweils gegen ihren Körper, damit sie spürt, an welcher Stelle diese Stütze jetzt gleich fehlen wird. Ich betrachte ihre Haut und untersuche sie auf Druckstellen. Glücklicherweise gibt es keine – die Haut ist rosig durchblutet und hat eine gute Spannung. Frau B. ist auch noch so jung!

Jetzt rege ich ihren Körpersinn an, indem ich Arme und Hände, Beine und Füße sowie alle großen Gelenke sanft drücke. Anschließend nehme ich mein Massagegerät und vermittle ihr damit noch ein Gefühl für die Dreidimensionalität ihres Körpers.

Frau B. genießt das förmlich, sie bleibt dabei völlig entspannt und bekommt auch keinen Schluckauf. Für heute ist es genug mit Anregungen – Frau B. muss sie jetzt erst einmal verarbeiten.

Am nächsten Tag habe ich Spätdienst und wiederhole das, was ich am Vortag gemacht habe. Von Anfang an begrüßt Frau B. jede meiner Maßnahmen, indem sie sich nicht verkrampft und auch keinen Schluckauf bekommt. Das ermutigt mich, sie an die Bettkante zu setzen, damit ihre Füße den Boden berühren können. Da sie sich nicht gut selbst halten kann, knie ich mich hinter sie und biete ihr mit meinem Oberkörper und meinen Beinen eine Art Schalensitz, in den sie sich hineinfallen lassen kann. Meine Oberschenkel dienen dabei als Lehnen für ihre Arme, mein Rumpf stützt ihren Oberkörper. Dabei schaukele ich sie ein wenig hin und her, um ihr ein Gefühl für ihr Gleichgewicht zu vermitteln. Ich lehne ihren Kopf gegen meine Schulter, damit sie den Raum überblicken kann, falls sie die Augen öffnen möchte. Und tatsächlich, das tut sie. Sie lässt ihren Blick schweifen und bleibt dabei immer wieder an einzelnen Gegenständen hängen. Zwischendurch schließt sie die Augen und ruht sich aus.

Ihr Körper fühlt sich weich und geschmeidig an. Nach etwa zehn Minuten lege ich Frau B. zurück in ihr Bett. Ich stelle das Kopfende hoch und bette sie so, dass sie stabil liegt und gut durchatmen kann – das beugt einer Lungenentzündung vor.

Jetzt ist es Zeit für das Abendbrot. Leider wurde nicht erfragt, was Frau B. gerne isst und trinkt. Ich rufe deshalb ihren Mann an und erkundige mich nach ihren Vorlieben. Die Antwort: »Leberwurstbrot und süßer Pfefferminztee.« Kein Problem. Ich koche den Tee, bereite ein Stück Brot zu und schneide davon einen kleinen Würfel ab. Ich lege ihn in ein Stück Mullgaze und drehe dieses zu einem Säckchen.

Als ich zurück ins Zimmer komme, nehme ich wieder zuerst Kontakt mit Frau B. auf, indem ich ihr die Hand auf die Schulter lege. Dann erkläre ich ihr, was ich ihr mitgebracht habe. Zuerst lasse ich sie an dem Brotsäckchen riechen – die Leberwurst verströmt einen aromatischen Duft. Nach fünf, sechs Atemzügen tauche ich das Brotsäckchen kurz in etwas warmes Wasser ein, damit es keine raue Oberfläche mehr hat, und platziere es dann in Frau B.s Wangentasche. Den oberen Zipfel der Gaze lasse ich an ihrem Mundwinkel heraushängen. So kann sie an dem Säckchen lutschen und die Leberwurst schmecken. Seit Monaten hat Frau B. kein solches Erlebnis mehr gehabt, sie wird schon lange künstlich ernährt. Das Säckchen bleibt für circa eine Viertelstunde in ihrem Mund.

Anschließend lasse ich sie den frisch gekochten Pfefferminztee riechen, nehme das Brotsäckchen aus dem Mund und streiche jetzt mit einem dicken Stieltupfer, den ich in den Pfefferminztee getaucht habe, über ihre Mundschleimhaut. Da Frau B. weder mit Verspannungen noch mit Schluckauf protestiert, gehe ich davon aus, dass es ihr schmeckt.

Am nächsten Tag habe ich Spätdienst. Wieder bereite ich Frau B. so weit vor, dass sie an der Bettkante sitzen kann. Heute möchte ich sie in den Stuhl setzen, wozu ich die Hilfe meiner Kollegin benötige. Zu zweit transferieren wir Frau B. in den fahrbaren Therapiestuhl. Ihren Körper stabilisieren wir mit Kissen. Ich erkläre ihr, dass wir jetzt einen kurzen Ausflug machen werden. Ich fahre Frau B. durchs Haus, zeige und erkläre ihr, wo sie liegt und was wir sehen. Dabei betrachtet sie aufmerksam die Umgebung. Ich beende unseren Ausflug in der Stationsküche. Dort wird gerade das warme Abendessen zubereitet, und Frau B. kann die leckeren Essensgerüche riechen. Ich nehme ein kleines Stück Bratkartoffel, wickle es wieder in Mullgaze ein und lege es in ihre Wangentasche.

Anschließend fahre ich sie in ihr Zimmer zurück und lege sie wieder ins Bett, um dort noch die Mundpflege zu machen. Zwischen uns hat sich mittlerweile ein großes Vertrauen aufgebaut. Für das Zähneputzen brauche ich viel weniger Zeit als am Anfang. Frau B. weiß schon, was auf sie zukommt und wie es sich anfühlt. Sie weiß auch, dass nichts geschehen wird, was sie nicht möchte.

In den nächsten Tagen kann ich die Zeit im Therapiestuhl auf täglich bis zu fünf Stunden ausdehnen. Weiterhin lutscht sie an kleinen Essensportionen.

Danach habe ich Nachtdienst. Bei der Übergabe erfahre ich, dass Frau B. beim Früh- und Spätdienst aus Zeitgründen nicht in den Therapiestuhl gesetzt wurde und dass sie die Mundpflege verweigert hat. Ich werde es deshalb im Nachtdienst noch einmal versuchen. Während ich ihr die Mundpartie massiere, um sie darauf vorzubereiten, kommt mir eine Idee. In der Küche hatte ich frische Erdbeeren auf dem Tisch stehen sehen. Ich hole welche und lasse Frau B. daran riechen. Mal sehen, ob sie Lust darauf hat. Ich spieße die Erdbeere auf eine Kuchengabel, halte sie ihr unter die Nase und sage ihr, wenn sie die Erdbeere essen möchte, brauche sie nur den Mund zu öffnen.

Es dauert ein bis zwei Minuten, dann öffnen sich ihre Lippen. Ich lege die Erdbeere in ihren Mund, sie kaut, und sie schluckt! Sogar ohne sich zu verschlucken! Bis dahin war man davon ausgegangen, dass Frau B. nichts mehr versteht und auch nicht umsetzen kann, wenn man sie um etwas bittet. Meine Erfahrungen zeigen das Gegenteil. Nach und nach verputzt sie eine ganze Schale frischer Erdbeeren!

Im Laufe des nächsten Vormittags verschlechtert sich der Zustand von Frau B. Sie lässt keine Mundpflege mehr zu und reagiert auch sonst auf kein Angebot. Die Ärzte entscheiden, die Cortisondosis zu verringern. Damit steht fest, dass sie innerhalb kurzer Zeit sterben wird. Denn ohne Cortison schwillt der Tumor rasch an und legt wichtige Bereiche des Gehirns lahm. Als ich abends zum Nachtdienst komme, liegt Frau B. im Sterben.

Justus H., 79 Jahre

Herr H. ist an Prostatakrebs erkrankt und hatte einen Schlaganfall. Er kommt mit dem Hinweis »sterbend« in unser Haus. Der Pflegedienst hatte ihn vom Hausarzt einweisen lassen, weil

Herr H. erhöhte Temperatur hatte und der Arzt eine Lungenentzündung befürchtete.

Aufgrund des Schlaganfalls kann Herr H. nicht mehr sprechen und ist bewegungsunfähig. Er trägt einen Dauerblasenkatheter und wird künstlich über eine PEG ernährt, weil er sich beim normalen Essen immer wieder verschluckt. Auch leidet er seit der Chemotherapie häufig unter Übelkeit und Erbrechen.

Zuvor lag Herr H. zehn Monate lang zu Hause in seinem Bett. Er lebte allein in einer kleinen Wohnung. Da er keine Angehörigen hat, kam dreimal täglich ein ambulanter Pflegedienst zu ihm, wusch ihn, hängte die Sondenkost an, verabreichte Medikamente und lagerte ihn neu. Dafür war jedes Mal eine Dreiviertelstunde angesetzt. In der restlichen Zeit war Herr H. allein.

Seit seinem Schlaganfall war er nicht mehr aus dem Bett gekommen. Sein Körper ist übersät mit offenen, eitrigen Druckgeschwüren: an beiden Fersen, am Steiß, an den Hüften, an Ellenbogen und Ohren. Spezialverbände decken die offenen Wunden ab. Die Gelenke sind aufgrund mangelnder Bewegung eingesteift: Finger, Hände, Ellenbogen, Schulter, Nacken, Hüften, Knie, Füße.

Ich habe Spätdienst und übernehme die Pflege von Herrn H. Bei der Übergabe erfahre ich, dass er bei der Körperpflege oder beim Lagern keine Reaktionen zeigt. Wenn man ihn schnell hin und her bewegt, kann es sein, dass er erbricht.

Ich gehe zu Herrn H. ins Zimmer. Sein Gesicht ist eingefallen, seine Hautfarbe aschgrau, Mund und Nasenpartie bilden ein blasses Dreieck. Ich stelle mich wie gewohnt vor und nenne Ort, Datum und Zeit. Als ich meine Hand auf seine Schulter lege, atmet er hörbar tiefer ein und aus. Ich nehme das als Zeichen einer Antwort und schwinge mich auf seinen Atemrhythmus ein. Die Atmung will ich besonders aufmerksam beachten – vielleicht kann Herr H. sich darüber mitteilen. Wird sein Atem langsamer, gleiche ich mich an, und auch umgekehrt, wenn er schneller wird. Ob Herr H. sich auf diesen Dialog einlassen kann, wird sich erst noch zeigen. Schließlich war er zehn Monate lang weitestgehend auf sich gestellt, hatte kaum Ansprache oder zwischenmenschliche Begegnungen. Möglicherweise hat er sich nach innen komplett abgeschottet.

Als ich seinen Körpersinn stimuliere, atmet Herr H. tiefer ein und aus, seine Gesichtshaut wird rosig. Es ist unverkennbar, dass er mich und meine Hände spürt und als angenehm empfindet. Seine Augen bewegen sich hinter den geschlossenen Lidern. Wenn er eine meiner Maßnahmen ablehnt, atmet er sofort flacher und schneller. Als ich an seinen Fußsohlen angekommen bin und sie mit der flachen Hand drücke, spüre ich plötzlich einen Gegendruck – Herr H. antwortet mir! Spätestens jetzt weiß ich, dass er sich noch nicht im Sterbeprozess befindet.

Im Anschluss an die Stimulation des Körpersinns bewege ich noch seinen Kopf sanft nach rechts und links, um ihm eine Orientierung im Raum zu geben. Auch das lässt er zu, ohne sich zu verspannen oder zu erbrechen.

Am nächsten Tag wiederhole ich meine anregenden Behandlungen und stimuliere Herrn H. auch noch mit dem kleinen Massagegerät, um seine Tiefensensorik zu wecken. Ich lege das Gerät auf seine Fußgelenke, auf die Knie und die Hüften. Danach wickle ich es in ein Kissen und lege es ihm auf den Bauch und auf die Brust. Er umschließt das vibrierende Kissen mit den Armen. Dabei atmet er langsam und sehr tief ein und aus. Ich lasse ihn eine gute Viertelstunde in dieser Position.

Anschließend bitte ich einen Kollegen, mir zu helfen, Herrn H. auf die Bettkante zu setzen. Als wir ihn so weit haben, öffnet er die Augen und schaut um sich. Ich sitze hinter ihm, um seinen Oberkörper zu stützen. Sanft schwinge ich mit ihm hin und her und summe dabei ein Lied. Nach einer Viertelstunde legen wir ihn wieder hin und stellen das Kopfende hoch, damit er sich im Raum umschauen kann. Aber er hat inzwischen die Augen wieder geschlossen. Sie bewegen sich lebhaft hinter seinen Lidern hin und her. Sein Gesicht ist nicht mehr eingefallen, sondern sehr lebendig geworden.

Am Tag darauf habe ich Nachtdienst. Wieder mobilisiere ich Herrn H. auf die Bettkante, setze ihn dann aber zusätzlich noch in einen gemütlichen Stuhl und fahre ihn damit in den Aufenthaltsraum. Dort bade ich seine Hände in einer Waschschüssel und massiere seine Handgelenke. Wiederum verändert sich das Aussehen von Herrn H. auffallend: Es kommt Leben in sein Gesicht, er entwickelt eine Mimik, er hat Ausdruck in den Augen. Als ich ihn frage, ob er vielleicht Lust hat auf ein Bier, sagt er laut und vernehmlich: »Jawoll!« Ich traue meinen Ohren nicht ...! Rasch hole ich ein Glas Bier aus der Küche und betupfe seinen Mund damit. Gleichzeitig lasse ich etwas Bier über die PEG einlaufen. An diesem Abend sitzt Herr H. drei Stunden lang im Aufenthaltsraum.

Am nächsten Tag berichtet mein Kollege, dass Herr H. sieben Stunden im Stuhl gesessen hat und zusätzlich zum »Jawoll«, das er besonders gern von sich gibt, auch »Ja« und »Nein« sagt. Im Nachtdienst beobachte ich, dass Herr H. sich im Bett von selbst auf die andere Seite dreht. Auch seine Arme und Hände mitsamt den Fingern scheinen beweglicher.

Herr H. ist aus eigenem Entschluss heraus noch einmal aus seiner Reise in die Isolation zurückgekehrt. Weitere drei Wochen nimmt er am Leben teil. Er versteht, was man ihm sagt, er antwortet auf Fragen. Er folgt den Menschen mit den Augen. Er dreht den Kopf zum Besucher hin, wenn jemand in sein Zimmer kommt. Er beobachtet.

Da er in diesem Zustand kein Palliativpatient mehr ist, verlegen wir ihn in ein nahegelegenes Pflegeheim. Dort stirbt er sechs Wochen später.

Wilhelm B., 92 Jahre

Ein Besuch bei dem alten Herrn im Pflegeheim steht heute auf meinem Arbeitsplan. Im Vorgespräch mit den Kolleginnen und Kollegen erfahre ich: Er lässt niemanden an sich heran, ist extrem aggressiv. Man geht davon aus, dass er nicht mehr lange leben wird. Sein Allgemeinzustand ist bereits deutlich reduziert, er ist stark abgemagert, ein hageres Männlein, nur noch Haut und Knochen.

Ich betrete sein Krankenzimmer und stelle mich wie immer vor, sage ihm, wo er sich befindet, benenne Wochentag und Uhrzeit und beginne mit der Stimulation seines Körpersinns. Noch während ich damit beschäftigt bin, öffnet er seine Augen, sieht den blauen Himmel und spricht mich an: »Welcher Tag?« Völlig adäquat und klar. Ich benenne ihm noch einmal Wochentag, Datum und Uhrzeit. Außerdem frage ich ihn, ob er Schmerzen hat. Er nickt und deutet mit den Händen auf die Knie und seinen Bauch. Er kann kaum sprechen, weil sein Mund so trocken ist. Aber es ist doch deutlich genug, dass ich ihn verstehe. Sein Körper ist voller Druckgeschwüre.

Ich biete ihm etwas zu trinken an, um den Mund zu befeuchten. Er trinkt, ohne sich zu verschlucken, verzieht aber das Gesicht. Ich frage, ob das Schlucken vielleicht wehtut. Er bestätigt das. Ich frage ihn, ob er sich wohlfühlt hier. Die Antwort ist ein klares »Nein«. Ich frage weiter: »Was brauchen Sie, damit Sie sich wohlfühlen?« Er sagt: »Ich möchte in Ruhe gelassen werden, aber man lässt mich nicht.« Ich antworte ihm, dass ich die Kollegen entsprechend informieren werde, dass er so wenig wie möglich gestört wird. Er nickt und sagt: »Raus.« Das kann nun mehreres bedeuten: Schickt er mich hinaus, wie auch meine Kollegen schon zigmal vorher? Will er raus aus diesem Haus? Oder will er aufstehen, raus aus dem Bett? Deshalb frage ich: »Wollen Sie an der Bettkante sitzen?« Er sagt: »Ja!« Aha! Das war gemeint.

Und so mobilisiere ich diesen alten, ausgemergelten Körper, bis er auf der Bettkante sitzt. Herr B. verharrt dort eine ganze Weile und schaut aus dem Fenster in die durchsonnte Herbstlandschaft.

Noch während er so dasitzt, fällt mir an der gegenüberliegenden Wand ein Foto auf, das offenkundig aus dem Krieg stammt und vier Soldaten zeigt. Ich frage Herrn B., ob ich mir dieses Foto näher anschauen darf und ob er eine Weile allein sitzen kann. Schließlich ist diese Haltung für ihn noch ungewohnt – er hat ja drei Wochen nur gelegen. Er bejaht das und erlaubt mir auch, das Foto genauer zu betrachten. Es erinnert mich an eine Aufnahme meines Vaters, der ein ganz ähnliches Bild aus der Zeit des Russlandfeldzugs hatte. Blitzartig schießt mir ein Gedanke durch den Kopf: Womöglich sind die beiden Kriegskameraden?! Ich erzähle ihm meine Vermutung. Aber ich erkenne rasch: Das hier ist eine andere Aufnahme. Es gibt ja viele solche Motive, die sich sehr stark ähneln.

Schließlich möchte Herr B. wieder zurück ins Bett. Um ihn bequem zu lagern, muss ich das Bett mit dem elektrischen Hebemechanismus verstellen. Dabei macht das Bett ein Geräusch wie eine Sirene beim Luftalarm. Ich höre das und sage: »Herr B., erschrecken Sie nicht, das ist nur das Bett – aber es hört sich an wie Luftalarm ...« Da schaut er mich an, lacht schallend und nickt. Ich verabschiede mich und sage, dass ich in einigen Tagen wiederkomme, um noch einmal nach ihm zu sehen.

Als ich meinen Kolleginnen und Kollegen erzähle, was sich zugetragen hat, wollen sie mir das kaum glauben. Ich spreche noch mit der Ärztin und bitte sie, die Schmerzmitteldosis etwas zu erhöhen, damit Herr B. keine Schmerzen mehr hat.

Als ich das nächste Mal zu ihm komme, finde ich einen Mann mit schmerzverzerrtem Gesicht vor, angespannt von den Zehen- bis zu den Haarspitzen. Tränen hängen in seinen Augenwinkeln. Er hat weiter abgebaut und befindet sich bereits in der Sterbephase. Ich gehe ins Schwesternzimmer und bitte um ein Nasenspray mit einem starken Schmerzmittel. Das sprühe ich Herrn B. links und rechts in die Nase. Nach zehn Minuten löst sich seine Anspannung etwas.

Ich erkläre der mit anwesenden Ehefrau, wie sie den Mund befeuchten kann, damit er nicht mehr so trocken ist. Damit fühlt sie sich nicht so hilflos und kann etwas für ihren Mann tun.

Mein Auftrag ist damit beendet, und ich verlasse Herrn B. Er wird innerhalb der nächsten Stunden sterben – aber er konnte noch einmal aus dem Fenster schauen, er hat gelacht, er war noch einmal in Kontakt mit seiner Umwelt. Dass ich ihm dazu verhelfen konnte, erfüllt mich mit tiefer Dankbarkeit.

Elisabeth L., 40 Jahre

Frau L. ist Akademikerin und hat ihr Leben der Wissenschaft gewidmet. Sie unterrichtet und forscht als Professorin an einer großen, renommierten deutschen Universität. Sie ist ledig, die einzige Angehörige ist ihre Schwester. Vor sechs Monaten wurde im Rahmen einer Routineuntersuchung ein Knoten in ihrer Brust entdeckt. Da ist die Krankheit bereits weit fortgeschritten und hat schon Metastasen gestreut. Frau L. werden beide Brüste abgenommen. Die anschließende Chemotherapie schlägt fehl. Frau L. ist »austherapiert«. Über einen Port erhält sie Morphium und ein krampflösendes Mittel.

Aufgrund ihres schlechten körperlichen Zustands wird Frau L. in unser Haus verlegt – sie wollte nicht an ihrem Heimatort bleiben, sondern in der Nähe ihrer Schwester sein. Inzwischen haben sich Krebszellen im Zwischenraum zwischen Brust- und Rippenfell (Pleura) angesiedelt und dort für Wasseransammlungen gesorgt. »Pleurakarzinose« nennt man das – eine häufige Metastasierung bei Brustkrebs. Frau L. leidet unter starken Schmerzen und Atemnot, vor allem nachts, wenn alles still und dunkel ist. Dann hat sie Angst zu ersticken.

Alle zwei Tage punktieren die Ärzte die Pleura und saugen jeweils einen bis anderthalb Liter Wasser ab. Aber es sickert sofort wieder nach. Jede Punktion ist für Frau L. sehr anstrengend. Es kommt vor, dass sie den Eingriff verweigert, weil sie sich ihm nicht gewachsen fühlt. Was jedoch bedeutet, dass sie in den nachfolgenden Stunden wieder verstärkt unter Atemnot leidet. Um diese zu lindern, bekommt sie kontinuierlich über eine Nasensonde Sauerstoff.

Als ich sie das erste Mal in der Nachtschicht übernehme, ist sie schon zwei Tage im Haus. Sie liegt am Ende des Flurs allein in einem Zweibettzimmer. Einerseits möchte sie ihre Ruhe haben und ungestört ihre wissenschaftliche Literatur lesen beziehungsweise sich Notizen machen. Unzählige Bücher stapeln sich in ihrem Zimmer, die sie alle noch lesen möchte. Andererseits mault sie des Öfteren, dass niemand sie besucht.

Als ich gegen 22.40 Uhr zu ihr komme, beschwert sie sich umgehend, dass ich eine halbe Stunde zu spät bin und damit auch ihr Schmerzmittel mit Verspätung einläuft. Ich entschuldige mich bei ihr und sichere ihr zu, dass ich künftig darauf achten werde, pünktlich zu ihr zu kommen. Ich stelle mich ihr vor und frage sie, was sie für die Nacht braucht und wann ich in ihr Zimmer kommen soll, um nach ihr zu schauen. Frau L. möchte, dass ihre Zimmertür offen bleibt. So kann sie mich hören und umgekehrt ich sie. Da das Sauerstoffgerät relativ laute Geräusche macht, stelle ich es mit ihrer Zustimmung ins Badezimmer, so hat auch sie mehr Ruhe. Frau L. ist dankbar für diese Idee.

Als ich mich gerade verabschieden möchte, verwickelt sie mich in ein Gespräch: »Wissen Sie, Frau Mihm, ich denke, in diesem Haus bin ich völlig falsch. Hier wird ja nichts Therapeutisches mehr gemacht. Eigentlich dachte ich, dass man mir hier eine neu entwickelte Chemotherapie anbieten wollte. Aber heute erfuhr ich von der Ärztin, dass sie hier gar keine Chemo machen. Wahrscheinlich lasse ich mich nächste Woche zurück in die Uniklinik verlegen.«

Ich versichere ihr, dass ich ihr Anliegen gut verstehe, und dass wir ihr dabei keine Probleme machen werden. Heute ist Freitag, am Wochenende wird in der Uniklinik keine neue Therapie begonnen. Vielleicht kann sie sich dann aber gleich am Montag verlegen lassen.

Mit dieser Antwort ist Frau L. noch nicht zufrieden. Sie fährt fort, sich über unser Haus zu beschweren. »Ich leide unter akuter Atemnot, wieso hat man mich so weit ab vom Schuss abgestellt?«, fragt sie mich empört. Darauf weiß ich keine Antwort und schlage ihr vor, sie noch heute Nacht in der Nähe des Stationszimmers einzuquartieren, damit sie dichter am Geschehen ist. Aber auch das lehnt sie ab. Es sei schon zu spät dafür, meint sie, sie wolle jetzt schlafen.

Noch während ich mich umdrehe, um das Zimmer zu verlassen, fragt Frau L. mich, wie lange ich schon hier arbeite und wo ich früher war. Ich antworte, dass ich inzwischen acht Jahre hier bin und vorher auf verschiedenen Intensivstationen gearbeitet habe. Als Frau L. das Wort »Intensivstation« hört, atmet sie hörbar aus – als sei sie sehr erleichtert. Sie sagt: »Das ist für mich sehr beruhigend, weil Sie ja wissen, was auf mich zukommen kann.« Natürlich weiß ich das – eine akute Atemnot ist das Damoklesschwert, das ständig über solchen Patienten hängt. Es erklärt ihre diffuse Angst, die sie unterschwellig ständig im Griff hat und dafür verantwortlich ist, wenn sie quengelig und unzufrieden sind.

Unvermittelt bittet Frau L. mich, sie jetzt allein zu lassen. Ich wünsche ihr eine gute Nacht und gehe.

Es ist ruhig auf der Station, und nachdem ich alle Aufgaben erledigt habe, setze ich mich in die Nähe des Zimmers von Frau L. und lausche den Geräuschen. Nur wenige Patienten klingeln, ich habe relativ viel Zeit.

Gegen drei Uhr höre ich ein Rascheln aus dem Zimmer von Frau L. Ich eile zu ihr und sehe, dass der Sauerstoffschlauch auf dem Boden liegt. Ihre Lippen sind blau verfärbt – ein Zeichen für Sauerstoffmangel. Das Gerät lief mit sieben Litern pro Minute, und die Zufuhr war bislang nicht eine Minute unterbrochen. Frau L. lag weitgehend bewegungslos im Bett. Wenn sie schon von dieser kurzen Unterbrechung blaue Lippen bekommt, wie mag sich ihre Atemnot erst steigern, wenn sie aufstehen möchte?

Frau L. sagt, sie habe noch kein Auge zugetan, obwohl sie sehr müde ist. Ich biete ihr ein Schlafmittel an. Sie verlangt Midazolam (»Dormicum«) in einer Dosierung von 7,5 Milligramm. Ich bringe ihr das Medikament, und sie schluckt es sofort hinunter. Daraufhin setzt plötzlich Atemnot ein. Frau L. schnappt und japst nach Luft, ihre Fingernägel drücken sich tief in die Matratze, alle Atemhilfsmuskeln an Hals, Brust und Bauch stehen unter höchster Anspannung. Trotzdem bekommt sie zu wenig Luft. Ihr Gesicht läuft blau an, die Nase tritt spitz hervor. Frau L. ist in Panik. Sie hat Angst zu ersticken.

Sofort setze ich sie mit einem gezielten Handgriff auf die Bettkante, drücke zwei Akupressurpunkte gegen Atemnot am seitlichen Brustkorb, platziere mich neben sie und lege meine Hand auf die Mitte ihres Rückens. Ich passe mich ihrem Atemrhythmus an und atme mit ihr. Dabei spreche ich auf sie ein: »Seien Sie ganz ruhig, Frau L., ich bin bei Ihnen, Sie bekommen genügend Sauerstoff, Sie sind nicht allein.« Immer wieder beobachte ich prüfend ihre blau verfärbten Fingernägel – Zeichen einer mangelhaften Sauerstoffsättigung des Blutes.

Nach einer Viertelstunde beruhigt sich Frau L.s Atem. Ich biete ihr eine atemstimulierende Einreibung an. Sie nimmt dankend an. Für diese Einreibung verwende ich ein zedernöl- und minzehaltiges Öl und einen Bronchialbalsam. Eine Kollegin hilft mir und stützt Frau L.s Oberkörper, damit ich ihr im Sitzen den Rücken einreiben kann. Ich lasse sie an Öl und Balsam riechen und frage sie, ob ihr der Duft angenehm ist. Sie bejaht.

Ich beginne die Einreibung mit dem Öl und trage es dünn auf ihren Rücken auf, anschließend reibe ich mit sanft kreisenden Händen großflächig den Bronchialbalsam ein und drücke zwischendurch noch einmal die Atemnot-Akupressurpunkte. Frau L. atmet sehr rasch mit etwa vierzig Atemzügen pro Minute, normal sind zwölf bis achtzehn. Trotzdem kann ich mich gut auf ihren Rhythmus einschwingen. Wir stehen in einem intensiven nonverbalen Kontakt. Ruhe und Entspannung breiten sich aus.

Nach etwa zehn Minuten beende ich die Einreibung und helfe Frau L. wieder zurück ins Bett. Als sie bequem liegt, wünsche ich ihr eine gute Nacht. Sie schläft ein und wird erst am nächsten Morgen wieder wach.

Als ich am folgenden Abend für die Nachtschicht ins Haus komme, erfahre ich bei der Übergabe, dass Frau L. sich am Tage kräftig genug fühlte, um eine Punktion der Pleura über sich ergehen zu lassen. Der Arzt hat gut einen Liter Flüssigkeit abgezogen. Danach konnte sie zwar leichter atmen, aber der Eingriff raubte ihr alle Kraft. Ihre Freude über das Gefühl, gut erholt aufgewacht zu sein, verflog. Nachmittags klingelte sie jede Viertelstunde. Offenbar hatte sie wieder Todesangst. Die Kollegin wusste sich schließlich nicht mehr anders zu helfen und gab ihr in Absprache mit der Ärztin ein starkes Beruhigungsmittel. Das Medikament wirkte jedoch nicht so, wie es sollte. Mehrfach wurde die Dosis erhöht und zusätzlich noch ein anderes starkes Mittel eingesetzt. Vergebens. Frau L. war weiterhin wach, klar, gut orientiert, aber voller Angst. Inzwischen wurde sie in einen anderen Raum nahe dem Stationszimmer verlegt, der lange Weg bis zu ihrem Zimmer war für die Kollegen zu aufwendig. Frau L. war das zwar jetzt doch nicht recht, aber darauf konnte man keine Rücksicht mehr nehmen.

Während wir die Übergabe machen, klingelt sie zweimal. Ich gehe zu ihr, erkläre ihr, dass wir gerade Schichtwechsel haben und ich gleich mit mehr Zeit zu ihr kommen werde. Noch während ich die Medikamente für die Nacht vorbereite, klingelt sie erneut. Ich beachte das nicht und gehe erst zu ihr, als ich alle Medikamente gestellt habe.

Sofort fällt mir ihre eingefallene Mundpartie auf. Ich spreche ruhig mit ihr und setze mich, nachdem sie es mir erlaubt hat, auf die Bettkante. Ich spüre ihrem Atem nach und schwinge mich wieder auf ihren Rhythmus ein. Schweigend warte ich ab, was geschieht. Nichts verändert sich. Sie atmet schnell. Sie konzentriert sich auf jeden Atemzug. Sie muss sich anstrengen dabei. Das erschöpft sie. Sie hat Angst.

Es klingelt an der Außentür. Sie meint, das könne ihre Schwester sein, die meine Kollegen vom Spätdienst informiert hatten, dass es Frau L. schlechter geht. Tatsächlich ist sie es. Ich bin erleichtert.

Weiß ich doch, dass Frau L. in den nächsten Stunden nicht allein sein wird. So kann ich in Ruhe meiner Arbeit nachgehen.

Bevor die Schwester ins Zimmer geht, spreche ich kurz unter vier Augen mit ihr auf dem Flur und erkläre ihr die Situation. Ich bereite sie auf das veränderte Aussehen ihrer Schwester vor und beantworte ihre Fragen. Dann gehen wir gemeinsam zu Frau L. In der Zwischenzeit hat sie sich in ihre Unruhe und Angst weiter hineingesteigert. Ihr Atem geht noch flacher und rascher als zuvor.

Als sich die beiden Schwestern begrüßen, nehme ich unterschiedliche Reaktionen wahr. Frau L. freut sich über den Besuch und schämt sich ihres Zustands. Ihre Schwester ist starr vor Entsetzen und würde am liebsten flüchten. Ich versuche, eine Brücke zwischen den beiden zu bauen, indem ich eine humorvolle Bemerkung mache: »Kann es sein, dass in Ihrer Familie nicht so gern geatmet wird?!« Das war ein Wagnis, denn ich weiß ja, dass Frau L. eine ernstzunehmende Wissenschaftlerin ist, einen scharfen Verstand hat, nüchtern und sachlich denkt. Humor habe ich an ihr bisher noch nicht entdeckt.

Beide Frauen schauen mich kurz erschrocken an und prusten dann laut los vor Lachen. Ich bin erleichtert. Wir lachen alle drei. Ich frage die beiden noch, ob sie noch etwas brauchen, und verlasse, als sie verneinen, das Zimmer.

Etwa eine Stunde später kommt die Schwester zu mir. Sie fragt, wie ich den Zustand von Frau L. einschätze. Ich sage ihr, dass ich keine Ärztin bin und nur aus der Intuition und meinem Gefühl heraus antworten kann. Das findet sie gut und bittet mich, kein Blatt vor den Mund zu nehmen, sondern ganz ehrlich zu sein. Ich sage ihr: »Ich glaube, dass Ihre Schwester nicht mehr lange leben wird. Der Krebs ist so weit fortgeschritten, sie wird vermutlich bald ersticken.«

Die Schwester erschrickt bis ins Mark und stöhnt auf: »Oh nein, davor hatte sie immer am meisten Angst. Kann man sie nicht bewusstlos spritzen, damit sie das nicht miterleben muss?«

Ich antworte, dass das schon gehe, wenn sie es denn wirklich möchte.

Bei dieser Gelegenheit frage ich nach ihren Gewohnheiten. Welche Vorlieben hat Frau L.? Ist sie religiös? Welche Hobbys hat sie? Was mag sie? Was ist ihr zuwider? Ich erfahre, dass ihr Beruf ihr wichtigstes Hobby ist, dass sie Bücher und Wissenschaft über alles liebt, dass sie ungemein gebildet und belesen ist. Religion sei aus ihrer Sicht »Opium fürs Volk«, meint sie, damit dürfe man ihr nicht kommen. Wir plaudern noch ein bisschen, dann geht die Schwester wieder zurück ins Zimmer von Frau L.

Etwa eine Stunde später klingelt Frau L. Sie hat ihren Befehlston wiedergefunden und beschwert sich darüber, dass sie einfach in ein anderes Zimmer verlegt wurde. Sie schimpft wie ein Rohrspatz: »Das ist doch keine Art, einen Patienten so gegen seinen Willen zu verlegen! Ich wusste doch, dass ich hier völlig falsch bin! Morgen will ich zurück in die Uniklinik!«

Ich setze dem nichts entgegen und sage, dass es unter diesen Umständen sicher besser sei, wenn sie sich am nächsten Morgen verlegen ließe. Ich bitte sie aber auch um Verständnis für die Maßnahme meiner Kollegen, die ja nicht nur sie versorgen und manchmal auch etwas tun müssen, was den Patienten nicht sofort einleuchtet. Die Schwester unterstützt mich und appelliert an die Vernunft von Frau L. Zwanzig Minuten später verabschiedet sie sich und fährt nach Hause.

Kurz darauf klingelt Frau L. wieder. Erneut hat sie Atemnot und Angst und verlangt, dass ich sie in ein künstliches Koma versetze. Sie will nichts mehr mitbekommen. Sie hat genug. Ich sage ihr, dass wir das natürlich tun können, dass ich aber vorher noch eine Frage an sie habe: »So wie ich Sie wahrnehme«, sage ich, »haben Sie in Ihrem Leben bisher alles getan, um Ihren Geist topfit zu halten. Warum wollen Sie ihn jetzt mit Medikamenten vernebeln? Sie geben damit genau das auf, was für Sie im Leben immer am wichtigsten war.«

Frau L. stimmt mir zu und meint: »Aber es ist so grausam, bewusst mitzuerleben, wie ich ersticke. Was soll ich dabei mit meinem Geist noch anstellen? Mein Körper ist doch nur noch ein Wrack.«

Ich überlege, was ich darauf antworten soll. Aus dem Gespräch mit ihrer Schwester weiß ich ja, dass sie nicht religiös ist und mit Spiritualität nichts am Hut hat. Trotzdem traue ich mich, ihr auf meine Weise zu antworten: »Liebe Frau L., ich bin Buddhistin und lerne seit fast zehn Jahren bei einem alten tibetischen Lama die Kunst des Sterbens und des Übergangs ...«

Noch während ich spreche, unterbricht mich Frau L.: »Oh, das Tibetische Totenbuch ist mir sehr vertraut, diese Sichtweise scheint mir logisch und verständlich.«

Angesichts dieser Antwort bin ich erstmal platt. Frau L. fragt mir ein Loch in den Bauch über den tibetischen Buddhismus. Ich erzähle ihr gern mehr über mein Wissen und meine Erfahrungen, die ich in Nepal und Tibet damit gemacht habe (auf diese Entwicklung gehe ich in den folgenden Kapiteln noch näher ein). Zwischen uns wächst ein sehr besonderes neues Band der Verständigung. Schließlich bedankt sie sich für meine Offenheit und bittet mich, sie allein zu lassen. Den Wunsch nach dem künstlichen Koma wiederholt sie nicht. Sie schläft durch bis zum nächsten Morgen.

In der folgenden Nacht will sie noch mehr über den tibetischen Buddhismus wissen. Auch interessiert sie, was man in einem akuten Anfall von Atemnot machen könne. Ich leite sie an, wie sie in so einem Fall ihren Geist zentrieren kann, ohne sich von der äußeren Situation ablenken zu lassen. Frau L. kann das schon kurz darauf üben, als sie wieder Atemnot bekommt. Sie wird damit wesentlich besser fertig als in der Nacht zuvor. Sie fragt mich weiter aus über den Sterbeprozess, meditiert und konzentriert sich auf ihren Geist.

In der Nacht darauf verschlechtert sich ihr Zustand drastisch. Eine Verlegung wird von der Uniklinik abgelehnt, weil man bei ihr medikamentös nichts mehr ausrichten kann. Frau L. realisiert, dass sie hier in unserem Haus sterben wird.

Als ich zu ihr komme, befindet sie sich schon im ersten Stadium der aktiven Sterbephase. Ihr geistiger Zustand ist völlig klar und ruhig. Sie will sich nicht mehr medikamentös »abschießen« lassen, sondern verlangt sogar danach, bewusst sterben zu dürfen. Sie hört immer wieder die CD »Reise ins klare Licht« (siehe Seite 282), auf der der Sterbeprozess in Form einer geführten Fantasiereise beschrieben wird. Ich sitze ab und zu schweigend bei ihr, meditiere mit ihr, lege ihr meine Hand auf die Schulter und atme mit ihr.

Eine Nacht später gibt sie mir ein Foto von sich. Sie bittet mich, es im Rahmen meiner unmittelbar bevorstehenden Reise nach Nepal dort meinem tibetischen Lehrmeister zu geben. Er ist ein hochrangiger Lama. Sie wünscht sich, dass er für sie für eine gute Wiedergeburt betet. Von dieser Praxis habe sie gelesen, sie würde sich freuen, wenn er das für sie machen könnte. Sie sagt, wenn ich von ihr träume, solle ich das Foto weitergeben. Dann sei der richtige Zeitpunkt dafür.

Fünf Tage später bin ich in Nepal und träume von Frau L. Ich gebe ihr Foto meinem Meister. Es geschieht, wie sie es sich gewünscht hatte. Nach meiner Rückkehr erfahre ich: An dem Tag, als ich von ihr träumte, ist Frau L. gestorben. Sie hatte keine Angst, sie brauchte keine Beruhigungsmittel, sie starb ohne Qual.

Das fünfte Geheimnis

Entwicklung hat keine Grenzen

རིགས་དྲུག་ཞིང་ཁམས་སུ་གནས་པའི།

སེམས་ཅན་གྲངས་ཚད་བརྗོ་ཟུས་བྲལ།

དེ་ཀུན་ཤེས་རྒྱུད་ཀྱིས་བསྒྲུས་པས།

བདེ་སྡུག་ཆོར་བས་བཅིངས་པ་མཆོངས།

»Lehre uns bedenken, dass wir sterben müssen, auf dass wir klug werden.«

PSALM 90

Seit ich im Palliativkrankenhaus mit den Mitteln der Basalen Stimulation arbeitete, hatte ich ein anderes Verhältnis zu den Patienten bekommen. Ich konnte mit ihnen kommunizieren, ich nahm ihre Botschaften wahr. Komatöse, hirntote und sterbende Patienten hatten für mich nichts Bedrohliches mehr. Im Gegenteil: Ich suchte geradezu ihre Nähe. Weil ich die Arbeit mit ihnen so spannend und auch so zutiefst befriedigend fand. Weil ich ihnen helfen konnte. Weil ich ihre letzten Tage und Stunden für sie noch lebenswert machen konnte. Zwar konnte ich ihrem Leben nicht unbedingt mehr Tage schenken, aber ihren Tagen mehr Leben.

Die Ärzte sagten, diese Menschen seien bewusstlos, sie bekämen nichts mehr mit. Meine Erfahrung lehrte mich das Gegenteil. Diese Menschen haben ein Bewusstsein, sie sind noch da. Sie können reagieren. Ich bildete mir das nicht nur ein. Dafür waren die Zeichen zu deutlich. Sogar meine Kollegen stritten das nicht mehr ab. Viele gingen der Sache nur nicht weiter nach, sie versahen ihren Dienst wie immer.

Für mich jedoch wurden die Beschäftigung mit dem Tibetischen Totenbuch und die Spiritualität immer bedeutsamer. Ich tauchte tiefer ein in die Lehren des tibetischen Buddhismus und war völlig fasziniert davon. Hier fand ich endlich die Antworten, nach denen ich so lange vergebens gesucht hatte – in der Bibel, in Gesprächen mit Priestern, in der *Bhagavad Gita*, bei den Sufis, bei den Hindus, bei Bhagwan. Ich fand dort viel über den Tod und die Glaubenssysteme, aber nichts über das Sterben. Nirgendwo stand etwas darüber geschrieben, was mit den Menschen im Sterbeprozess geschieht. Was mit ihrem Bewusstsein passiert, wenn sie im Koma liegen. Aber darum ging es mir ja. Die einzigen Angaben, die ich dazu fand, standen im Tibetischen Totenbuch. Das machte mich neugierig, ich wollte mehr über diese Religion wissen.

Im Frühjahr 1998 hatte ich in München einen Kongress zum Thema »Sterben und Tod aus spiritueller Sicht« besucht. Einer der Referenten war Sogyal Rinpoche, Autor von *Das Tibetische Buch vom Leben und vom Sterben* (siehe Seite 288). Sein Vortrag gefiel mir gut, und ich folgte ihm an verschiedene andere Orte in Deutschland, wo er Teachings und Retreats abhielt. Ich versuchte, direkt mit ihm in Kontakt zu treten, um mit ihm tiefer ins Gespräch zu kommen. Es gab noch so vieles was ich wissen wollte, worauf ich noch keine Antworten bekommen hatte. Darüber wollte ich mit einem Menschen, der so viel über den Buddhismus wusste, der ihn studiert hatte und lehrte, konkret sprechen. Im Dialog. Aber es war unmöglich, an Sogyal Rinpoche heranzukommen. Meine Briefe blieben unbeantwortet. Bei seinen Vorträgen schirmten ihn Bodyguards komplett ab – kein Wunder bei über tausend Teilnehmern. Ich wollte aber keinen Meister, der sich von seinen Schülern abschirmen ließ und dessen Imperium undurchdringlich war. Ich brauchte einen Meister zum Anfassen. Einen, mit dem ich reden konnte. Dem ich Widerworte geben konnte, wenn mir etwas nicht einleuchtete.

Weil ich in Deutschland nicht weiterkam mit meiner Suche, dachte ich: Vielleicht muss ich dafür mal an den Ort, wo diese

Religion gelebt wird. Nach Nepal, nach Tibet. Den Buddhismus erleben, nicht nur darüber lesen. Der Himalaja war ohnehin schon seit Langem das Ziel meiner Träume. Ich wollte diese Berge sehen, diese Weite schauen. Aber ich wollte nicht als Touristin dorthin.

Eines Tages stolperte ich über eine Anzeige für eine Reise nach Nepal. Angeboten wurde ein mehrwöchiges Retreat in Nepal, bei dem auch ein achttägiges Teaching über das Bardo bei einem tibetischen Mönch in einem Kloster in Kathmandu mit eingeschlossen war. »Bardo« ist tibetisch und bedeutet »Zwischenzustand«. Im Buddhismus ist ja das ganze Leben nur ein Zwischenzustand, der mit dem Beginn des Sterbens in eine andere Phase tritt. Das Sterben selbst ist wiederum ein Zwischenzustand, der mit dem Tod endet. Dieser geht über in ein anderes Bardo, das anhält, bis wir wiedergeboren werden. Bardo – das war genau mein Thema. Und ich war neugierig auf ein Teaching bei einem tibetischen Mönch. Daran anschließend sollte ein zweiwöchiges Meditations-Retreat oben in den Bergen in einem kleinen Bönpo-Kloster stattfinden. Ich buchte die Reise.

Folgenreiche Begegnungen

Und so saßen wir dann mit acht Teilnehmern im Kloster Triten Norbutse in Kathmandu. Es liegt im Norden der Stadt, an einen Hang gebaut, mit einem grandiosen Blick über das weitläufige Kathmandu-Tal. Die Gebäude waren 1987 neu gebaut worden, nachdem das Originalkloster in Tibet, das aus dem vierzehnten Jahrhundert stammte, von den Chinesen bei der Kulturrevolution vollständig zerstört worden war. Triten Norbutse gehört zur Bön-Linie, einer über 18000 Jahre alten Tradition, die bis zum achten Jahrhundert in Tibet die vorherrschende Religion war, dann aber durch den Buddhismus als Staatsreligion abgelöst wurde. Bön bedeutet übersetzt »Wahrheit« oder »Wirklichkeit«.

Bön und Buddhismus beeinflussten sich in den nachfolgenden Jahrhunderten wechselseitig und durchmischten sich. Heute ist Bön eine eigenständige Linie und wird von den anderen buddhistischen Schulen anerkannt.

Das Teaching wurde vom Leiter des Klosters gegeben, von Lopön Tenzin Namdak Rinpoche, exklusiv für uns. Er war damals schon Mitte siebzig, ein weißhaariger fülliger Mönch mit einem freundlichen, runden Gesicht. Er redete auf Englisch, und einer der Mitreisenden übersetzte ins Deutsche. Was ich hörte, machte mich teilweise richtig aggressiv. Es erinnerte mich an die katholische Kirche in ihrer oberlehrerhaften Art. Es war ein absolutes Kontrastprogramm zu dem unkonventionellen, offenen Stil, den ich von den Bhagwan-Teachings gewöhnt war. Ich dachte: »Was redet dieser Alte denn da? Das sehe ich alles ganz anders ...« Und entsprechend benahm ich mich auch. Ich flegelte mich auf dem Boden und streckte ihm meine lang ausgestreckten Beine entgegen, während die anderen sittsam im Schneidersitz dasaßen. Ich war eine Mischung aus pubertär-rebellisch und Sannyasin-arrogant. Und sehr respektlos. Ich hatte keine Hemmungen, den Mönch mit meinen Fragen zu löchern: »Wieso betest du einen Buddha an und sagst gleichzeitig, dass es keinen Buddha gibt? Was meinst du damit? Das ist doch ein Widerspruch!« Das schien Lopön nichts auszumachen, es amüsierte ihn sogar, es gefiel ihm, dass ich seine Worte ständig infrage stellte. Dass ich nicht einfach schluckte, was er sagte, sondern alles und jedes hinterfragte. Er war interessiert an meiner Meinung. Er war sogar bereit, mir anschließend noch für meine speziellen Fragen, die aus meinem Arbeits- und Lebenshorizont kamen, persönlich Rede und Antwort zu stehen. Er war offen für einen direkten Austausch. Das imponierte mir sehr.

Keine meiner Fragen wehrte er ab, keiner wich er aus, er hatte eine Engelsgeduld. Und auf alles eine Antwort, mit der ich etwas anfangen konnte. Ein paar Kernsätze beeindruckten mich besonders:

- »Dränge niemandem etwas auf, was er nicht kennt.«
- »Denke nicht, dass die Verstorbenen weg sind, nur weil ihr Körper verwest. Sie sind da, ihr Bewusstsein vergeht nicht.«
- »In ihrer geistigen Existenz sind die Toten hellsichtig. Unsere Gedanken sind für sie sichtbar, wie Bilder. Sie können sehen, was wir fühlen und denken. Dadurch können wir gut mit ihnen kommunizieren. Was immer du dir an Gutem für sie vorstellst, ist so, als würden sie es wirklich bekommen.«
- »Wenn du die Möglichkeit hast, einen Menschen zu reanimieren, und sei es nur für eine Stunde, und du kannst ihm in dieser Zeit Mitgefühl und Zuflucht und Vertrauen in die Natur des Geistes vermitteln, lohnt sich das auf jeden Fall. Es ist nur dann eine sinnlose Handlung, wenn die Sterbenden keine Hingabe an die Natur des Geistes entwickeln können. Es nutzt nichts, einen Haken ins Wasser zu hängen, in dem keine Fische schwimmen.«

Und es gab noch viele weitere Ausführungen, die mir zeigten: Hier schwebt ein buddhistischer Meister nicht in abgehobenen Sphären. Das ist eine Begegnung von Mensch zu Mensch. Sehr nah. Er nimmt mich ernst mit meinen Fragen. Er respektiert mein westliches Denken. Und er gibt mir Anregungen, mit denen ich etwas anfangen kann. Er sagte: »Es geht nicht darum zu glauben, was ich lehre, sondern es geht darum zu erfahren.« Wir sollten uns aus der eigenen Erfahrung heraus ein Urteil bilden. Das fand ich gut, das hat mich gereizt. Ich wollte erfahren, ich wollte verstehen.

Als die Belehrung zu Ende war, gab er mir den Auftrag, ein Jahr lang eine bestimmte Meditationsform zu praktizieren, das Guruyoga, und mich dabei zu beobachten. Nachzuspüren, was dabei mit meinem Geist passiert. Diesen Auftrag nahm ich gern an.

Zum Abgewöhnen

Im Anschluss an das Teaching flogen wir in die Berge nach Pokhara und von dort nach Jomsom. Danach wanderten wir acht Stunden zu Fuß zu einem einsam gelegenen Kloster, das damals von zwei Mönchen und einer Nonne bewohnt war. Es lag auf der Spitze eines Berges, umgeben von den eisbedeckten Gipfeln der Sechs- und Siebentausender, drei Kilometer entfernt von der Grenze zu Tibet. Dort meditierten wir zwei Wochen lang, und ich konnte sofort ausprobieren, was mir der tibetische Lehrmeister empfohlen hatte.

Seinerzeit rauchte ich noch. Weil wir hoch oben in den Bergen waren, weitab von der Zivilisation, hatte ich mir zwei Stangen Zigaretten mitgenommen. Und ich dachte mir: »Okay, Meister, du hast gesagt, ich solle meinen Geist betrachten, das schaue ich mir jetzt mal an.« Schon beim Aussteigen aus dem Flugzeug in Jomsom auf 3200 Metern Höhe nahm ich mir vor: ab sofort keine Zigarette mehr. Ich wollte schauen, was dabei mit meinem Geist passiert. Denn natürlich flüsterte der mir zu, wie nett es jetzt wäre, eine Zigarette zu nehmen, daran zu saugen und den Rauch zu inhalieren. Das war Verführung pur. Dieser fast zwanghafte Wunsch: Du musst das jetzt haben. Manchmal nahm ich tatsächlich eine Zigarette aus der Packung und hielt sie mir an den Mund, ohne sie anzuzünden. Nur um zu prüfen: Was macht mein Geist jetzt? Da merkte ich, dass es auch eine andere Stimme in mir gab, die sagte: »Schau dir an, was passiert, wenn du es nicht tust.« Ich schaute und merkte: Ich bekam körperliche Symptome – Kopfschmerzen. Nun gut, die konnten auch auf die ungewohnte Höhe zurückgehen. Aber dabei blieb es nicht: Ich schwitzte, ich zitterte, ich war unruhig. Ich war latent aggressiv. Es brodelte in mir. Ich hatte definitiv Entzugssymptome. Ich beobachtete sie und versuchte, sie mit Essen zu unterdrücken. Das brachte aber nichts. Ich beobachtete weiter.

Eines Tages machte der Gruppenleiter mit uns eine Art von Therapiesession. Wir lagen zu acht in einer kleinen Hütte, überall war Staub. Während der Therapie stieg die Aggression wieder in mir auf, und ich ließ sie einfach raus. Das war möglich in diesem Setting. Ich brüllte wie ein Stier, furchterregend. Aber heilsam. So konnte ich meine Aggressionen ausleiten, ohne jemanden zu verletzen oder mir selbst wehzutun. Danach ging es mir richtig gut. Ohne Zigarette. Ich habe seither nie wieder eine angerührt.

Später bekam ich Streit mit dem Gruppenleiter. Einerseits hatte er ein sehr großes Wissen, andererseits benahm er sich oft unmöglich arrogant und meinte, er sei etwas Besseres, er sei erleuchtet. Was ihn dazu veranlasste, immer erhöht sitzen zu wollen. Das verweigerte ich, weshalb er mich der Gruppe verwies. Ich sollte das Kloster in den Bergen verlassen und allein nach Jomsom zurückgehen. In so einem fremden Land, in der schwer zugänglichen Region, in der ich mich überhaupt nicht auskannte, war das mehr als fahrlässig. Noch dazu, weil den Sherpas verboten wurde, mich zu begleiten. Sie hielten sich zum Glück nicht daran, und einer von ihnen führte mich nach Jomsom zurück.

Als wir wieder zurück in Kathmandu waren, dachte ich: »Jetzt muss ich doch nochmal mit dem Mönch sprechen«, denn der Gruppenleiter war ja von ihm beauftragt, die Reise anzuführen. Wenn er dessen Verhalten gutheißt, dann ist das nicht mein geistiges Zuhause. Und so stellte ich ihn regelrecht zur Rede: »Du willst mir etwas von Mitgefühl erzählen und hast einen Schüler, der acht Leute anführt und sich so verhält? Der sich selbst zum Erleuchteten erklärt und Leute in der Wildnis aussetzt? Der einfach macht, was er will, ohne Rücksicht auf Verluste? Erkläre mir bitte, was das mit Mitgefühl zu tun hat.«

Lopön sagte, das habe tatsächlich nichts mit Mitgefühl zu tun, er sei sehr traurig darüber, wie die Reise verlaufen ist. Es sei ein Missbrauch der Lehren. Und er entschuldigte sich bei mir dafür.

Das fand ich groß. Und es gab mir mein Vertrauen in das, was er sagte, zurück. Er war und ist der geistige Führer dieser buddhistischen Schule, er ist vom Rang her dem Dalai Lama oder dem Papst gleichgestellt, er hätte das wahrlich nicht nötig gehabt.

Eine neue geistige Heimat

Wieder zu Hause wollte ich überprüfen, ob das, was Lopön gesagt hatte, tatsächlich stimmte. Täglich machte ich die Übungen und Meditationen, die er mir als »Hausaufgabe« aufgegeben hatte, und beobachtete, was dabei mit meinem Geist und mit mir selbst passierte. Und tatsächlich: Es tat sich etwas. Ich war nicht mehr so emotional – weder in der Eifersucht noch im Neid, im Stolz, in der Wut oder in der Leidenschaft. Ich gewann Abstand zu meinen Emotionen, ich wurde ruhiger, weniger aufbrausend. Geduldiger. Gelassener. Souveräner.

Das machte mein Leben sehr viel einfacher. Ich hatte weniger Konflikte, ich kränkte andere sehr viel seltener, und ich wurde auch selbst weniger verletzt. Ich spürte: Ich bin auf dem richtigen Weg. Hier finde ich meine geistige Heimat.

Ein Jahr später flog ich allein wieder nach Kathmandu zu Lopön und berichtete ihm von meinen Erfahrungen. Er gab mir weitere Aufgaben mit auf den Weg. Das wiederholte sich noch weitere vier Jahre lang. Jedes Mal zog ich mich im Anschluss an das Teaching bei Lopön in ein Kloster in die Berge zurück, gemeinsam mit ein paar Frauen, die ebenfalls an einem solchen Retreat Interesse hatten.

Sherpas begleiteten und bekochten uns. Unser Tagesablauf war gut strukturiert: Morgens standen wir auf und machten Atemübungen, bevor wir meditierten. Dabei lasen wir Mantren ab, die Lopön uns mitgegeben hatte, so lange, bis wir sie auswendig konnten. Das geht eine halbe bis eine Dreiviertelstunde lang – immer derselbe Spruch. Man murmelt ihn einfach vor sich hin. Wenn man das gemeinsam macht, generiert das eine Menge an Energie.

Anschließend lasen wir gemeinsam ein Buch. Es hieß *Die Klausur auf dem Berg* von Dudjom Rinpoche. Es ist ein Buch, das dazu einlädt, der Meditation bis in die tiefsten Tiefen nachzugehen, sich immer wieder die Frage zu stellen: »Wer bin ich?«, gefolgt von erneutem Meditieren. Wenn man das Sitzung für Sitzung macht, den ganzen Tag lang, immer wieder, kommt man wirklich in tiefe Prozesse.

Mir wurde dabei bewusst, wodurch ich mich definiere, woran ich hänge, festhalte, was mich bremst und was mich fördert. Ich konnte erkennen, wer mir guttat und wen ich besser zu meiden hatte. Auch bei den buddhistischen Meistern, die in Europa lehrten und Retreats anboten, konnte ich mit der Zeit die Spreu vom Weizen trennen. Da gab es eben auch welche, die ihren persönlichen Vorteil daraus zogen, dass diese östlichen Lehren im Westen immer mehr Anhänger fanden. Da bereicherte sich so mancher auf weniger schöne Art und Weise.

Lopön sagte immer: »Prüfe den Meister und Lehrer, ob er das lebt, was er lehrt.« Deshalb war es mir so wichtig, unmittelbar in Kontakt mit ihm sein zu können, ganz nah an ihn heranzukommen. Und deshalb blieb ich ihm bis heute treu – weil er tatsächlich lebt, was er lehrt. Er ist unglaublich bescheiden, er stellt keine Ansprüche. Und er will nichts für sich selbst, er steckt alles Geld, das er bei seinen Retreats erhält, in den Erhalt seines Klosters und in die Unterstützung von tibetischen Flüchtlingskindern. Das gilt wahrlich nicht für jeden, der solche Veranstaltungen anbietet.

Gespräche mit Hirntoten

Im Umgang mit den Patienten fand ich vielfältige Bestätigungen dafür, was Lopön mir zu den Zwischenzuständen gesagt hatte. Ich hatte ihn zum Beispiel gefragt, ob ein Sterbender weiterhin die Fähigkeit zur Wahrnehmung hat, auch wenn er mit starken

Medikamenten ruhiggestellt wird und in keiner Weise mehr ansprechbar ist oder wenn er bereits hirntot ist.

Und er sagte, ja, auch so ein Mensch könne wahrnehmen. Das kognitive Bewusstsein sei dann zwar erloschen, aber es gebe tiefere Bewusstseinsschichten, die wahrnehmungsfähig und hellwach seien. Diese Menschen nähmen alles wahr, was um sie herum passiert. Deshalb sei es wichtig, respektvoll mit ihnen umzugehen, ihnen zu erklären, wo sie sind, woran sie erkrankt sind und was mit ihnen geschieht.

Und so wurde ich immer sicherer, dass ich auf dem richtigen Weg war, wenn ich diese Patienten so pflegte, als wären sie nicht bewusstlos, sondern ganz da. Den Zustand der Bewusstlosigkeit gab es für mich ohnehin nicht mehr – selbst im Tode nicht.

Das wurde besonders augenfällig, wenn ich mit Patienten arbeiten musste, die bereits hirntot waren. Die meisten von ihnen waren reanimiert und auf der Intensivstation behandelt worden. Aber ihr Gehirn war zu lange nicht ausreichend durchblutet worden und zeigte deshalb keine Hirnströme mehr. »EEG-Nulllinie«, heißt es dann. Es beschreibt das irreversible Zugrundegehen aller Hirnfunktionen aufgrund von absterbenden Nervenzellen. Der Hirntod muss durch zwei Neurologen unabhängig voneinander bestätigt werden. Stimmen die Angehörigen einer Organentnahme nicht zu oder hat der Patient keinen Organspendeausweis, wird er nicht weiter künstlich am Leben erhalten und die Beatmung abgeschaltet. Es werden auch keine Medikamente mehr gegeben, die den Kreislauf in Schwung halten oder die Herztätigkeit anregen, keine Flüssigkeit oder künstliche Nahrung. Oft leben die Patienten aber dennoch weiter. Sie atmen selbständig, ihr Herz schlägt. Man wartet dann einfach so lange, bis auch das aufhört. Sie werden nur noch notdürftig versorgt.

Ein Mensch in diesem Zustand ist eine pflegerische Herausforderung. Man weiß, dass er innerhalb kurzer Zeit sterben wird, weil keine lebenserhaltenden Maßnahmen mehr vorgenommen werden. Da ist es verführerisch, sich eine gewisse Gleichgültigkeit anzugewöhnen und sich als Pflegekraft zurückzuziehen, dem Patienten nichts Menschliches mehr angedeihen zu lassen. Ganz nach dem Motto: Er stirbt doch sowieso bald.

Die vermeintliche Reaktionsunfähigkeit dieser Patienten tut ein Übriges. Viele Kollegen schotten sich innerlich ab und erledigen die Pflege im Hauruckverfahren. Sie waschen den Patienten im Geschwindschritt und nur noch flüchtig. Sie saugen hin und wieder Schleim ab oder wechseln den Urinbeutel. Das war's dann auch schon.

Immer wieder hatte auch ich solche Patienten zu betreuen. Und erlebte Erstaunliches mit ihnen. Es waren Erlebnisse, die mir unzweifelhaft zeigten, dass auch Hirntote ein Bewusstsein haben, das wahrnehmen und erfassen kann, was mit ihnen passiert. Lopön hatte absolut recht.

Ingrid P., 65 Jahre

Ingrid P. war verheiratet und hatte zwei erwachsene Kinder. Sie war in der Bäckerei zusammengebrochen, als sie gerade Brötchen holen wollte. Der Notarzt wurde alarmiert und reanimierte sie. »Kammerflimmern«, lautete seine Verdachtsdiagnose. In der Uniklinik konnten die Ärzte den Zustand von Frau P. stabilisieren. Sechs Wochen lag sie auf der Intensivstation. Das Herz schlug wieder regelmäßig, der Blutdruck war stabil, Frau P. atmete wieder selbständig und konnte von der Beatmungsmaschine abgenommen werden. Ihr Gehirn war jedoch zu lange von der Sauerstoffzufuhr abgeschnitten gewesen. »Hirntot«, lautete der Befund der Neurologen. Mehrfach hatten sie ihre Diagnose überprüft – die Hirnflüssigkeit (Liquor) untersucht, ein EEG geschrieben, die Reflexe geprüft: Da war nichts mehr.

Übergangsweise wurde Frau P. in unser Haus verlegt, weil im Hospiz noch kein Platz frei war. Sie hatte eine Patientenverfügung, aus der hervorging, dass sie keine lebensverlängernden Maßnahmen wollte. Für uns war damit klar: Sie bekommt keine Nahrung mehr, keine Flüssigkeit, keine Medikamente. Wir versorgen sie nur noch, bis das Herz aufhört zu schlagen oder die Organe versagen.

Frau P. liegt schon elf Tage bei uns, als ich sie zum ersten Mal betreue. Sie trägt ein Krankenhaus-Flügelhemdchen, nicht ihr privates Nachthemd. Auch im Krankenzimmer sehe ich keinen einzigen persönlichen Gegenstand von ihr. Sie liegt mutterseelenallein in ihrem Bett. Wie ein Stück Fleisch, das eben noch atmet und nur deshalb noch nicht entsorgt wurde. Die Angehörigen kommen zwar zwischendurch zu Besuch, bleiben aber nie lange, weil sie den Anblick von Frau P. nicht ertragen können. Noch nicht einmal die Ehrenamtlichen kümmern sich um sie.

Ich habe Frühdienst. Als ich mit den anderen Patienten fertig bin, gehe ich zu Frau P. und entscheide mich, ihr ein therapeutisches Tiefenentspannungsbad zu gönnen. Nach der Basalen Stimulation des Körpersinns fahre ich sie im Bett ins Bad. Mithilfe des Lifts hieve ich sie ins Badenetz und darin ins wohlig warm temperierte Wasser. Ihren Kopf bette ich sicher und bequem auf den Rand. Das Wasser enthält einen wohlriechenden Badezusatz aus Wacholder und Lavendel, der das Badezimmer mit seinem angenehmen Duft erfüllt. Ich lege leise Entspannungsmusik in den CD-Player ein, die mit ihren zarten, harmonischen Klängen durch den Raum schwebt.

Frau P. liegt entspannt im Wasser. Ich stelle mich ans obere Ende der Wanne und nehme ihren Kopf in meine Hände. Sanft massiere ich ihr Gesicht, die Ohren, die Kopfhaut, den Nacken. Anschließend halte ich den Kopf in der Schale meiner Hände. Nach etwa einer Stunde bringe ich Frau P. wieder zurück in ihr Zimmer.

Am nächsten Tag habe ich Spätdienst. Heute möchte ich Frau P. weiter basal stimulieren. Zuerst körperlich, dann auch vibratorisch und vestibulär. Dabei öffnet sie die Augen und versucht, ihren Blick zu fixieren. Sie lässt zu, dass ich ihre Zähne putze, und öffnet dafür selbst den Mund. Bisher war die Mundpflege bei ihr nicht möglich gewesen. Die Kollegen hatten es nicht geschafft, in ihren Mund einzudringen. Also blieben die Zähne eben ungeputzt.

Einen Tag später habe ich Frühdienst. Wieder wende ich bei Frau P. die Basale Stimulation an, putze ihre Zähne und kündige ihr dann an, dass ich bei ihr eine belebende Waschung vornehmen möchte. Ich will ihr das Angebot machen, ihr noch verbliebenes Bewusstsein zu aktivieren und mit mir in Kontakt zu kommen. Heute öffnet sie den Mund, kaum dass ich ihn mit der Zahnbürste berühre. Wieder schlägt sie die Augen auf. Es gelingt ihr sogar, ihren Blick auf mich zu fixieren. Sie schaut mich an. Eine hirntote Patientin!

Bei der Waschung fällt mir auf, dass sie ihr Bein angewinkelt auf dem Bett halten kann. Ich lasse es los – es fällt nicht um, es sackt nicht weg. Offenbar kann sie es selbst in seiner Position belassen. Hirntote können so etwas normalerweise nicht. Ausgeschlossen, dass sie selbst eine Spannung in der Muskulatur aufbringen können …

Ich merke, dass Frau P. während allen pflegerischen Maßnahmen tief und vernehmbar atmet. Ich habe das Gefühl, dass sie meine Berührungen und meine Stimme wahrnimmt und genießt, dass sich jemand so um sie kümmert und pflegt.

Eine Nacht später stirbt Frau P.

Stefan N., 61 Jahre

Herr N. war Allgemeinarzt in eigener Praxis, die er zusammen mit seiner Frau betrieb. Sie war kurze Zeit zuvor an einem Narkosezwischenfall im Rahmen einer Routineoperation gestorben. Mehrfach hatten die Ärzte versucht, sie wiederzubeleben, aber das Gehirn war bereits unwiederbringlich geschädigt, und sie starb auf der Intensivstation.

Herr N. nahm den Tod seiner Frau zum Anlass, um eine Patientenverfügung aufzusetzen. Darin stand, dass er im Falle eines bestätigten Hirntods keine lebensverlängernden Maßnahmen, keine Ernährung, keine Flüssigkeit und keine Medikamente möchte. Das Paar hatte keine Kinder. Herr N. hatte jedoch eine Schwester, mit der ihn eine herzliche Beziehung verband.

Acht Wochen nach dem Tod seiner Frau erlitt Herr N. selbst einen Herzinfarkt mit Kammerflimmern. Er wurde reanimiert, aber sein Gehirn war bereits zu lange ohne Sauerstoff gewesen. Die Neurologen attestierten seinen Hirntod. Aufgrund seiner Patientenverfügung kam er zu uns. Er hatte einen Luftröhrenschnitt und atmete selbständig.

Er produzierte auffällig viel Urin und Schleim, obwohl er ja keinerlei Flüssigkeit bekam. Wir mussten während einer Schicht fünfzehn- bis zwanzigmal jeweils fünf bis zehn Milliliter Schleim absaugen. Das ist sehr viel. Normalerweise saugt man ein- bis zweimal pro Schicht ab und fördert dabei maximal 0,5 bis ein Milliliter Schleim zutage. Oft kamen wir zu spät, und Herr M. hatte den Auswurf bereits auf seiner Brust. Diese hohe Schleimproduktion ging möglicherweise auf eine Bronchitis zurück. Das wurde jedoch nicht diagnostisch überprüft – Herr N. lag ja bei uns, um zu sterben.

Seine Schwester besuchte ihn täglich und saß viele Stunden hilflos an seinem Bett. Bei der Körperpflege wurde sie regelmäßig gebeten, das Zimmer zu verlassen.

Herr N. liegt schon elf Tage bei uns, als ich ihn im Frühdienst übernehme. Wie üblich stelle ich mich ihm vor und sage ihm Wochentag, Datum und Uhrzeit. Ich erkläre ihm, dass er zusammengebrochen ist, reanimiert wurde, das EEG jedoch eine Nulllinie zeige und er deshalb bei uns im Hospiz liege, um zu sterben. Ich sage ihm, dass wir seine Patientenverfügung respektieren und er keine weiteren Maßnahmen erhält. Es ist ein seltsames Gefühl, so zu ihm zu sprechen. Ich habe keine Ahnung, ob er davon etwas mitbekommt.

Anschließend mache ich die Mundpflege. Gerade für diese Patienten ist das besonders wichtig. Nicht nur aus hygienischen Gründen, sondern weil ein Mund, der sich bewegen kann, etwas mit der Wachheit des Geistes zu tun hat. Wir kennen das alle von langen

Autofahrten: Wenn wir müde werden, lutschen wir ein Bonbon oder wir trinken und essen etwas. Damit stimulieren wir auch unseren Geist und halten ihn wach. Deshalb berühre und belebe ich die Mundregion gerade bei diesen Patienten im Wachkoma.

Ich massiere die Mundregion von Herrn N., um sie ihm bewusst zu machen. Ich führe die mit Mundwasser befeuchtete Zahnbürste an seine Lippen und bitte ihn um Erlaubnis, seine Zähne reinigen zu dürfen. Ich führe die Zahnbürste langsam und vorsichtig in seinen Mund ein und bedanke mich für sein Vertrauen. Während ich mit seinem Mund beschäftigt bin, halte ich ständig Körperkontakt, indem ich meinen Unterarm gegen seine Schulter lehne.

Noch während ich mit der Mundpflege beschäftigt bin, klopft es an der Tür, und seine Schwester schaut herein. Sie entschuldigt sich und will die Tür wieder schließen, als ich sie hereinbitte und sage, dass sie gern dabei sein und mir helfen kann, wenn sie es möchte. Das tut sie bereitwillig.

Sie stellt sich auf die andere Seite des Bettes und sagt: »Das finde ich aber schön, dass ich dabei sein darf, was soll ich tun?« Ich bitte sie, einfach nur ruhig zuzuschauen, wie ich mit ihrem Bruder arbeite, damit wir beide nicht abgelenkt werden. Sie schaut mich erstaunt an und fragt: »Wieso? Mein Bruder bekommt doch nichts mehr mit?« Ich erkläre ihr, dass ich das nicht glaube und dass auch Hirntote noch mit ihrem Bewusstsein bei uns sind.

Dann setze ich die Pflege fort. Ich frage die Schwester, ob ihr Bruder Rechts- oder Linkshänder ist. Er ist Rechtshänder. Also stelle ich die Waschschüssel in Hüfthöhe an seine rechte Seite und tauche seine rechte Hand in das warme Wasser. Ich spiele mit den Fingern, umspüle sie und lasse sie den Waschlappen fühlen. Damit will ich Herrn N. vermitteln, dass er jetzt gewaschen wird und sein Körper mit Wasser in Berührung kommt.

Während des Waschvorgangs spreche ich nicht viel, erkläre Herrn N. aber immer, was ich zu tun vorhabe oder gerade mache.

Ich ziehe mir links und rechts einen Waschhandschuh über und streiche damit gleichzeitig und symmetrisch über das Gesicht. Für die belebende Waschung reibe ich mit dem Waschlappen, an den Händen beginnend, die Arme hoch bis zu den Schultern. Damit kann ich seinen Geist anregen, obwohl keine Hirnströme mehr vorhanden sind. Seine Wahrnehmungsfähigkeit ist ihm ja noch geblieben. Anschließend folgt das Gleiche auf der anderen Seite.

Danach sind die Füße dran. Ich stelle seinen rechten Fuß in die Waschschüssel und reinige sorgsam die Füße und die Zehenzwischenräume. Nur für die Intimpflege bitte ich die Schwester, kurz das Zimmer zu verlassen.

Als sie wieder hereinkommt, sagt sie, sie habe das Gefühl, dass ihr Bruder irgendwie wach und anwesend ist. Sie habe ihn so noch nie erlebt. Ich selbst kann das schlecht beurteilen, weil ich ja zum ersten Mal bei ihm bin. Ich beziehe das Bett noch neu, und gemeinsam drehen wir ihren Bruder dann auf die Seite.

Am nächsten Tag habe ich Frühdienst. Heute möchte ich Herrn N. baden. Seine Schwester ist bereits da und freut sich über diese Idee. Sie erzählt, dass Herr N. immer gern und oft geschwommen ist. Ich bade ihn eine Stunde lang mit einem gut riechenden Badezusatz bei Entspannungsmusik. Aus Respekt vor seiner Intimsphäre ist sein Genital mit einem Handtuch bedeckt. Wie Frau P. erhält auch Herr N. eine Kopf- und Gesichtsmassage. Seine Schwester ist mit im Badezimmer. Die Tränen laufen ihr über die Wangen. Es ist ein sehr berührender Moment.

Anschließend habe ich drei Tage frei. Als ich für meinen Frühdienst wiederkomme, lebt Herr N. noch. Seine Schwester erzählt mir, dass sie sich in diesen drei Tagen von den Kollegen nicht mehr hat aus dem Zimmer schicken lassen, wenn ihr Bruder gepflegt wurde. Sie sagt, dass ihr dabei aufgefallen sei, wie anders er auf diese Pflege reagiert habe. Er habe sehr viel mehr husten müssen, hätte schneller geatmet, teilweise seien sogar seine Muskeln verspannt gewesen. Eine Mundpflege sei nicht möglich gewesen, er hätte den Mund nicht geöffnet. Er produzierte weiterhin viel Schleim.

In den folgenden drei Tagen mache ich mit Herrn N. jeden Tag gleich morgens die Basale Stimulation. Er erscheint mir entspannt und kooperativ. Das bestätigt mir auch seine Schwester. Sie spricht inzwischen mit ihm, liest ihm aus seinen Büchern vor, spielt seine Lieblingsmusik. Beides in wohldosierter Menge, nicht zu lange, um ihn nicht mit Reizen zu überfluten oder zu überfordern.

Ich zeige ihr, wie sie ihren Bruder somatisch stimulieren kann, damit sie das selbst machen kann, wenn ich keinen Dienst habe. Sie scheut sich nicht mehr, mit ihrem Bruder in Körperkontakt zu treten, obwohl er im Koma liegt. Für Angehörige ist das ja oft eine große Hürde. Sie nimmt sie mit Bravour. Damit kann sie auch ein Stück Abschied und Trauer bewältigen. Und sie kann selbst etwas tun, sie fühlt sich nicht mehr ohnmächtig dem Geschehen ausgeliefert.

In diesen Tagen atmet Herr N. sanfter, er lässt die Mundpflege wieder zu, sein Körper ist entspannt. Er bewegt die Augen hinter den geschlossenen Lidern. Gemeinsam mit der Schwester habe ich das Gefühl, dass wir mit ihm in Kontakt sind. Es ist eine Stimmung, die man kaum näher beschreiben kann. Aber jeder von uns kennt dieses Gefühl, wenn wir jemanden lieben und genau wissen, wir sind uns nah. So war es mit Herrn N. und seiner Schwester und mir. Wir brauchten keine Worte, um miteinander zu sein.

Achtzehn Tage nachdem Herr N. zu uns gekommen ist, stirbt er. Drei Tage nach seinem Tod kommt seine Schwester noch einmal ins Haus, um seine Sachen abzuholen. Sie drückt mir einen Umschlag mit 2000 Euro in die Hand und sagt: »Ich möchte, dass Sie von diesem Geld alle Mitarbeiter hier schulen, damit sie lernen, was Sie mir gezeigt haben.« Ich erkläre ihr, dass ich das Geld nicht annehmen darf, und bitte sie, es bei der Geschäftsführung abzugeben und den Verwendungszweck zu nennen. Sie sagt zu, das zu tun, und verabschiedet sich mit den Worten: »Frau Mihm, mein Bruder hat Ihnen aus den Händen gefressen …!« Er habe sich meiner Pflege jedes Mal regelrecht hingegeben. Das zu sehen, sei für sie sehr tröstend und schön gewesen.

Die von ihr gewünschte Fortbildung fand nie statt.

Louise S., 32 Jahre

Frau S. ist ledig und hat keine Kinder. Im Frühjahr 2003 hat sie zum ersten Mal Gleichgewichtsstörungen, die sich in den folgenden Monaten häufen. Sie stolpert oft und sieht Doppelbilder. Nach langem Hin und Her bei verschiedenen Fachärzten steht schließlich die Diagnose fest: Creutzfeldt-Jakob-Krankheit (CJK). Das ist eine sehr seltene Erkrankung des Gehirns, bei der innerhalb kurzer Zeit alle geistigen und motorischen Fähigkeiten verloren gehen, und zwar unaufhaltsam innerhalb weniger Monate. Auslöser dafür sind sogenannte Prionen, das sind spezielle Eiweiße mit veränderter Struktur, die das Gehirn schädigen. Eine Creutzfeldt-Jakob-Krankheit entsteht zufällig aufgrund einer genetisch festgelegten Bereitschaft oder durch Übertragung der krankmachenden Prionen.

Frau S. kommt Anfang Dezember 2003 zu uns. Die Krankheit hat ihr Gehirn bereits schwer geschädigt. Seit vier Monaten liegt sie bewegungslos im Bett und dämmert vor sich hin. Auf Ansprache reagiert sie nicht mehr. Sie hat einen Dauerblasenkatheter und wird künstlich ernährt. Zweimal in der Woche kommt der Physiotherapeut, eine Musiktherapie ist angedacht, hat aber noch nicht stattgefunden.

Die Mutter von Frau S. starb vor vier Jahren, ihr Vater besucht sie täglich, er ist sehr besorgt und hat einen enorm großen Gesprächsbedarf, den wir im Rahmen unserer Möglichkeiten kaum befriedigen können. Frau S. hatte einen Lebenspartner, der sie jedoch nach Ausbruch der Krankheit verließ.

Ich übernehme Frau S. im Rahmen meines Spätdienstes. Bei der Übergabe erfahre ich, dass sie bisher routinemäßig gepflegt worden ist. Ich finde sie halb auf der Seite liegend vor, bewegungslos. Ihre Augen sind geschlossen. Auf dem Nachttisch sehe ich ein Porträtfoto von ihr. Es zeigt eine sehr gepflegte, attraktive Frau mit auffallend schönen dunkelbraunen Haaren. Auf einem Tisch gegenüber dem Fußende des Bettes – außer Sichtweite von Frau S. – ist eine Fotocollage mit Bildern aus ihrem Leben gegen die Wand gelehnt. Es sind Bilder, die an eine glückliche Zeit erinnern. Daneben stehen ein CD-Player und CDs mit französischen Chansons sowie eine noch verpackte Aromakerze mit Lavendelduft. Auf einem kleinen Tisch neben ihrem Bett leuchtet ein Blumenstrauß in herbstlichen Farben, das Wasser ist trüb und scheint schon lange nicht mehr gewechselt worden zu sein. Daneben liegen Flacons für die Gesichtskosmetik mit Rosenwasser und Rosenöl. Es ist still im Zimmer. Es riecht unangenehm nach Mundfäule, vermischt mit Urin und Stuhl.

Wie gewohnt stelle ich mich erst einmal vor, benenne Wochentag, Datum und Uhrzeit und erkläre Frau S., warum sie bei uns ist. Als ich sie berühre, zieht sie die Beine etwas an und verkrampft sich, ihr Atem stockt. Ich sage ihr, dass ich vorhabe, sie anders zu lagern, und dass ich schauen möchte, ob sie Druckgeschwüre hat. Alles, was ich tue, kündige ich mit klaren Worten an und achte auf ihre Reaktionen.

Bevor ich die Bettdecke lüfte, modelliere ich ihre seitlichen Körperumrisse von den Schultern bis zu den Füßen mit leichtem Druck auf die Bettdecke. Dabei zieht sie die Beine an und öffnet die Augen. Die Augäpfel rollen in ihren Höhlen und drehen sich schließlich nach oben weg. Ein direkter Blickkontakt ist nicht möglich. Frau S. atmet jetzt tiefer ein und aus. Ich habe das Gefühl, dass sie mir sagen will: »Lass mich in Ruhe!«, und beschließe, besonders behutsam vorzugehen. Sie scheint geistig durchaus anwesend zu sein, hat aber keinerlei Kontrolle mehr über ihre Bewegungen. Ihre Finger und Hände sind steif.

Mit viel Zeit und unter ständigem Erklären drehe ich Frau S. sanft auf die Seite. Am Steiß hat sie ein kleines Druckgeschwür, das nicht verbunden ist. Ihre Haut ist gut durchblutet. Ich verstehe nicht, dass sie nie aus dem Bett geholt wurde, und entschließe mich, sie zu mobilisieren. Zuvor will ich sie noch vibratorisch stimulieren, um ihr ein Gefühl für ihre Körpertiefe zu geben.

Inzwischen ist ihr Vater eingetroffen. Ich stelle mich ihm vor und erkläre, was ich vorhabe. Er staunt, dass ich so einen Aufwand treiben will, und bittet mich, seiner Tochter bloß keinen Schaden zuzufügen. Das verspreche ich ihm.

Ich beginne, ihren Körpersinn zu stimulieren, anschließend berühre ich mit dem Massagegerät ihre Gelenke. Zum Schluss packe ich das Gerät noch in ein Kissen, das ich Frau S. auf die Brust lege. Bei all diesen Maßnahmen bleiben die Beine unverkrampft, wieder öffnet sie die Augen, die sich rollend hin und her bewegen. Ihr Atem fließt ruhig und gleichmäßig. Ich habe den Eindruck, dass sie diese Stimulation ihres Körpersinns genießt. Der Vater bestätigt das und sagt, er habe sie schon lange nicht mehr so entspannt gesehen.

Ich ziehe Frau S. Socken an, stelle einen Fußhocker an ihr Bett, und gemeinsam mit dem Vater setze ich sie an die Bettkante. Er stützt sie von vorn. Nach einer Viertelstunde legen wir sie wieder zurück und in eine bequeme, halbaufgerichtete Haltung. Wenn sie die Augen öffnet, hat sie jetzt eine Übersicht über den ganzen Raum.

Ich nutze die Gelegenheit und frage den Vater nach den Gewohnheiten seiner Tochter – bisher waren diese Angaben noch nicht erfragt worden. Der Vater erzählt, dass sie gern schwamm und joggte, dass sie häufig Fernsehsendungen auf »arte« sah und jeden Sonntagabend den »Tatort«. Sie mochte französische Chansons, sie hatte Angst im Dunkeln und trank abends gern ein Bier.

Am nächsten Tag habe ich Frühdienst. Nach der Basalen Stimulation will ich Frau S. waschen und die Zähne putzen, anschließend möchte ich sie in einen bequemen Stuhl setzen. Beim Waschen benutze ich das Rosenöl – offenbar mag sie diesen Duft.

Ich stülpe einen Waschhandschuh über ihre Hand und führe diese über ihr Gesicht, als würde sie sich selbst das Gesicht waschen. Auch beim Abtrocknen verfahre ich so. Auf diese Weise kann sie sich selbst berühren und spüren. Dabei beobachte ich, dass Frau S. ganz aufmerksam bei der Sache ist. Ihre Haut ist weich und geschmeidig, zu keiner Zeit verkrampfen sich die Beine. Anschließend öle ich ihren Körper mit Rosenöl ein, um ihr noch einmal ihre Körpergrenzen bewusst zu machen.

Ich setze sie wieder auf die Bettkante und wiege sie etwa zehn Minuten sanft hin und her, damit sie ein Gefühl für ihr Gleichgewicht bekommt. Da sie keinerlei Spannung in der Muskulatur aufweist, halte und trage ich sie zusammen mit einer Kollegin zum Therapiestuhl und setze sie hinein. Körper und Kopf stabilisieren wir mit Kissen. Dann fahre ich Frau S. durch die Station, zeige ihr die Umgebung, in der sie mittlerweile seit fast drei Wochen lebt.

Frau S. scheint das gut zu bekommen. Zum ersten Mal gibt sie einen Laut von sich, eine Art Stöhnen. Ich habe das Gefühl, dass sie mir damit etwas sagen will. Sie ist hellwach, ich erkenne es an ihren Augen, die lebhaft hin und her rollen und noch immer keinen Punkt fixieren können.

Bei meinem nächsten Frühdienst kommt mir nach der normalen Pflege mit Basaler Stimulation die Idee, Frau S. zu baden. Diese Badesession soll sie aktivieren und beleben. Ich fahre sie ins Badezimmer, noch bevor ich das Wasser einlaufen lasse. Ich möchte, dass sie das Plätschern hört, gleichzeitig entfaltet sich der angenehme Rosenduft im ganzen Raum. Mithilfe des Lifts lege ich sie in das warme Wasser, meine Kollegin hält ihren Kopf, während ich beginne, ihren Körpersinn zu stimulieren. Wieder stülpe ich ihr einen Waschhandschuh über die Hand und führe ihren Arm damit zu ihrem Gesicht. Anschließend streiche ich sehr langsam und vorsichtig mit dem rauen Waschlappen über ihren Körper. Als ich damit gerade ihr rechtes Bein massiere, öffnet sie die Augen und schaut mich direkt an. Mein Blick taucht ein in zwei große, dunkelbraune Augen.

Zum Schluss wasche ich ihr die Haare – den Fotos zufolge scheinen sie ihr besonders wichtig gewesen zu sein. Meine Kollegin schützt die Augen mit einem Waschlappen vor dem Shampoo, ich massiere mit feinem, aber bestimmtem Druck ihre Kopfhaut. Währenddessen gibt sie wieder dieses Stöhnen von sich und knurrt dabei auch ein wenig. Intuitiv stöhne und knurre ich mit ihr. Daraus entsteht eine eigenartige Kommunikation – wir unterhalten uns. Sie atmet tief ein und aus, sieht völlig entspannt aus und scheint die Kopfmassage zu genießen.

Nach dem Baden fahre ich Frau S. zurück in ihr Zimmer und verabschiede mich von ihr bis zum nächsten Tag.

Wieder habe ich Frühdienst. Von der Nachtschicht erfahre ich, dass Frau S. die halbe Nacht wach lag, stöhnte und knurrte und andere merkwürdige Laute von sich gab. Die Kollegin verabreichte ihr schließlich ein Schlafmittel, weil sie dachte, Frau S. sei unruhig und wolle schlafen.

Nach der Basalen Stimulation setze ich Frau S. im Bett aufrecht hin und putze ihr die Zähne. Dann hole ich aus der Küche frisch gebrühten Kaffee und ein Stück Brötchen mit Marmelade – es ist Frühstückszeit! Ich halte ihr die Tasse unter die Nase, damit sie den Kaffeeduft riecht, und hänge ihr dann 100 Milliliter Kaffee an die Sonde. Den Brötchenwürfel wickele ich in Mullgaze, tauche das Säckchen in etwas warmen Kaffee und lege es in die Wangentasche von Frau S. Etwa zwanzig Minuten später entferne ich das Säckchen wieder und streiche ihren Mund noch einmal mit etwas frischem Kaffee aus. Frau S. stöhnt und knurrt.

Nach der Körperpflege mobilisiere ich sie wieder in den Therapiestuhl. Als sie vor mir sitzt, frage ich sie spontan: »Frau S., wenn Sie mich hören und verstehen können, antworten Sie bitte mit einem Stöhnen.« Frau S. stöhnt. »Ich werde Ihnen nun einige Fragen stellen, die Sie mit Ja oder Nein beantworten können. Wann immer Sie Ja sagen möchten, stöhnen Sie bitte. Haben Sie das verstanden?« Sie stöhnt. »Möchten Sie heute zum Mittagessen ein Bier?« Sie stöhnt. »Sitzen Sie bequem?« Sie schweigt.

»Soll ich Sie anders hinsetzen?« Sie stöhnt. »Haben Sie Schmerzen?« Sie schweigt. »Möchten Sie wissen, welche Krankheit Sie haben?« Sie stöhnt. »Bei Ihnen ist die Creutzfeldt-Jakob-Krankheit nachgewiesen worden. Wissen Sie, was das ist?« Sie stöhnt. »Möchten Sie etwas über den Krankheitsverlauf wissen?« Sie stöhnt. »Diese Krankheit ist noch nicht besonders erforscht. Sicher scheint zu sein, dass sie das Gehirn unwiederbringlich zerstört. Deshalb haben Sie keine Kontrolle mehr über Ihren Körper. Da wir jetzt einen Weg gefunden haben, miteinander zu sprechen, frage ich Sie: Möchten Sie mit Ihrem Vater reden?« Sie stöhnt. »Er kommt Sie ja täglich besuchen. Soll ich ihm sagen, wie er mit Ihnen kommunizieren kann?« Sie stöhnt.

Erst als ich ihr Zimmer wieder verlasse, wird mir klar, was sich hier gerade abgespielt hat. Noch im Nachhinein bin ich tief berührt und erschüttert.

Am nächsten Tag habe ich Spätdienst. Die Kollegen vom Frühdienst erzählen, dass Frau S. auffallend wach ist, die Augen fixieren kann und deutlich wahrnehmbar mit Stöhnen und Knurren reagiert. Gegen 15 Uhr kommt der Vater. Er findet seine Tochter im Aufenthaltsraum, im Therapiestuhl sitzend. Sie lauscht auf das, was die anderen Menschen sagen, die sich lebhaft unterhalten. Ich erzähle ihm, wie ich mit seiner Tochter »gesprochen« habe, und ermutige ihn, das ebenfalls zu tun. Ich bringe Frau S. in ihr Zimmer und lasse sie mit ihrem Vater allein.

Zwei Stunden später kommt Herr S. zu mir. Er bedankt sich und fragt, ob ich ihm beibringen kann, was ich mit seiner Tochter mache. Während er spricht, muss er immer wieder weinen. Er weiß ja, dass er seine Tochter verlieren wird, und vermutlich schon bald. Aber er will diese Zeit mit ihr noch so intensiv wie möglich nutzen. Drei Tage später stirbt Frau S.

Für mich war die Pflege bei dieser Patientin eine Reise in eine andere Welt. Es war vermutlich nicht nur die Basale Stimulation, die hier den Kanal für die Kommunikation geöffnet hat. Aber sie hatte wesentlichen Anteil daran. Für den Vater war es ein großes

Geschenk, noch einmal »richtig« mit seiner Tochter kommunizieren zu können, bevor sie ihn verließ.

Entwicklung ist möglich bis zum letzten Atemzug

Viele Menschen haben mehr Angst vor dem Sterben als vor dem Tod. Weil dieser für sie ohnehin einen Endpunkt darstellt, hinter dem es keine Zukunft mehr gibt. Für sie kommt es darauf an, diesen Schlussakkord möglichst zügig und mitten aus dem Leben heraus zu erreichen. Deshalb finden so viele den plötzlichen Herztod so gnädig: Man fällt einfach um und ist weg. Oder den Tod im Schlaf, der uns in einer Zeit ereilt, in der unser Bewusstsein ohnehin auf Wanderschaft ist. Sterben müssen wir alle – aber wenn, dann bitte fix. Geräuschlos. Schmerzlos. Unbewusst.

Diese Sehnsucht, den Strebeprozess zu vermeiden, ihn auf ein absolutes Minimum zu begrenzen, ist Ausdruck einer tiefliegenden, lähmenden Angst. Schnell wieder verdrängen, dass wir sterben müssen. Bloß nicht anschauen, was dabei passiert. Bloß nicht sich damit auseinandersetzen. So bleiben, wie wir sind. Nicht wissen wollen, ob und wie wir uns dabei verändern. Schon gar nicht darüber nachdenken, was nach dem Tod kommen könnte. Es ist wie bei dem Symbol mit den drei Affen: nichts sehen, nichts hören, nichts sagen.

In einer Zeit, die sich so stark an der Materie, dem Materiellen und an Äußerlichkeiten orientiert, verwundert das nicht. Die Frage ist nur: Wird das Sterben dann tatsächlich einfacher? Oder gar besser? Leichter?

Das Sterben braucht seine Zeit, ebenso wie die Geburt. Weil der Transformationsprozess, der sich dabei ereignet, ebenfalls seine Zeit braucht. Ein plötzlicher Tod ist wie eine Sturzgeburt. Innerhalb von Sekundenbruchteilen vollziehen sich alle Phasen des Übergangs. Für unseren Geist, unser inneres Selbst, muss sich das anfühlen wie ein Raketenabschuss – zack und weg in eine andere

Welt. Wäre es nicht sehr viel schöner und erstrebenswerter, einen sanften Übergang zu erleben? Die Schwelle bewusst zu überschreiten? Wäre das nicht auch sehr viel menschlicher? Bis zum Mittelalter galt ein so plötzlicher Tod als tragisches Ereignis. Menschen, die ihn erleiden mussten, wurden bedauert. Heute werden sie beneidet. Vielleicht hat das auch etwas damit zu tun, dass wir heute, in unserer hochtechnologisierten rationalen Zeit, dem Himmel und dem Kosmos nicht mehr so nah sind wie die Menschen damals.

Sterbehilfe ist keine Alternative

Nun können wir uns unseren Tod nicht aussuchen. Oder doch? Mehr und mehr findet die aktive Sterbehilfe heute Befürworter, werden Mittel und Wege gefunden, sie zu legalisieren oder zumindest zu tolerieren. Ein Tabu ist sie schon längst nicht mehr. Im Gegenteil, die Zustimmung innerhalb der Bevölkerung steigt. Wenn wir dafür eintreten, dass jedes Tier einen würdigen Tod sterben darf, warum dann nicht auch die Menschen? Wenn alles geregelt und erledigt ist, was es im Leben noch zu erledigen und zu regeln gibt, wozu dann noch daliegen und auf den Tod warten? Warum nicht Abhängigkeit und Siechtum vermeiden?

Sterbehilfe aus der Hand einer Schweizer Organisation ist zum Beispiel selbst für den 85-jährigen Theologen und Kirchenkritiker Hans Küng eine Möglichkeit, seinem Leben ein Ende zu setzen, wenn er es nicht mehr für lebenswert erachtet. Er leidet an der Parkinson-Krankheit, die ihm das Schreiben schwer macht, und an einer Makula-Degeneration, die ihn über kurz oder lang erblinden lassen wird. »Ich bin nicht lebensmüde, doch lebenssatt«, schreibt er im dritten Band seiner Memoiren. »Ein Gelehrter, der nicht mehr schreiben und lesen kann? Was dann? (...) Ich will nicht als Schatten meiner selbst weiterexistieren. (...) Der Mensch hat ein Recht zu sterben, wenn er keine Hoffnung mehr sieht auf ein nach seinem ureigenen Verständnis humanes Weiterleben.«

Und auch die jüngere Generation beansprucht dieses Recht auf einen selbstbestimmten Tod für sich, zum Beispiel der 1970 geborene Philosoph und Publizist Christian Schüle. Er schreibt in seinem umfangreichen Essay *Wie wir sterben lernen*: »Eine Gesellschaft auf der Höhe ihres Humanismus muss ihre Mitglieder nicht nur sterben lassen können, sondern auch dem Einzelnen die Entscheidung überlassen, wann und wie er sterben will. Offensichtlich wird der Begriff der Selbstbestimmung ernst und ernster als je zuvor genommen. Wenn Todeswunsch und Assistenz auf freier Entscheidung basieren – was sollte dagegen einzuwenden sein außer der christlich getönten Trauer, man komme der Natur und also Gott zuvor? Welch lebensmüder Mensch aber würde in einem ermüdeten Leben noch ein Geschenk betrachten, das er, einmal angenommen, niemals zurückzugeben habe? Und warum sollte ein Christ nicht beschließen dürfen, seinem Leben aktiv ein Ende zu setzen, wenn er es für richtig hält? (...) Wer im Fall des Lebens auf Autonomie, Selbstbestimmung und Selbstverfügung beharrt, der hat im Fall des Sterbens das Recht und die Pflicht, angesichts aller zur Verfügung stehenden Möglichkeiten ein Verhältnis zur Art und Weise seines Endes, zur Vorstellung seines Todeszeitpunkts zu entwerfen.«

Er konzidiert aber auch: »Den Tod tatsächlich selbst zu bestimmen gelingt beileibe nicht allen, und es mag Menschen geben, die es als Druck und Zwang empfinden, ihren Tod gestalten zu müssen, weil sie ihn gestalten *können*, weil sie ihn gestalten *können sollen*, Menschen, die sich vielmehr durch die Volten des Ungewissen entlasten und sich dem Schicksal anheimgeben wollen, die nach der Last der permanenten Eigenverantwortung für das Leben nicht auch noch mit der Eigenverantwortung für den Tod belastet sein wollen.«

Mit ausschlaggebend für den Wunsch nach Selbstbestimmung im Tod sind sicherlich die Zustände, unter denen die Menschen in Deutschland heute sterben. Nur allzu oft ist es ein Graus, in deutschen Krankenhäusern und Pflegeheimen seine letzten Lebensjahre, -monate, -wochen oder -tage verbringen zu müssen. Und doch ist genau das der Regelfall: Dort beenden rund drei Viertel der

840 000 Menschen, die hierzulande alljährlich sterben, ihr Leben. Es ist nachvollziehbar, dass bei dem allseits herrschenden Pflegenotstand vielen Menschen der Gifttrunk die bessere Alternative zu sein scheint als ein würdeloses Dahinsiechen. Über die skandalösen Zustände in vielen Pflegeeinrichtungen gibt es bereits zahlreiche Enthüllungsberichte. Niemand möchte einer luschigen, lustlosen, inkompetenten und menschlich inadäquaten Pflege hilflos ausgeliefert sein. Niemand möchte medikamentös ruhiggestellt werden, nur damit das Personal – das häufig genug aus schnell angelernten Hilfskräften besteht – nicht so viel Arbeit hat. Warum also nicht mit einem Gifttrunk das Leben beenden, um zu vermeiden, in solchen Einrichtungen vor sich hin dämmern zu müssen?

Es ist nicht zu leugnen: Sterbende werden heute nicht so begleitet, wie sie es bräuchten. Selbst in Hospizen gibt es Personalprobleme. Dort und ebenso auf Palliativstationen ist die psychische Belastung für die Mitarbeiterinnen und Mitarbeiter enorm. Es gibt zu wenig psychologische Betreuung für sie, zu wenig Unterstützung. Und sie werden zu schlecht bezahlt für das, was sie leisten. Nicht zuletzt aus diesem Wissen heraus entstand mein eigenes Hospizprojekt »Kunto Sangmo« (siehe Seite 233).

Wenn es genügend Orte gäbe, an denen wir schmerzfrei und liebevoll umsorgt und gepflegt unser Leben aushauchen dürften, wenn ein dicht gewebtes Netz aus Nachbarn, Freunden und Familienangehörigen uns auffinge, falls wir in Not sind – würde dann noch jemand nach Sterbehilfe verlangen?

Wenn ein Mensch tatsächlich den starken Wunsch danach in sich hegt und sich auch über die Folgen im Klaren ist, wenn zudem medizinisch alles dafür spricht, dann würde ich mich diesem Wunsch nicht verweigern. Aber ich würde alles daransetzen wollen, zu verstehen, warum er diesen Weg gehen will und für richtig hält. Ich würde mich mit ihm darüber intensiv auseinandersetzen.

Die Angst vor dem Kontrollverlust

Der Wunsch, den Todeszeitpunkt selbst bestimmen zu können oder einem für unerträglich gehaltenen Leiden ein Ende setzen zu dürfen, hat noch einen weiteren Motor. Er ist Ausdruck des Wunschs nach einer vollständigen Kontrolle über unser Leben. In einer Zeit, die uns so viele individuelle Freiheiten bietet, wollen wir auch die Freiheit haben, diese letzte Zeit unseres Lebens zu kontrollieren und den Todeszeitpunkt selbst zu bestimmen. Oder umgekehrt: Es ist die Angst vor dem Verlust der Selbstkontrolle und Selbstbestimmung. Wir wollen anderen nicht zur Last fallen. Wir wollen nicht hilflos sein.

Sterben und Tod sind Themen, vor denen wir gern die Augen verschließen. Sie passen nicht in unsere Gesellschaft des Fitness- und Gesundheitswahns, des Karrieredenkens, der allzeitigen Leistungsbereitschaft, der bruchlosen Biografien.

Im Sterben sind wir mit Dingen konfrontiert, die wir normalerweise als abstoßend und ekelerregend empfinden. Wir verlieren die Kontrolle über unsere Ausscheidungen. Unser Körper verwelkt zusehends oder wird von einer bösartigen Krankheit aufgefressen und zerstört. Unser Aussehen verändert sich, nicht selten so sehr und so entstellend, dass wir kaum noch wiederzuerkennen sind. Wir sind schwach. Wir sind verletzlich. Sterben hat keinen Glamour. Sterben ist »bäh«. In der Wirklichkeit sieht es oft sehr viel anders aus als in Hollywood-Schmonzetten oder Spielfilmen. Sterben ist größtmögliche Scham und maximale Intimität. Es führt uns zurück auf die elementarsten Aspekte der menschlichen Existenz. Es ist – wie schon die Geburt – der gewaltigste Prozess, den ein Mensch erleben kann.

Vor solchen Ereignissen, in denen die Natur ihre volle Macht ausspielt, hat der moderne Mensch Angst. Uns einem solchen Prozess ganz und gar anzuvertrauen ist nicht das, was wir im elektronischen Zeitalter, in dem alles beherrschbar und machbar erscheint, gut ertragen können. So etwas ist uns unheimlich. Von dunklen Mächten besetzt. Gruselig. Es würde den absoluten Kontrollverlust bedeuten. Die Macht über uns selbst wollen wir aber nicht abgeben. Wir wollen Kapitän bleiben auf unserem Lebensschiff. Im Sterben geht das nur, wenn man selbst Hand anlegt. Oder wenn wir den Arzt bitten, uns Medikamente zu geben, die unseren Geist »abschießen«, die uns in einen Dämmerzustand versetzen, in dem wir nicht mehr viel mitbekommen.

Das mag vordergründig verständlich erscheinen. Was aber tun wir uns damit an? Welchen Preis zahlen wir dafür? Wir berauben uns des Entwicklungspotenzials unserer letzten Tage, Stunden und Minuten. Denn letztlich lernt und entwickelt sich der Mensch bis zu seinem letzten Atemzug. Und wie oft geschehen noch ganz wesentliche Veränderungen, wie oft lösen sich noch in den letzten Lebensstunden Probleme, die wir vorher für unlösbar hielten! Wie oft erkennen Menschen gerade dann noch in bestimmten, sie zeitlebens belastenden Ereignissen einen Sinn, den sie vorher nicht sehen konnten. Ein Patient sagte einmal unmittelbar vor seinem Tod: »Auch wenn ich jetzt sterbe, so bin ich doch gesund.« Weil sich in seinen letzten Tagen und Stunden sein inneres Selbst so stark gewandelt hatte, dass er mit allem, was geschehen war, seinen Frieden machen konnte.

Wer jemals Sterbende begleitet hat, weiß, wozu sie selbst in den letzten Minuten noch in der Lage sind. Wie sehr sich in dieser Zeit noch vieles wandeln und verändern kann. Je mehr ihr Äußeres verwelkt, desto reicher blüht ihr Inneres auf. Wenn alle äußeren Hüllen abgeworfen werden können, zeigt sich der innere Wesenskern des Menschen, unabhängig von Statussymbolen, Macht, Geld und Reichtum. Dann tritt die Individualität zutage, unser Geist, unser innerer, unzerstörbarer Kern.

Ein Lebensbogen, der durch Sterbehilfe gewaltsam vorzeitig abgebrochen wird, kann sich nicht runden, er bricht ab, er bleibt unvollendet.

Der Entwicklung Raum geben

Es ist die Frage, wie weit wir beim Sterben der Natur ins Handwerk pfuschen wollen und können. Den Zeitpunkt der Empfängnis bestimmen wir ja auch nicht selbst – er geschieht. Selbst die Möglichkeiten der künstlichen Befruchtung sind begrenzt, denn nicht immer gelingt sie. Und selbst wenn die Eizelle »vergewaltigt« wird und man die Samenzelle via Spritze direkt in sie hineinmanövriert, bleibt offen, ob daraus tatsächlich ein Embryo entsteht. Das entscheidet sich an anderer Stelle. An den beiden Toren des menschlichen Lebens – Zeugung/Geburt und Tod – behält sich die Natur Bereiche vor, über die sie dem Menschen keine Macht gibt. Trotz Präimplantationsdiagnostik und Fruchtwasseruntersuchung kommen immer wieder behinderte Menschen auf die Welt – als wolle die Natur oder die Schöpfung uns damit die Grenzen der Machbarkeit aufzeigen.

Was also tun wir, wenn wir den Todeszeitpunkt selbst bestimmen und nicht höheren Mächten überlassen? Produzieren wir mit einem Todestrunk womöglich eine »Frühgeburt« des Geistes? Zwingen wir ihn damit in einen neuen Zustand, für den er noch gar nicht reif ist? Ist es tatsächlich wünschenswert, die Schwelle in völlig benebeltem Zustand zu überschreiten? Die Medikamente, mit denen der Tod im Rahmen der Sterbehilfe herbeigeführt wird, sind meist hochdosierte Barbiturate. Sie decken unseren Geist mit einer dicken Wattedecke zu und ersticken ihn darunter. Ist das ein schöner Tod?

Oft entsteht der Wunsch nach Sterbehilfe auch aus einem Zustand der Hoffnungslosigkeit heraus. Nicht ohne Grund heißt es: »Die Hoffnung stirbt zuletzt.« Wenn die Hoffnung stirbt, sieht der Mensch keinen Sinn mehr in seinem Leben. Dann kann er gehen. Dann will er gehen.

Unsere moderne Medizin fördert diese Hoffnungslosigkeit nur allzu oft. Wie häufig hören Patienten aus dem Mund des Arztes: »Wir können nichts mehr für Sie tun«? Ein solcher Satz ist eine Bankrotterklärung ärztlicher Heilkunst. Ein Arzt, der nicht nur ein seelenloser Mediziner ist, kann immer etwas für einen Patienten tun – bis zu dessen letztem Atemzug. Ärztliches Tun definiert sich ja nicht nur darüber, Medikamente oder Hightech-Diagnostik und -Therapien zu verordnen. Etwas für den Patienten tun, das kann auch bedeuten, menschlich für ihn da zu sein. Ihm mit Maßnahmen am Krankenbett zu helfen, die weniger in den Kompetenzbereich der Ärzte fallen als in die der Pflege und der Therapie: Musiktherapie, Massagen, Einreibungen mit aromatischen Ölen, Bäder, Gespräche mit Psychoonkologen.

Die Palliativmedizin darf heute vieles, was Ärzten an Kliniken oft nicht mehr möglich ist: eine Humanmedizin praktizieren, Leiden mindern, Schmerzen lindern, das soziale Umfeld einbeziehen, unkonventionelle Therapien anwenden, Erfahrungen berücksichtigen, Unnötiges weglassen, den Patientenwillen beachten, die Individualität respektieren, das Wesentliche sichtbar machen – den Menschen in der Krankheit sehen, nicht die Krankheit im Menschen.

All das kann dazu beitragen, einem Menschen in seinen letzten Monaten, Wochen, Tagen und Stunden eine Entwicklung zu ermöglichen und ihm die Angst vor dem Sterben zu nehmen. Eine gute Pflege, eine qualifizierte Therapie und ein angemessener geistiger Beistand sind in der Lage, alle bösen Geister zu vertreiben.

Spiritualität zulassen

Dazu gehört auch, der Spiritualität Raum zu geben. Selbst die coolsten und abgebrühtesten Manager, die nüchternsten Techniker erkennen die Existenz höherer Mächte an, wenn es mit ihnen zu Ende geht. Ganz egal, ob sie diese höheren Mächte »Gott« nennen oder »Buddha«, »Jahwe« oder »Allah« – oder einfach »Liebe«. Jeder Mensch wird in seinen letzten Tagen oder Stunden spirituell. Manchmal geschieht das wirklich erst in den letzten Momenten, aber es geschieht, unausweichlich.

Mit der Zunahme der Spiritualität verschwindet die Angst vor dem Tod. Wenn wir unserem Geist mehr Raum geben, kommen wir in Kontakt mit unserem unzerstörbaren inneren Selbst. Es ist immer heil und gesund, es ist das, was bleibt und was übergeht in eine andere Dimension.

Viele Menschen sterben jedoch in einer negativen Geisteshaltung, im Unfrieden und uneins mit sich selbst. Sie sind wütend, sie haben Angst, sie sind entsetzt über das, was mit ihnen passiert. Sie haben große Schmerzen, sie halten fest an dem Leben oder an dem, was ihnen in diesem Leben lieb und teuer war. Sie haben »offene Baustellen« in ihrer Biografie und vieles andere mehr.

Deshalb ist es unendlich wertvoll, einem Sterbenden zu einer positiven Geisteshaltung zu verhelfen. Indem wir ihm etwas anbieten, was ihn schon zu Lebzeiten erfreut oder mit Liebe erfüllt hat. Vielleicht kann er dann sich selbst und anderen verzeihen, was noch im Argen liegt. Vielleicht kann er sich entspannen und hat weniger Angst und Schmerzen. Mit Sicherheit wird ihm der Übergang in die andere Dimension des Seins leichterfallen und sich schöner gestalten.

Es können ganz einfache Dinge sein, die einem Patienten zu solchem Seelenfrieden verhelfen. Oft bestimmen die Menschen auch selbst aus ihrem inneren Bewusstsein heraus, was sie noch brauchen, um einen guten Tod zu sterben. Für uns Außenstehende ist das manchmal schwer verständlich.

Ich erinnere mich an einen sterbenden Patienten, der mir nach der Basalen Stimulation mit den Augen bedeutete, dass er in einem Stuhl sitzen möchte. Das wunderte mich, denn bis dahin hatte er regungslos im Bett gelegen und jeden Kontakt verweigert, auch mit mir. Und jetzt wollte er im Stuhl sitzen? Seltsam. Aber gut. Ich setzte ihn natürlich in den Stuhl. Von dort schaute er vier Stunden lang aus dem Fenster in die Natur und trank innerhalb kurzer Zeit zwei Liter Wasser. Anschließend ließ er sich wieder ins Bett legen und starb. Er kam offenbar nur deshalb ins Leben zurück, um noch einmal in die Natur zu schauen. Dafür hat er sich selbst entschieden.

Mein tibetischer Lehrmeister Lopön Tenzin Namdak Rinpoche erklärte mir später diesen Vorgang: Wenn so ein Patient noch einmal aus seinem Dämmerschlaf erwacht und wir ihm dann das ermöglichen, was er sich wünscht, wenn wir ihn an die positiven Geistesqualitäten erinnern, an Liebe und Mitgefühl, haben wir viel für ihn getan. Er kann dann in tieferem Frieden versterben. Und dieses positive Tun wirkt auch positiv auf unseren eigenen Seelen- und Geisteszustand zurück.

Einfühlsam begleiten

Je bewusster ich die Basale Stimulation in der Pflege anwandte, desto mehr wurde mir klar, dass viele Patienten sich in sich selbst zurückzogen, weil es immer wieder Übergriffe seitens der Pflegenden gab. Das waren keine absichtlichen Grenzüberschreitungen. Es handelte sich vielmehr um die Folge von Unkenntnis, Unachtsamkeit, Zeitdruck oder einfach Schlamperei. Dinge, die überall immer wieder vorkommen, die aber fatal sind in der so besonderen Situation, in der sich viele Palliativpatienten befinden. Sie können sich ja oft nicht mehr wehren. Sie können nicht sagen: »Machen Sie das bitte so oder so«, »Sie tun mir weh, können Sie bitte etwas vorsichtiger sein«, »Ich möchte an dieser Stelle bitte nicht berührt werden« oder »Ich bin noch nicht so weit, bitte warten Sie einen Moment«.

In der Pflege dieser Patienten müssen die Pflegenden selbst ein hohes Maß an Mitgefühl, Einfühlsamkeit und Selbstdisziplin aufbringen, wenn sie den Patienten nicht verstören und damit in die Einsamkeit des inneren Rückzugs treiben wollen. Das gilt ebenso für Angehörige und Hospizhelfer, die vielleicht nicht unmittelbar mit pflegerischen Maßnahmen befasst sind, aber doch auch vieles am Krankenbett miterleben und mit dazu beitragen können, dass der Patient den ihm zustehenden Respekt erfährt.

Alle Mitarbeiterinnen und Mitarbeiter auf Palliativstationen und in Hospizen geben ebenso wie Angehörige und ehrenamtliche Helferinnen und Helfer sicher ihr Bestes. Und solange ein

Mensch sich mitteilen kann, solange er selbst entscheiden und handeln kann, ist auch meistens alles in Ordnung. Problematisch ist immer nur die Grauzone, wenn jemand nicht mehr sprechen kann oder im Koma liegt. In dieser Phase sind die Patienten besonders auf eine qualifizierte und einfühlsame Begleitung angewiesen. Die wichtigsten Punkte dafür sind nachfolgend zusammengefasst.

Präsenz am Krankenbett

Wahrscheinlich kennen Sie die Situation: Sie unterhalten sich mit jemandem oder wollen etwas erzählen, was Ihnen wichtig ist. Ihr Gegenüber hantiert dabei jedoch ständig mit seinem Handy herum, tippt SMS oder ruft seine Mails ab. Wie finden Sie das? Fühlen Sie sich dann wahrgenommen? Haben Sie das Gefühl, dass Ihr Gesprächspartner Ihnen wirklich zuhört? Selbst ein moderner Zeitgenosse mit der Fähigkeit des Multitaskings wird zugeben müssen, dass beides zugleich nicht möglich ist. Einen anderen wahrzunehmen, ihm zuzuhören, erfordert unsere ungeteilte Aufmerksamkeit.

So ist es auch am Bett von Schwerstkranken oder Sterbenden. Diese Patienten spüren, ob wir mit den Gedanken bei ihnen sind oder bei etwas anderem, ob wir nur formell anwesend sind, aber nicht mit dem Herzen, nicht mit unserem Geist. Sie spüren es, wenn unsere Gedanken abschweifen. Sie bekommen mit, ob wir gerade überlegen, was es zum Abendessen geben soll, ob der Sohn nicht wieder sein Sportzeug zu Hause vergessen hat, wann der nächste Skatabend ist oder in welchen Kinofilm man mit der Freundin gehen könnte.

Präsenz und Geistesgegenwart sind Tugenden, die im Zeitalter unserer extrem beschleunigten Kommunikation mit Internet, E-Mail, SMS und Skype nur allzu oft verloren gegangen sind. Wenn wir unsere Präsenz nicht mehr aufrechterhalten können, verlieren wir jedoch den Kontakt zu uns selbst – zu unseren Gefühlen, unseren Werten und unserer Intuition. Und in diesem Fall dann auch zu dem Menschen, der uns anvertraut ist, den wir begleiten, dem wir nahe sein wollen.

Indem wir an etwas anderes denken, schaffen wir eine Distanz zum Patienten. Wir sind nicht mehr bei ihm. Wir bauen eine Mauer auf zwischen ihm und uns. Als ich meinen geistigen Lehrer Lopön einmal danach fragte, wie ich damit umgehen soll, wenn ich eine solche Distanz spüre, antwortete er mir: »Mach dir Gedanken, warum du dich verschlossen hast, warum du den Abstand suchst. Finde den Grund, dann wirst du wieder in der Lage sein, Nähe zu erfahren, und auch den komatösen Menschen erreichen können.«

Wir sollten genügend Zeit darauf verwenden, uns in diesen Tugenden der Präsenz und Geistesgegenwart wieder zu üben. Wir sollten uns auch darin üben, wieder mehr nach innen zu lauschen, auf unsere innere Stimme zu hören, die meist besser weiß als unser Verstand, was sinnvoll und richtig ist. Oder wie mein Lehrer Professor Pickenhain zu sagen pflegte: »Aus der feinen Rückmeldung von innerem Wissen, der Intuition, wird Intention.« Dann tun wir das Richtige.

Wenn unsere innere Stimme uns sagt, dass wir uns vor einem Menschen schützen müssen, weil wir das Gefühl haben, dass er uns energetisch aussaugt, ist die Distanz berechtigt. Schaffen wir es aber nicht, sie zu überwinden, weil unser Alltag so hektisch, unsere Aufgaben so vielfältig und unser Stresspegel so hoch ist, dann sollten wir daran etwas ändern und nicht auch noch den Patienten darunter leiden lassen.

Der Mund muss »kussfrisch« sein!

Die Mundpflege ist bei komatösen Patienten oft ein Problem. Wie oft sehe ich verklebte und verkrustete Lippen, wie oft macht sich ein Pilz im Mundraum breit, wie oft riecht es unangenehm im Zimmer, weil die Zähne seit Wochen nicht mehr geputzt wurden! Meist hängt das damit zusammen, dass der Patient den Mund nicht freiwillig öffnet. Man kann ihn dazu zwingen, indem man ihm die Nase zuhält – das ist allerdings eine völlig inakzeptable Gewaltmaßnahme. Mithilfe der Basalen Stimulation lässt sich die Mundpflege auch bei Schwerstkranken und Menschen im Wachkoma vornehmen (siehe Seite 138).

Oft sind auch Lippen und Mundschleimhaut völlig ausgetrocknet, weil der Patient weniger durch die Nase als durch den geöffneten Mund ein- und ausatmet. Spätestens innerhalb von zehn Minuten trocknen die Schleimhäute aus. Deshalb müssen Mundraum und Lippen konsequent jede Viertelstunde befeuchtet werden, damit sie »kussfrisch« bleiben. Denn schließlich wollen wir als Angehörige diesem Menschen, der uns so nahesteht, einen Kuss geben können, ohne uns zu ekeln! Da die Pflegenden eine so häufige Mundpflege unmöglich schaffen können, ist es gut möglich, sie an Angehörige oder Helfer zu übertragen. Dabei ist Folgendes zu beachten:

- Der Mund ist eine sehr intime Körperregion! Ihn zu berühren gestatten wir normalerweise keinem Fremden, sondern nur Menschen, die uns nahestehen, die wir lieben. Deshalb sollte eine Mundpflege immer nur erfolgen, wenn der Patient entsprechend darauf vorbereitet ist und wenn sie deutlich angekündigt wurde.
- Zur Vorbereitung sollten Sie die gesamte Mundpartie sanft massieren. Dabei immer auch die Region der Ohrspeicheldrüse mit einbeziehen, weil Sie damit den Speichelfluss anregen. Speichel desinfiziert und reinigt.
- Zum Befeuchten von Lippen und Mundraum sollten Sie kein Spray verwenden. Stellen Sie sich vor, Ihnen sprüht einfach jemand – »Tsch-tsch-tsch« – etwas ins Gesicht. Wie würden Sie reagieren? Vermutlich würden Sie zurückschrecken und eine abwehrende Geste machen. Das würde

der Patient auch am liebsten – er kann es aber nicht. Also verweigert er sich und presst die Lippen aufeinander.

- Verwenden Sie besser einen langstieligen Wattetupfer. Tauchen Sie ihn in Sprudelwasser, dem Sie etwas Mundwasser zugesetzt haben, und streichen Sie damit über Lippen, Gaumen und Wangentaschen. Die Kohlensäure regt den Speichelfluss zusätzlich an.
- Immer noch hält sich vielerorts hartnäckig die Unsitte, den Patienten die Zunge mit Butter zu bestreichen, damit sie nicht austrocknet, oder mit »Ahoj«-Brausepulver, Backpulver oder wiederum Butter eventuell vorhandene Borken zu lösen. Das wird leider auch immer noch in den gängigen Lehrbüchern zur Palliativpflege so empfohlen. Nur: Seit wann verwenden wir in unserem Alltag Lebensmittel für die Mundpflege? Was für eine Sinneswahrnehmung wird dem Patienten damit vermittelt? Nahrungsmittel haben in der Mundpflege nichts zu suchen! Butter wird schnell ranzig – stellen Sie sich vor, was das für ein Geschmackserlebnis im Mund ist ... Die Mundpflege selbst sollte immer mit dem erfolgen, was wir auch sonst dafür verwenden: Zahnbürste, Zahnpasta und Wasser. Die Zahnpasta können Sie auch im Wasser auflösen oder zusätzlich etwas Mundwasser verwenden. Damit die Lippen nicht rissig werden, können Sie sie mit etwas Vaseline oder Lippenbalsam bestreichen.

Intimpflege und Sexualität

Viele Patienten wehren eine Intimpflege ab und kneifen die Knie zusammen, ganz egal, ob Mann oder Frau. Warum? Weil sie zuvor damit schlechte Erfahrungen gemacht haben. Weil Intimpflege ohne vorherige Vorbereitung genauso übergriffig ist wie die Mundpflege. Wir wollen doch auch nicht, dass uns irgendjemand plötzlich in den Schritt fasst! Was tun wir dann? Wir hauen demjenigen eine runter, wir rennen weg, wir wehren uns. Ein komatöser Patient kann das alles nicht.

Intimpflege sollte immer so erfolgen, wie wir sie auch im normalen Leben als angenehm empfinden: mit reichlich Wasser und milder Seife oder Waschlotion. Der Waschlappen darf nicht trocken und rau sein, sonst reibt er zu stark auf der empfindlichen Haut. Er soll gut feucht und glitschig sein. Ich muss damit alle Falten und Fältchen reinigen können, ohne dass es dem Patienten wehtut.

Bei Männern muss ich dabei die Vorhaut zurückziehen und das Sekret entfernen, das sich darunter angesammelt hat. Bei den meisten Männern führt das unweigerlich dazu, dass der Penis erigiert. Na und? Das ist normal und muss niemandem peinlich sein. Wenn ich deshalb die Vorhaut nicht wieder über die Eichel streifen kann, sage ich das eben: »Herr XY, ich warte jetzt mal, bis Ihr Penis wieder schlaff wird.« Das kann man offen ansprechen. Es hilft dem Patienten, dass er nicht vor Scham vergeht.

Wie ohnehin Sexualität bei Sterbenden wohl das größte Tabu ist, das es überhaupt gibt. Sexualität begleitet uns Menschen aber nun mal – in jedem Lebensalter, auch in unseren letzten Tagen. Auf unserer Station lag einmal eine achtzigjährige Patientin, die aufgrund ihres Hirntumors ständig sexuelle Gelüste hatte. Sie war sehr katholisch, und sie konnte sich diese Geilheit nicht zugestehen. Sie sagte: »Ich habe so eine innere Unruhe, ich weiß gar nicht, was ich machen soll.« Ich fragte nach: »Was meinen Sie damit, wo fühlen Sie sie denn?« Sie antwortete: »Das kommt von da unten …« Ich dachte, ich höre nicht richtig! Und fragte nach: »Sie meinen, Sie haben sexuelle Gelüste?« Die Antwort: »Ja! Und ich kann es nicht abstellen.«

Wie wird so ein Problem gelöst? Indem man der Patientin höchstdosierte Beruhigungsmittel einflößt. Ich halte das für eine Katastrophe. Warum kann so ein Mensch nicht ein Gespräch mit einem Psychologen bekommen, wenn der Arzt es sich nicht zutraut, mit ihm zu sprechen? Warum kann die Frau keine sexualtherapeutische Beratung erhalten, und zwar nicht nur einmal im Monat, sondern in so einem akuten Fall zwei- bis dreimal in der Woche? Weil eine psychologische oder psychotherapeutische Betreuung im Hospiz meist nicht vorgesehen ist.

Eine solche Beratung würde zwar die Gelüste der Patientin nicht abstellen, aber sie könnte wenigstens offen darüber sprechen. Schon damit kann sie sich erleichtern. Sie fühlt sich doch schuldig, dass sie diese Gefühle hat. Als Katholikin ist das für sie ein Riesenkonflikt. Warum soll man sie nicht ermutigen, sich selbst zu befriedigen und sich damit Erleichterung zu verschaffen? Wenn ihr das Menschen geraten hätten, die sie als Autorität respektierte, hätte ihr das sicher geholfen. Ein Psychotherapeut oder ein Arzt wäre eine solche Autorität gewesen. Er hätte sagen können: »Frau YZ, dann machen Sie sich doch einfach mal einen schönen Abend, freuen Sie sich an der Lust und an der Lebenskraft, die Ihnen Ihr Körper da anbietet!« Stattdessen wurde die Patientin zugepumpt mit allem, was der Arzneischrank zu bieten hatte. Wie schade!

Ähnliche Probleme stellen sich natürlich auch bei Männern. Ihnen gesteht man im Hospiz ebensowenig sexuelle Bedürfnisse zu. In der Schweiz gibt es für solche Fälle professionelle »sexuelle Berührerinnen« oder »Sexualassistentinnen«. Sie sind spezialisiert auf die sexuelle Dienstleistung bei Menschen mit Behinderungen, gehen aber auch zu Schwerkranken oder alten Menschen. Bei uns ist Sex für Sterbende verboten oder komplett tabu. In meinen Augen widerspricht das dem Recht auf Selbstbestimmung.

Patienten, die selbst nicht mehr sprechen können, werden oft behandelt wie ein Kind. Sie werden geduzt oder in einer Art angesprochen, die eines Erwachsenen nicht würdig ist. Ich erlebte einmal, wie eine Kollegin eine sterbende Patientin angestupst hat mit den Worten: »Komm, Mädchen, mach hopp, dann ist es vorbei, quäl dich nicht.« Das ist ein Unding. Und wahrscheinlich äußerte sich die Kollegin nur deshalb so, weil sie heillos überfordert war.

Eine weitere Unsitte ist es, dass sich Pflegende im Stationszimmer über Patienten unterhalten und sie womöglich lächerlich machen. Sie reißen Witze über deren Bedürfnisse oder ihre Zimmergestaltung. Für mich hat das nichts mehr mit Würde zu tun – es ist einfach ungezogen, respektlos, gedankenlos. Und meist eine Folge von Stress. Man verkraftet nicht, was man am Patientenbett erlebt. Dann muss man nach außen eine Fassade der Coolness und Überlegenheit aufrechterhalten, die man innerlich nicht hat. Und indem man etwas lächerlich macht, muss man sich damit nicht mehr ernsthaft auseinandersetzen.

Es gibt Situationen, in denen ich mit einem Patienten tatsächlich nicht zurechtkomme, eine Aversion gegen ihn habe. Ich spüre eine innere Abwehr in mir, ich kann mich nicht überwinden, ihn angemessen zu pflegen. Vielleicht weil er einen Duft liebt, der mir zuwider ist. Oder weil er sein Zimmer so ausstaffiert hat, dass ich es nur mit größtem Widerwillen betrete. Was tue ich dann? Ich bitte eine Kollegin oder einen Kollegen, ihn zu übernehmen. So etwas lässt sich innerhalb der Pflege regeln. Ich muss meinen Unwillen und meine Abneigung nicht am Patienten auslassen.

Wenn wir davon ausgehen, dass das innere Bewusstsein von komatösen Patienten besonders wach und aufmerksam ist, dürfen wir annehmen, dass es nicht auf das Patientenzimmer beschränkt bleibt. Es kann auch Dinge und Gespräche wahrnehmen, die sich in weit davon entfernten Räumen ereignen. Das zeigen zahlreiche Berichte von Nahtoderlebnissen. Das sollten wir immer im Sinn haben, wenn wir uns – wo auch immer – über Patienten äußern.

Für Ausgleich sorgen

Wer auf einer Palliativstation oder in einem Hospiz arbeitet, ist enormen psychischen Belastungen ausgesetzt. Viele Probleme und Missstände ergeben sich daraus, dass die Mitarbeiter hoffnungslos überfordert sind. Menschen, die mit Sterbenden und Toten arbeiten, sind einem ständigen Stress- und Angstzustand ausgesetzt. Allerdings so niedrigschwellig, dass das nicht bewusst spürbar ist. Dieser Stress und diese Angst entstehen, weil wir im Umgang mit den Sterbenden latent daran erinnert werden, dass auch wir irgendwann mal in diesem Zustand ankommen werden. Und weil wir alle Angst vor dem Sterben und dem Tod haben, werden wir auf diese Weise andauernd mit Endlichkeit konfrontiert. Dann gibt es drei Möglichkeiten, darauf zu reagieren: mit Flucht, Erstarren und Aggression. All das findet sich auch bei Pflegenden: die Flucht, indem ich selbst krank werde und mich verflüchtige, damit ich nicht arbeiten muss; das Erstarren, indem ich ohne Empathie, ohne Mitgefühl, meinen Dienst verrichte; die Aggression, indem ich den Sterbenden mit Beruhigungsmitteln sediere oder ihn anschreie. Alle drei Reaktionen lassen sich nur vermeiden, indem wir für einen angemessenen Ausgleich sorgen, für unseren Körper, aber ebenso für unsere Seele und unseren Geist.

Mitarbeiterinnen und Mitarbeiter auf Palliativstationen und in Hospizen brauchen eine Geschäftsführung, die sich um sie kümmert und mitverantwortlich fühlt für ihre seelische Gesundheit. »Der Fisch stinkt vom Kopf« ist eine nur allzu berechtigte Redewendung, auch in diesem Sektor. Die Geschäftsführung trägt die Verantwortung für alles, was auf der Station oder im Hospiz geschieht: mit den Patienten ebenso wie mit den Mitarbeitern.

Deshalb sollte es unbedingt regelmäßige Pflegevisiten geben, wie es auch Chefarztvisiten auf Krankenstationen gibt. Ich habe in den achtzehn Jahren, in denen ich auf Palliativstationen und in Hospizen tätig war, noch nicht einmal eine solche Pflegevisite erlebt! Es muss aber doch die Klinik-, Heim- oder Hospizleitung interessieren, was ihre Mitarbeiter tun. Es muss sie interessieren, wie diese mit ihren Schutzbefohlenen umgehen, vor allem, wenn sie nicht mehr selbst für sich sprechen können. »Satt, sauber, warm« – diese drei Grundbedürfnisse zu befriedigen reicht in der Pflege von Sterbenden eben nicht aus. Es ist aber häufig die Maxime, unter der gepflegt wird, nach der sich die Qualitätsstandards richten und mit deren Erfüllung die Geschäftsführung zufrieden ist. Der Mensch in seiner Individualität spielt dabei keine Rolle.

Die Mitarbeiter brauchen Rückzugsräume, in denen sie Belastendes loswerden können, Räume, in denen sie fluchen und schimpfen und lachen und weinen können – sonst lassen sie ihren Frust nämlich am Krankenbett aus. Oder sie wenden den Stress gegen sich selbst und landen im Burn-out, in Essstörungen oder psychosomatischen Krankheiten. Eine solche Möglichkeit zur Psychohygiene gibt es auf Palliativstationen und in Hospizen viel zu selten.

Sie brauchen auch ein anständiges Gehalt, das die Arbeit, die sie leisten, wertschätzt. Examinierte Vollzeitkräfte verdienen circa 1600 bis 1800 Euro im Monat netto. Das reicht nicht aus, um eine Familie zu ernähren, es sei denn, man lebt sehr bescheiden und hat eine billige Wohnung. Die meisten müssen jedoch noch etwas dazuverdienen. Das geht dann wiederum auf Kosten der körperlichen und seelischen Gesundheit.

Auch das Hospizwesen ist mittlerweile vielerorts zum Geschäft geworden. Etwa 90 Prozent der Kosten übernehmen die

Krankenkassen, die restlichen zehn Prozent muss das Haus selbst generieren. Das sind – je nach Größe der Einrichtung – 100 000 bis 130 000 Euro im Jahr. Nicht überall gibt es großzügige Sponsoren, die hier in die Bresche springen. Wie also sorgt man dafür, dass ein Hospiz schwarze Zahlen schreibt? Indem man nur wenige vollexaminierte Pflegekräfte einstellt und die Hauptarbeit von Ungelernten und Aushilfen machen lässt.

Der normale Stellenschlüssel in einem Hospiz lautet: Für zwölf Betten gibt es eine in »Palliative Care« voll ausgebildete Pflegekraft und eine Aushilfe, unabhängig von Tages- und Nachtschicht. Sinnvoll wäre jedoch: vier Professionelle morgens, drei nachmittags und zwei in der Nacht. Ich kenne in Hessen nur zwei Einrichtungen, die nach einem solchen Stellenschlüssel organisiert sind. Die meisten machen es mit weniger professionellen Pflegekräften.

Es fällt ja auch nicht weiter auf – die Angehörigen schauen normalerweise nicht in die Pflegeakte. Sie finden es gut, wenn ein Sterbender ruhig im Bett liegt, »terminal sediert« mit hochdosierten Beruhigungsmitteln. Sie wissen und sehen ja auch nicht, wie es innerlich in ihm aussieht. Vielleicht trägt dieses Buch dazu bei, dass sich daran in Zukunft etwas ändert.

Das sechste Geheimnis

Das Lassen lernen

འགྲོ་བའི་སྡུག་བསྔལ་སྡུག་བསྔལ་དུ་མ་རྟོགས།
མ་རིག་རྨོངས་པའི་རྗེས་སུ་བསྐྱེགས་ཡུན་རིང་།
ལས་ཉོན་ལམ་གྱིས་བྱ་བ་རྒྱ་ཆེན་བསྐྱུན།།
དེ་རྣམས་བསལ་བའི་ཐར་ལམ་འཚོལ་ཤེས་དགོས།

»Greifen und festhalten kann ich seit der Geburt.
Teilen und schenken musste ich lernen.
Jetzt übe ich das Lassen.«

ANONYM

Die Arbeit auf der Palliativstation war für mich sehr erfüllend. Meine Kompetenz wurde anerkannt und geschätzt. Immer wieder wurde ich aufgefordert, Kurse in Basaler Stimulation zu geben, um meine Kolleginnen und Kollegen darin fortzubilden.

Jedes Jahr flog ich in meinem Urlaub nach Nepal zu meinem geistigen Lehrer und Meister Lopön Tenzin Namdak Rinpoche. In den ersten zehn Tagen hielt ich mich bei ihm im Kloster in Kathmandu auf, um weitere Unterweisungen zu empfangen und Fragen zu klären, die sich im Laufe des Jahres bei mir angesammelt hatten. Anschließend zog ich mich für eine Weile in die Berge zurück, um das Neue in der Abgeschiedenheit dieser auf das Ursprünglichste und Wesentlichste begrenzten majestätischen Natur auszuprobieren und einzuüben.

Mir wurde dabei immer klarer, wie sehr ich in meinen Taten und Handlungen von meiner geistigen Haltung abhängig war. Mein Geist ließ mich häufig wie eine Marionette an langen Fäden herumhampeln. Er war der Herr im Haus, nicht mein inneres Selbst. Und er war von so vielem abhängig, er ließ sich ja so leicht beeinflussen und korrumpieren! Äußerlichkeiten, Geld, Besitz, Macht, Gier, Neid, Missgunst, Habsucht, Eifersucht, Hass – all das, was unser Inneres zu vergiften droht, machte natürlich auch vor mir nicht halt. Aber ich erkannte dieses Gift, und ich bemühte mich, es noch genauer zu erkennen und durch eine positive Haltung zu ersetzen: Mitgefühl, Zuwendung, Großzügigkeit, Gelassenheit, Bescheidenheit, Genügsamkeit, Toleranz und vor allem: Liebe. Bis heute arbeite ich daran, und das wird auch nie aufhören.

Ich erlebte, dass sich diese Schulung positiv auf meine Arbeit auswirkte, auf den Umgang mit meinen Kolleginnen und Kollegen, auf den Kontakt mit den mir anvertrauten Patienten.

Und so tauchte ich immer tiefer ein in die buddhistischen Lehren der Bön-Tradition, die mir völlig neue Horizonte eröffneten. Im Laufe dieser Entwicklung und der immer intensiver werdenden Meditationsübungen kam eines Tages die Herausforderung auf mich zu, mich in ein »Dark Retreat« zurückzuziehen. Das ist eine alte tibetische Tradition. Die Kammer, in der man sich dabei aufhält, ist hermetisch von jedem Tageslicht abgeschottet. Kein noch so dünner Lichtstrahl fällt durch irgendeine Öffnung in den Mauern. Es ist wirklich stockduster. Rund um die Uhr. In diesem Raum gibt es eine Matratze und Bettzeug, ein Sitzkissen oder einen Stuhl, ein Waschbecken und/oder eine Dusche und eine Toilette. Essen und Trinken werden über eine lichtgeschützte Klappe angereicht. Lüftungsschlitze sorgen für ausreichend Frischluft, ohne jedoch Licht durchzulassen.

In dieser Zeit folgt man bestimmten Meditationsanweisungen, die der Lehrmeister vorgibt. Mit der Zeit stellt sich von selbst ein Tag-Nacht-Rhythmus ein, der aber nicht unbedingt mit dem der Außenwelt übereinstimmen muss – in der absoluten Dunkelheit gibt es dafür ja keinen Anhaltspunkt, an dem man sich orientieren könnte.

Normalerweise dauert so ein »Dark Retreat« sieben Wochen, 49 Tage. Das hängt damit zusammen, dass die Übergangszeit zwischen dem Tod und Wiedergeburt nach buddhistischer Lehre ebenfalls sieben Wochen dauert.

Für mich wären sieben Wochen zu lang gewesen – so viel Urlaub hatte ich nicht, auch erfordern solche Übungen eine gewisse geistige Reife, die ich für mich noch nicht sah. Aber ich wollte es ausprobieren – vier Tage lang. Allerdings nicht in Kathmandu im Kloster, wo es zwei solche Räume für »Dark Retreats« gibt, sondern in Deutschland. Ich wollte gutes vegetarisches Essen haben, der Ort sollte sauber sein, bei diesem Experiment wollte ich nicht auch noch krank werden. Und die hygienischen Bedingungen in Nepal waren – dem Land entsprechend – doch recht primitiv.

Kreative Dunkelheit

Ich kannte ein buddhistisches Zentrum in Deutschland, in dem es die Möglichkeit für ein »Dark Retreat« gab, dort meldete ich mich an. Mich an die Dunkelheit zu gewöhnen fiel mir nicht weiter schwer. Spannender war da schon, was so alles in meinem Kopf herumgeisterte.

Einmal fragte ich mich: »Was passiert eigentlich, wenn ich jetzt sterbe? Nicht nur im Retreat selbst, sondern vor allem danach. Was würde mit mir geschehen, wenn ich selbst in die Lage komme, in der meine Patienten sind?« Ich war nicht verheiratet, ich hatte keine Freunde oder Verwandten, die rund um die Uhr bei mir sein könnten, um mir Passagen aus dem Tibetischen Totenbuch vorzulesen oder für mich Mantren zu rezitieren, die mir beim Übergang in den anderen Bardo helfen könnten.

Da kam mir die Idee, die wichtigsten Anleitungen für die fünf Phasen des aktiven Sterbens (siehe Seite 84) aus dem Tibetischen Totenbuch übersetzen zu lassen. Ich wollte daraus eine für jeden verständliche Fassung auf Deutsch machen und diese auf CD einsprechen. Diese CD könnte ich mir dann vorspielen lassen und wäre von den mir vertrauten Botschaften begleitet, ohne dass jemand ständig bei mir sitzen müsste. Außerdem könnte ich die CD auf Wunsch auch Sterbenden vorspielen, die ich auf der Palliativstation betreute. Wie oft sind sie allein, weil niemand Zeit für sie hat – auch ihnen käme diese CD dann zugute. Sie sollte frei sein von jeglicher Bindung an eine Konfession – im Sterben sind wir ja alle gleich, egal, welcher Religion wir anhängen.

Im Anschluss an das Dunkel-Retreat habe ich diese CD tatsächlich produziert (»Reise ins klare Licht«, siehe Seite 284). Inzwischen habe ich sie unzählige Male Sterbenden vorgespielt und gemerkt: Vor allem wenn sich das Erdelement auflöst, wenn diese extreme Unruhe einsetzt, werden die Patienten aufgrund des Textes auf der CD viel ruhiger. Es ist, als würden sie lauschen und verstehen, was mit ihnen gerade passiert. Sie fühlen sich verstanden in dem, was sie empfinden. Sie brauchen weniger oder gar keine Beruhigungsmittel mehr. Von hundert Sterbenden haben 95 keine solchen Medikamente mehr gebraucht, wenn ich ihnen diese CD zu hören gab. Diese Beobachtung wurde mir auch von meinen Kollegen bestätigt. Das ist doch recht evident.

Aber ein »Dark Retreat« ist nicht dazu da, um irgendein Ergebnis zu produzieren. Man nimmt es auf sich, um der Lebensrealität so intensiv wie möglich auf die Spur zu kommen. In den ersten Tagen schläft man viel. Man meditiert, isst etwas, meditiert wieder, wird müde und schläft ein. Irgendwann ist der Körper aber durch und durch ausgeschlafen, und es setzt eine hochgradige Wachheit ein. Dann kann man sehr intensiv meditieren und Mantren rezitieren. Oder man legt eine CD in den Recorder ein und lauscht den Worten des Lehrmeisters, seinen Unterweisungen.

Nach einer gewissen Zeit entwickeln sich Visionen. Der Geist produziert Bilder – wie im Traum. Dadurch, dass es rundherum stockduster ist, stehen diese Bilder vor den Augen, als wären sie real. Wenn man diese Visionen sieht, lernt man im Meditieren, sie so zu belassen, wie sie sind, und nicht mit Emotionen zu beladen, weder mit Ablehnung noch mit Zuneigung.

Ich ging in mein erstes »Dark Retreat« mit dem Ziel, meiner größten Angst zu begegnen: der Angst vor den Untoten, vor Zombies. Denen war ich als Achtjährige begegnet, als meine Mutter tot im Wohnzimmer lag. Immer wieder ging ich zum Leichnam meiner Mutter und zog das Laken vom Gesicht. Dabei erfasste mich ein lähmendes Entsetzen, das meinen gesamten Körper besetzte. Ich hatte die Vision, dass sie sich gleich aufsetzt, ihren Kopf um 180 Grad dreht und mich mit zornerfülltem Gesicht anschaut. Meine Mutter war zum Zombie geworden. Die Angst vor dieser Vision, die allein meiner Fantasie entsprang, denn Kino und Fernsehen gab es bei uns damals nicht, hatte mich seither nie wieder verlassen. Sie wollte ich im »Dark Retreat« endlich loswerden.

Der Zombie kam auch in diesem Retreat zu mir, im Traum. Ich träumte, dass er mit magischen Kräften auf mich zukam. Er hatte die Fähigkeit, mich zu lähmen. Ich bekam kaum noch Luft, hatte Schweißausbrüche, war unfähig, mich zu bewegen. Ich war völlig besetzt von dieser Angst und wollte nur raus aus dieser Dunkelheit. Aber ich konnte nicht, weil ich wie gelähmt war.

In diesem Moment erinnerte ich mich an die drei Herzmantren, die mein Lehrmeister Lopön mir gegeben hatte. Und ich begann, sie zu rezitieren. Das erste Mantra spricht man für alle fühlenden Wesen, also auch für einen Zombie – für mich war er ja real. Das nutzte in dieser Situation natürlich nichts, weil man damit diesem bösen Geist nur noch mehr Kraft gibt. Das zweite Mantra spricht man dafür, alle Hindernisse zu beseitigen. Und dieser Zombie hatte meinen Geist ja schon oft blockiert. Bereits beim ersten Rezitieren dieses Mantras zog er sich zurück, und – zack – war er verschwunden. Auf Nimmerwiedersehen. Ich war so verblüfft, dass ich erstmal tief durchatmete und überlegte: Soll ich das Retreat jetzt abbrechen oder weitermachen? Ich blieb und meditierte weiter.

Solche Retreats machte ich noch mehrfach, das längste dauerte zwölf Tage. Bei meinem zweiten, für das ich mir sieben Tage Zeit nahm, hatte ich noch einmal eine Eingebung. Ich dachte darüber nach, was ich noch tun kann, um Menschen in der Grauzone zu helfen, in diesem Übergang zwischen Leben und Tod, wenn sie nicht mehr sprechen können. Um sie ging es mir ja vor allem bei meiner Arbeit, weil sie am meisten vernachlässigt wurden. Was könnte ich ihnen noch Gutes tun? Wie könnte ich mein Wissen noch wirkungsvoller einsetzen und weitergeben? Wie könnte ich die Angst und Hilflosigkeit der Patienten noch besser auffangen? Wie die Angehörigen noch mehr unterstützen? Oder auch meine Kolleginnen und Kollegen in der Pflege und die ehrenamtlichen Hospizhelfer?

Während ich über diese Fragen nachdachte, stieg in mir der Gedanke auf: Bau doch selbst ein Hospiz auf. Damals gab es in Frankfurt noch kein einziges, nur in Wiesbaden. Warum also nicht eines in Frankfurt gründen? Diese Idee gefiel mir. Und so kam ich ganz beflügelt aus diesem Retreat heraus. Trotzdem hatte ich natürlich Sorge, dass das eine Nummer zu groß für mich sein könnte; und ich fragte meinen besten Freund um Rat. Auf seine ehrliche Meinung konnte ich immer zählen. Er sagte: »Wenn eine das schafft, dann du.«

Und so machte ich mir Gedanken darüber, wie ich diese Idee tatsächlich umsetzen könnte. Es war ein Projekt, das meinem Leben wieder eine andere Richtung gab. Das mir neue Wege eröffnete. In höchste Höhen, aber auch in tiefste, dunkelste Täler. Damals wusste ich noch nicht, dass ausgerechnet dieses Hospizprojekt mich etwas lehren würde, was eines der wichtigsten Geheimnisse für ein gutes Sterben ist: das Lassen.

Der Verein Lebens- und Sterbepraxis e. V.

Seinerzeit war ich in einer Partnerschaft mit einer Frau: Andrea. Wir hatten uns schon 2003 kennengelernt und ineinander verliebt. Ich hätte nie gedacht, dass mir so etwas passieren konnte – bislang war ich ja strikt heterosexuell gewesen. Für Sannyasin galt Homosexualität als Krankheit, von meiner stramm katholischen Erziehung kannte ich es ohnehin nicht anders. Und dann das. Und dann mir.

Aber es war unausweichlich. Andrea verzauberte mich vom ersten Moment an, als ich sie in einer Disco tanzen sah. Sie wirkte stark und kraftvoll und weise. Ein wunderschöner Mensch. Wir tanzten nur noch zusammen, und wir verbrachten die Nacht miteinander. Ich war völlig verwirrt.

Am nächsten Tag sprach ich mit meinem damaligen Freund. Was war das? Was war mir da passiert? Er war nicht böse oder eifersüchtig. Er ist ohnehin ein sehr selbständiger, unabhängiger und in sich ruhender Mensch. Er sagte nur: »Schau, was passiert.«

In der darauffolgenden Nacht begegnete mir Andrea im Traum: Ich liege im Arm meines Freundes, sie reicht mir ihre Hand, ich stehe auf und gehe mit ihr weg. Dieser Traum trug nicht gerade zu meiner Beruhigung bei. Kurz darauf erhielt ich eine E-Mail von Andrea, in der sie mir von einem ganz ähnlichen Traum berichtete, den sie selbst in dieser Nacht hatte. Es war ein Grund, uns wiederzusehen. Von da an waren wir zusammen. Zehn Jahre lang.

Als ich Andrea von meiner Hospiz-Idee erzählte, war sie sofort bereit, mich dabei zu unterstützen. Erst einmal musste ich jemanden finden, der oder die sich damit auskennt, wie man so ein Projekt anpackt. Ich wollte wissen, was man dafür braucht, worauf man achten muss – ich hatte ja von nichts eine Ahnung! Ich traf mich mit einer früheren Kollegin, die ein Hospiz im Frankfurter Umland mit aufgebaut hatte. Ihr Rat:

1. einen Verein gründen,
2. Unterstützer finden,
3. Förderer finden,
4. einen guten Rechtsanwalt und Steuerberater engagieren, der das ganze Projekt begleitet.

Von dieser To-do-Liste war ich ziemlich eingeschüchtert. Vor allem von Punkt 3, »Förderer finden«. So ein Hospiz ist ja ein millionenschweres Unterfangen, wer soll das finanzieren? Ich selbst war doch nur eine Krankenschwester, die auf einer Palliativstation arbeitete. Ich hatte keinen Namen in der Öffentlichkeit. Ich tröstete mich damit, dass andere Dinge noch davor zu regeln waren. Einen Verein gründen zum Beispiel.

Dafür muss man eine Satzung schreiben, den Verein ins Vereinsregister eintragen und als gemeinnützig anerkennen lassen. Wie geht so etwas? Welcher Rechtsanwalt und Steuerberater hat Erfahrung mit solchen Dingen und hilft uns? Keine Ahnung ... Mir rutschte das Herz in die Hosentasche, und nicht nur einmal dachte ich, dass ich mich mit dieser Idee vielleicht doch übernommen hatte.

Andrea wusste Rat. Sie arbeitete in einem Steuerbüro und sprach mit ihrem Chef über unser Projekt. Er vermittelte uns den Kontakt zu einer großen Stiftung. Dort arbeitete ein Kollege und Freund von ihm als Steuerberater, der sich auch im Vereinsrecht gut auskannte. Er war bereit, sich mit uns zu treffen, um sich unser Projekt vorstellen zu lassen.

Unser Konzept beruhte auf vier Säulen und war einzigartig in ganz Deutschland, wenn nicht sogar in Europa:

1. In Medizin und Pflege werden Naturheilkunde und Schulmedizin miteinander verbunden im Sinne eines *integrativen Therapiekonzepts*. Kneippsche Güsse, Bach-Blüten, Elektroakupunktur, Krankengymnastik, Massagen, Lymphdränage, Entspannungsübungen, Misteltherapie und Logopädie (zum Beispiel für Patienten mit Wortfindungsstörungen) stehen gleichberechtigt neben palliativer Chemo- und Morphin-Schmerztherapie oder anderen Arzneimitteln, ebenso künstlerische Therapien und Biografiearbeit. Wickel, Einreibungen und Bäder gehören ohnehin zu einer qualifizierten Pflege.

2. Das Hospiz ist *offen für Menschen jeder Glaubensrichtung.* Wir fühlen uns nicht an eine bestimmte Konfession gebunden, sondern wollen jeden Patienten, der zu uns kommt, seinem Wunsch entsprechend spirituell begleiten. Jedes Patientenzimmer verfügt über eine hochwertige Musikanlage, mit der CDs und DVDs abgespielt werden können, die den Patienten in seinen Verarbeitungsprozessen unterstützen. Dazu gehören auch Anleitungen zur meditativen Schmerzbewältigung. Dadurch lassen Schmerzen nach, und der Patient braucht weniger Morphin.
3. Alle Mitarbeiter und ehrenamtlichen Helfer erhalten eine umfangreiche *Fortbildung:* in Kinesthetik (für die rückenschonende Pflege), Basaler Stimulation und in den fünf Sterbephasen. Außerdem sollen sie darin ausgebildet werden, wie in den fünf großen Weltreligionen mit Sterbenden und Toten umgegangen wird. Unser *Pflegeschlüssel* bei zwölf Betten entspricht dem Bedarf der Patienten: vier Pflegende morgens, drei Pflegende mittags, zwei Pflegende nachts (davon jeweils eine als Krankenpflegehelferin, die anderen als Vollexaminierte). Das ist gut ein Drittel mehr an Pflegekräften als in anderen Hospizen.
4. Mitarbeiter und Ehrenamtliche erhalten eine intensive *psychosoziale Betreuung.* Im Dienstplan wird fest verankert, dass jeweils eine hauptamtliche Pflegekraft für die Ehrenamtlichen als Ansprechpartner fungiert. Gemeinsam wird festgelegt, welche Patienten die Betreuung der Ehrenamtlichen am meisten brauchen. Damit arbeiten Pflegende und Ehrenamtliche auf Augenhöhe miteinander zusammen (in vielen Hospizen ist das nicht so). Für die Mitarbeiter gibt es psychotherapeutische Sprechstunden, Supervision und eigene Rückzugsräume, auch einen Raum mit einem Sandsack zum Abbau von Aggressionen. Alle hauptamtlichen Pflegekräfte arbeiten nur 90 Prozent, damit sie ausreichend Zeit für Regeneration und Psychohygiene haben. Jede bekommt

eine Jahresfreikarte für ein Sportstudio oder ein Schwimmbad und ein überdurchschnittlich gutes Gehalt.

Die pflegerische Geschäftsführung wollte ich selbst übernehmen, zusätzlich sollte es noch eine kaufmännische geben. Außerdem eine Hospizleitung und eine Pflegedienstleitung, die zur Hälfte auch in der Pflege mitarbeitet, damit sie die alltäglichen Probleme direkt mitbekommt – das war mir sehr wichtig. In anderen Häusern ist das so nicht üblich, da arbeitet die Pflegedienstleitung nicht mehr selbst in der Pflege mit.

Geplant waren auch ein Café und Seminarräume, in denen Kurse und Fortbildungen gegeben werden konnten. Drei Gästezimmer für Angehörige sollte es geben sowie einen Aufbahrungsraum für Verstorbene. Er sollte so gut isoliert sein, dass auch Sinti und Roma ihre Trauertradition leben konnten – dabei wird viel laut geweint und geklagt. Bei Bedarf können die Gästezimmer ebenfalls in würdige Aufbahrungsräume umgewidmet werden. Kurzum: Unser Hospiz war ein Haus, das Leben und Sterben unter einem Dach integrierte.

Wir hatten Glück: Der Steuerberater war sehr angetan von unserem Vorhaben und wollte für uns eine Vereinssatzung aufsetzen.

Der nächste Schritt war, sieben Gründungsmitglieder zu finden und festzulegen, wer den Vorsitz übernimmt, natürlich alles ehrenamtlich. Wir fanden diese Menschen überwiegend im Freundeskreis. Andrea wurde Kassenwartin. Ein Bekannter von meinem alten Freund Tom, ein Heilpraktiker und Osteopath, den unsere Idee begeisterte, war bereit, als Schriftführer zu fungieren, und ich wurde 1. Vorsitzende. Gemeinsam bildeten wir den Vorstand.

Gut ein Jahr nach dem Gespräch mit dem Steuerberater, im Herbst 2006, waren wir im Vereinsregister eingetragen und als gemeinnützig anerkannt. Der Verein »Lebens- und Sterbepraxis e. V.« war geboren.

Schon sehr früh überlegten Andrea und ich, was wir machen konnten, um unserem Verein und seiner Idee mehr Nachdruck zu verleihen. Dabei griffen wir gleich richtig nach den Sternen: Wir wollten den Segen des Dalai Lama dafür bekommen! Also flogen wir nach Delhi und fuhren von dort nach Dharamsala, wo der Dalai Lama seinen Exilsitz hat. Wir waren sehr naiv. Wir dachten, wir könnten dort einfach in das Büro Seiner Heiligkeit marschieren und um eine Audienz bitten ...

Dummerweise fand just zu der Zeit, als wir ankamen, ein dreiwöchiges Teaching statt, mit Unterweisungen des Dalai Lama, und ganz Dharamsala war voller Tibeter und Ausländer. Wir hatten großes Glück, dass wir überhaupt ein Hotelzimmer ergattern konnten. Trotz des Andrangs gingen wir ins Office des Dalai Lama und beantragten eine Audienz, um den Segen Seiner Heiligkeit für unser Projekt zu erhalten. Es hieß: »Wir geben das weiter, wir melden uns bei Ihnen.« Wir hinterließen unsere Hoteladresse, hatten allerdings wenig Hoffnung, dass unsere Mission tatsächlich erfolgreich sein würde.

Vier Tage später jedoch erhielten wir Nachricht, dass wir in zwei Wochen kommen sollten. Wir hatten zwar keinen Termin mit dem Dalai Lama selbst, wohl aber mit seinem Privatsekretär. Er hörte uns aufmerksam zu und befragte uns intensiv nach unserem spirituellen Konzept. Er sagte, er könne sich gut vorstellen, dass Seine Heiligkeit dieses Projekt unterstützt, gerade weil es nicht nur auf eine Glaubensrichtung orientiert ist. Er versprach, uns so rasch wie möglich per E-Mail zu benachrichtigen. Zehn Wochen später, wir waren längst schon wieder in Deutschland, traf die Nachricht ein: Seine Heiligkeit gab uns seinen Segen, wir durften mit seinem Namen für unser Hospizprojekt werben!

Um die Namensgebung hatten wir uns noch während unseres Aufenthalts in Dharamsala gekümmert. Während wir auf den Termin mit dem Privatsekretär des Dalai Lama warteten, fuhren wir in das einzige Kloster der Bön-Linie in Indien – es lag nur sechs Autostunden von Dharamsala entfernt. Mein Lehrmeister Lopön Tenzin Namdak Rinpoche hatte nach seiner Flucht aus Tibet in den Sechzigerjahren insgesamt drei Bönpo-Klöster aufgebaut: eines in Indien, eines in Kathmandu und seit ein paar Jahren auch eines in Frankreich. Das wollten wir uns anschauen. Mit dem Leiter dieses Klosters, der gleichzeitig der politische Vertreter der Bönpos ist, also vom Rang her einem Ministerpräsidenten gleichkommt, sprachen wir über unser Hospizprojekt. Dabei fragten wir ihn auch, welchen Namen wir ihm geben sollten. Er überlegte lange und nannte verschiedene Namen. Schließlich legte er sich jedoch auf einen fest: »Kunto Sangmo.«

Kunto Sangmo ist eine buddhistische weibliche Gottheit, die alle buddhistischen Glaubenslinien umschließt. Auch wenn wir dem Hospiz diesen Namen gaben, bedeutete das nicht, dass es ein buddhistisches Haus sein sollte – das wollten wir ja gerade nicht, unser Konzept war da völlig freilassend. Für mich war dieser Name eine Referenz an meinen eigenen Glauben, aber auch eine Bitte um Schutz durch diese Gottheit. Andere Hospize heißen ja auch nach Heiligen – »Sankt Barbara« oder »Sankt Katharina« zum Beispiel. Und dieses Hospiz war mein »Baby«, warum sollte ich ihm nicht einen solchen Namen geben dürfen?

Zurück in Deutschland ging es darum, unsere Idee einer breiteren Öffentlichkeit bekannt zu machen. Eines Tages war ich als Vortragende bei einer Veranstaltung in einer katholischen Kirche eingeladen, da ging es um das Thema »Sterben im Buddhismus und Christentum«. Etwa vierzig Leute waren gekommen. Ich erzählte von unserem Hospizprojekt und sagte einfach: »Wer Interesse hat, kann sich bei mir melden und sich auch gern dem Verein anschließen.«

Nach der Veranstaltung kam eine Frau zu mir, gab mir ihre Visitenkarte und sagte: »Ich bin sehr interessiert an Ihrem Projekt.« Sie arbeitete in einer großen Werbeagentur in Frankfurt. Wir trafen uns, und ich erzählte ihr Näheres. Sie war Feuer und

Flamme und versprach, mit den Verantwortlichen in ihrer Agentur zu sprechen, ob diese uns nicht in Sachen PR und Öffentlichkeitsarbeit unterstützen könnte. Und so wurden Andrea und ich eines Tages in einen dieser Frankfurter Glaspaläste gebeten, um unsere Hospizidee vor einem Kreis von zehn oder zwölf smarten Agenturleuten zu präsentieren. Offenbar machten wir einen guten Eindruck – alle fanden das Projekt gut. Es hieß nur: »Wir machen das, wir unterstützen Sie.«

Und so konzipierte eine der führenden Werbeagenturen Deutschlands für uns eine hochprofessionelle Kampagne mit allem, was dazugehört: Logo, Anzeigen, Filmspot. Alles pro bono. Wir mussten keinen Cent dafür ausgeben.

Der Film ist heute noch im Internet einzusehen. Er zeigt ziemlich brutal die Situation, in der sich leider immer noch allzu viele Sterbende befinden. Man sieht eine alte Frau im Bett liegen. Das Zimmer ist kahl, kühl und trist, ohne jede persönliche Note. Sie liegt dort ganz allein, die Augen starr an die Decke gerichtet. Man hört sie schwer atmen. Eine Putzfrau betritt den Raum, schaltet das Licht an, eine grelle Neonröhre an der Decke flammt auf. Sie öffnet das Fenster, wischt einmal rund um das Bett, kracht dabei mit dem Schrubber gegen das Bettgestell, schließt das Fenster wieder. Bevor sie das Zimmer verlässt, schaltet sie den Fernseher an. Es ist alles sehr rücksichtslos und unwürdig. Langsam blendet sich ein Schriftzug ein: »Der letzte Augenblick im Leben sollte schöner sein.« Und dann noch der Aufruf »Spenden Sie jetzt für ein menschenwürdiges Sterben«, gefolgt vom Hospiz-Logo »Kunto Sangmo – für ein Leben vor dem Tod« und der Webadresse. Das Ganze dauert nicht länger als 15 Sekunden. Es war extrem gut gemacht.

Zweimal nahmen wir an der Kampagne »startsocial – Hilfe für Helfer« teil. Sie steht unter der Schirmherrschaft der Bundeskanzlerin und hat zum Ziel, soziale Projekte zu unterstützen. Wir bewarben uns und gewannen 2008 ein Beratungsstipendium. Es bestand darin, dass ein Finanzexperte uns drei Monate lang begleitete und mit uns den Finanzplan optimierte.

Eines Tages kam die *Frankfurter Rundschau* mit der Bitte um ein Gespräch auf mich zu, damals noch eine der großen überregionalen Tageszeitungen. Dieser Bitte kam ich natürlich gern nach und führte ein langes, ausführliches Gespräch mit einer der Redakteurinnen. Dabei sagte ich auch, dass wir anstrebten, das Hospiz 2009 zu eröffnen. Es war das Jahr, in dem der Dalai Lama nach Deutschland kommen wollte, auch nach Frankfurt. Unser Ziel war, mit ihm gemeinsam auf dem Podium zu stehen und den 10000 bis 20000 Zuhörern von unserem Hospizprojekt zu erzählen – schließlich unterstützte er es, und seine offene Einstellung zu solchen Aktionen war bekannt. Wenn er sich für etwas einsetzt, dann richtig.

Der Artikel, der wenige Tage später in der *FR* erschien, war jedoch ein Schlag ins Kontor. Darin hieß es, wir wollten ein buddhistisches Hospiz aufbauen … Was natürlich völliger Blödsinn war. Offenbar hatte die Redakteurin mich gründlich missverstanden. Oder nicht richtig zugehört. Oder beides. Auf jeden Fall war es falsch, was da stand. Und wahrscheinlich war schon dieser Text der Sargnagel für das gesamte Projekt.

Mein Chef las den Artikel beim Frühstück. Und war entsprechend perplex. Später sagte er mir, ihm sei vor Überraschung das Brötchen aus dem Gesicht gefallen. Wie konnte ich es wagen, mir als Krankenschwester so ein Projekt vorzunehmen?

Am nächsten Tag wurde ich zur Geschäftsleitung gerufen und zur Rede gestellt. Man sagte mir, die Leitung des Hauses sei mit meinem Vorhaben nicht einverstanden. Wie ich mir das vorstellte? Öffentlich Reklame zu machen für ein buddhistisches Hospiz? Das sei mit den Zielen des Hauses nicht zu vereinbaren. Ich müsste mich entscheiden – entweder behalte ich meine Anstellung und entsage der Hospizidee, oder ich gehe.

Ich war wie vom Donner gerührt. Mein »Baby« im Stich lassen? Niemals! Ich war der Dreh- und Angelpunkt des Projekts. Weglaufen kam nicht infrage.

Daraufhin bekam ich noch einige denkwürdige Worte zu hören. Ich werde sie nie vergessen. Noch nie in meinem Leben hatte ich mich so bedroht gefühlt. Noch nie war mir eiskalte Macht so nahe gekommen. Menschlich könne man mich durchaus verstehen, hieß es. Ich würde an Luther und seinen berühmten Satz erinnern: »Ich stehe hier und kann nicht anders.« Aber dann machte man mir unmissverständlich klar: Entweder ich lasse mein Projekt fallen, oder …

Zuerst verstand ich nicht, was damit gemeint war. Warum war mein Hospiz eine Konkurrenz für dieses Haus? Der Bedarf an qualifizierter Sterbebetreuung war doch groß in einer Stadt wie Frankfurt. Es war genügend Platz für sie und mich. Aber dann fiel es mir wie Schuppen von den Augen: Es ging nicht um mich. Es ging offenbar um Geld. Das hier war eine Kampfansage. Knallhart. Mehr noch: Hier wurde scharf geschossen.

Und das bekam ich unverzüglich zu spüren. Innerhalb kürzester Zeit wurde mir das Leben auf der Palliativstation zur Hölle gemacht. Man ließ mich links liegen. Man sprach nicht mehr mit mir, nur noch das Nötigste. Man ließ mich spüren, dass ich nicht mehr erwünscht war. Man wollte nichts mehr mit mir zu tun haben. Man begegnete mir mit Argwohn und Feindseligkeit. Mir war klar, auf welchem Glatteis ich mich von nun an bewegte. Es wäre so einfach gewesen, mir etwas anzuhängen. Ich hatte die Verantwortung für den »Giftschrank« mit Medikamenten, die dem Betäubungsmittelgesetz unterliegen. Da könnte man leicht mal 100 oder 200 Milligramm verschwinden lassen … Dann hätte ich meine Lizenz verloren. Dazu ist es zum Glück nie gekommen, aber allein dass es theoretisch möglich gewesen wäre, beunruhigte mich sehr.

Ich kündigte im gegenseitigen Einvernehmen. Dafür bekam ich noch eine kleine Abfindung, mit der ich meinen Anwalt bezahlen konnte. Und ich biss die Zähne zusammen – man sollte mir nichts nachsagen können. Bis zu meinem letzten Arbeitstag verrichtete ich meinen Dienst, ohne mich auch nur einmal krankschreiben zu lassen oder andere Ausflüchte zu benutzen. Ich ertrug den Stress, ohne mit der Wimper zu zucken. Meine zweieinhalb Monate Überstunden wurden als freie Zeit gutgeschrieben.

Ich fand eine neue Anstellung in einem Hospiz. Dort kannte man mein eigenes Projekt und hieß es sogar gut.

Schicksalhafte Fügung

Noch während meiner letzten Tage auf der Palliativstation wurde ich zu einer Patientin gerufen, um mir ihr Bein anzusehen. Sie hatte dort eine hühnereigroße Geschwulst, und meine Kollegin wusste nicht, ob es sich dabei um einen Abszess handelte oder um eine Metastase. Als ich das Zimmer betrat, schaute mich die Patientin mit großen Augen an. Ich zermarterte mir das Hirn: Musste ich sie kennen? Mir fiel niemand ein.

Ich untersuchte ihr Bein, und mir wurde rasch klar: Das ist eine Hautmetastase. Das wollte ich ihr aber nicht ins Gesicht sagen – schließlich war sie nicht meine Patientin, auch war ich keine Ärztin. Die Patientin schaute mich jedoch weiterhin unverwandt an. Das irritierte mich, und ich fragte sie: »Entschuldigung, kennen wir uns?«

Die Antwort kam prompt: »Ja klar, ich bin die Sandra!«

Da fiel dann auch bei mir der Groschen: Sandra war Buddhistin wie ich, sie hatte auch bei Lopön Retreats gemacht und war eng mit der Bön-Linie verbunden. Sie sagte: »Ich bin extra deinetwegen hierhergekommen!«

Oje. Ich hatte nur noch vier Nachtdienste, dann war ich weg und durfte das Haus auch nicht mehr betreten. Wir verabredeten, dass ich sie so gut begleite, wie ich konnte. In diesem Zusammenhang bat ich sie auch, dafür das Einverständnis ihrer Angehörigen einzuholen, vor allem das ihres Sohnes, von ihrem Mann lebte sie schon seit Langem getrennt.

Ihr Sohn Peter besuchte mich zu Hause, und ich erzählte ihm die wichtigsten Schritte dieser Sterbebegleitung. Er war sehr interessiert, und so kamen wir tiefer ins Gespräch. In diesem Zusammenhang erzählte ich ihm auch von meinem Hospizprojekt. Er hörte sehr aufmerksam zu, auf seine stille, aber sehr präsente und noble Art. Wir sprachen auch darüber, wie ich das Ganze finanzieren wollte.

Mittlerweile hatte Andrea zusammen mit dem Steuerberater einen höchst detaillierten und fundierten Finanzplan aufgestellt. Die Summe, die wir brauchten, belief sich auf rund viereinhalb bis fünf Millionen Euro. Für jemanden, der richtig viel Geld hat, ist das nicht viel. Einen solchen Sponsor suchte ich.

Dass ich das Geld nicht selbst hatte, konnte mein Gast sofort erkennen. Meine Zweizimmerwohnung ist relativ klein – was mir nichts ausmacht, mir reicht das. Und so fügte ich noch hinzu: »Sie sehen ja, wie ich lebe. Aber ich glaube, es gibt Menschen, für die vier oder fünf Millionen Euro kein Problem sind.« Ich wusste ja nicht, mit wem ich da sprach. Ich sah nur: Ich hatte es mit einem extrem gut aussehenden Mann zu tun, sehr selbstbewusst, sehr gebildet, sehr kultiviert, sehr sprachgewandt.

Nach Sandras Tod fragte mich Peter, ob ich für seine Mutter eine buddhistische Bestattung machen könnte. Das wollte ich gern tun. Kurz vor der Bestattung kam er noch einmal zu mir, um letzte Absprachen zu treffen. Mit allem, was ich vorgeschlagen hatte, war er einverstanden.

Auf einmal sagte er zu mir: »Frau Mihm, ich schenke Ihnen Ihr Hospiz.«

Wie bitte? Ich dachte, ich hätte mich verhört, und fragte nach: »Habe ich das richtig verstanden? Sie wollen mir das Hospiz finanzieren?« Ich war platt.

Und weil ich ganz sicher sein wollte, dass ich das nicht falsch interpretierte, fragte ich noch: »Was sagt denn Ihre Frau dazu?«

Er antwortete nur: »Die Idee stammt von meiner Frau, sie findet das gut.«

Mir blieb die Spucke weg. Ich hatte nicht gewusst, dass Peter ein sehr reicher Mann war. Auf einmal schien alles ganz leicht. Wir hatten einen Sponsor!

Nach und nach wurden unsere Pläne konkreter. Bisher hatten wir die Idee, uns ein Haus zu suchen, es zu mieten oder zu pachten und für unsere Bedürfnisse umzubauen. Peter schlug uns jedoch vor, selbst zu bauen. Für mich war das eher eine Kostenfrage. Dafür brauchten wir ja dann auch noch einen Architekten. Er sagte daraufhin nur: »Mach dir mal darüber keine Gedanken ...«

Und so trafen wir uns eines Tages in Frankfurt mit den Inhabern von »Tec Architecture«, das ist eines der berühmtesten und größten Architekturbüros der Welt. Der eine reiste aus Los Angeles an, der andere aus der Schweiz. Fünf Stunden lang berieten wir gemeinsam, wie so ein Neubau aussehen müsste, damit wir all das verwirklichen könnten, was ich mir ausgedacht und vorgenommen hatte, vor allem die ausgebufften Details für die Pflege: kurze Wege, in jedem Zimmer eigene Bäder mit Frischluft und mit einer Extraspülung für Bettpfannen, alle Zimmer auf einer Ebene, ein Spa-ähnliches großes Stationsbad mit behindertengerechter Riesenbadewanne, Lift, Whirlpool-Funktion und Spezialbeleuchtung.

Mein Wunsch war auch, dass das Hospiz kein übliches Haus wird mit vier Ecken, sondern ein Rundbau. Jedes Zimmer sollte einen Balkon oder eine Loggia haben und über Fenster mit Frischluft versorgt werden können, nicht über eine Klimaanlage. Wasser sollte im ganzen Haus eine große Rolle spielen. Wir dachten an einen Wasserfall und viel offenes fließendes Wasser, das mit seinem Plätschern und Gluckern auch akustisch präsent ist, schon im Eingangsbereich, aber auch auf der Station.

Wir wünschten uns eine große, teilweise überdachte Dachterrasse, wo ein Patient unter freiem Himmel gepflegt werden und sterben kann, wenn er sich das wünscht. Alle dafür nötigen Installationen sollten dort vorgesehen sein. Viele Sterbende wollen ja noch einmal raus an die frische Luft und können es nicht, weil dafür nichts vorgesehen ist.

Im Erdgeschoss sollte ein großer Wintergarten von hundert Quadratmetern Fläche konzipiert werden sowie eine Profiküche. Die Ernährung spielt am Lebensende eine so große Rolle! Wir wollten in der Lage sein, jedem Patienten sein Wunschgericht zuzubereiten.

Die Architekten entwarfen aus diesen Vorgaben ein absolut grandioses Hospiz der Superlative – so etwas hatte es bisher noch nie gegeben. Technisch war es auf dem neuesten Stand, ökologisch und energiesparend, mit Erdwärme und Solaranlagen in den Fensterscheiben, alles modernste, innovativste Technik. Es war ein genialer Entwurf. Er steht heute noch auf der Homepage des Architekturbüros. Und wir waren selig!

Seilschaften und Intrigen

Alles war bestens vorangekommen. Das Hospiz »Kunto Sangmo – für ein Leben vor dem Tod« rückte in greifbare Nähe. Wir brauchten nur noch einen Bauplatz.

Über unseren Sponsor bekamen wir einen Termin bei der Frankfurter Oberbürgermeisterin. Sie war extrem begeistert von unserem Projekt und wollte uns helfen. Unseren Wunsch nach einem Grundstück reichte sie an die Zuständigen weiter. Von dort hieß es jedoch: »Wir haben in Frankfurt kein Grundstück für Sie.« Das konnte ich kaum glauben – es gab eine ganze Reihe von städtischen Bauplätzen, die brachlagen und für die es keine akuten Bebauungspläne gab. Das wusste jeder.

Nun gut, dann eben nicht Frankfurt. Auf die Idee, noch einmal direkt bei der Oberbürgermeisterin vorstellig zu werden, kam ich gar nicht erst. Ich dachte: Dann gehen wir eben ins Umland. Und tatsächlich fanden wir auf Vermittlung eines Chefarztes auch rasch eine Alternative westlich von Frankfurt. Innerhalb kurzer

Zeit war alles klar: Wir hatten nicht nur das Krankenhaus, sondern auch den Bürgermeister hinter uns und die CDU-Mitglieder im Gemeinderat. Nach einigem Hin und Her konnten wir bis auf eine kleine Minderheit auch die SPD und die Grünen überzeugen.

Um das Projekt einer breiteren Öffentlichkeit vorzustellen, organisierten wir vor Ort eine allgemein zugängliche Veranstaltung. Unser gesamter Vorstand war anwesend, der Klinikdirektor, der Bürgermeister, die Vorsitzenden der Parteien. Wir erläuterten unser Konzept und beschrieben es in seinen verschiedenen Details. Da trat ein evangelischer Pfarrer ans Mikrofon und sagte: »Ich habe mal in Ihre Webseite geschaut, Frau Mihm, da las ich etwas von Bach-Blüten und Baunscheidtieren.« Und dann hob er die Stimme und brüllte regelrecht ins Mikrofon: »Wollen wir so etwas in unserer Stadt?« Ich war wie vom Donner gerührt. Was schlug mir da für eine Welle von Hass und Abwehr entgegen! Ich hatte das Gefühl: Wenn er könnte, wie er wollte, würde er mich jetzt sofort als Hexe auf den Scheiterhaufen schicken. Offenbar hatte die kleine Minderheit ihre Anhänger mobilisiert, unter den rund 200 Teilnehmern waren spürbar mehr Gegner als Befürworter unseres Hospizes. Aber die Schlacht war noch nicht verloren. Der Klinikdirektor ergriff für uns Partei und kanzelte den Pfarrer so ab, dass dieser mit hochrotem Kopf den Saal verließ. Wir gingen mit sehr zwiespältigen Gefühlen nach Hause.

Nach dieser Erfahrung luden wir umgehend den katholischen Pfarrer zu einem Gespräch ein. Er sagte ganz offen, dass er unser Projekt ablehne. Er unterstütze das christliche Hospiz im Nachbarort und empfehle dieses auch all seinen Glaubensbrüdern und -schwestern. Unser Haus würde er nur betreten, wenn dort ein Katholik liege und dezidiert seine Begleitung wünsche. Nun gut. Das mussten wir so respektieren. Weitere Gespräche mit Vertretern beider Kirchen sollten erst nach Baubeginn stattfinden – das war Konsens.

Kurz darauf erhielt ich Besuch von einem hochgestellten kirchlichen Vertreter der regionalen Hospize. Er kam extra zu mir nach Frankfurt und legte mir nahe, mein Projekt doch besser nicht weiterzuverfolgen. Es gebe genügend Hospizbetten im Rhein-Main-Gebiet. Sein einziges Interesse war, mich von meiner Idee abzubringen. Es war ein seltsames Gespräch. Und natürlich ließ ich mich davon nicht beeinflussen.

Es gab dann noch eine ganze Reihe von Fragen seitens der Kommunalpolitiker, die wir nach und nach abarbeiteten. Das geschah alles in bestem Einvernehmen. Der Erbpachtvertrag war fertig, die großen Baumaschinen – Bagger, Planierraupen – geordert und bereits vor Ort.

Sechs Tage bevor der Vertrag zwischen der Gemeinde und unserem Verein unterschrieben werden sollte, teilte das hessische Gesundheitsministerium mit, dass es uns für das Hospiz keine Kassenzulassung erteilen wolle. Warum, blieb in der Mitteilung im Dunkeln. Wir konnten uns das nicht erklären – rein sachliche Gründe konnten wir nicht erkennen. Wir erfüllten alle dafür nötigen Voraussetzungen. Sobald der Vertrag unterschrieben war, wollten wir uns darum kümmern.

Einen Tag später rief der Bürgermeister bei mir an. Er bat mich zu überlegen, ob wir den Namen des Hospizes nicht ändern könnten. »Kunto Sangmo« sei für viele schwer verdaulich, es provoziere Unverständnis und Abwehr. Er meinte, es würde den Start sehr erleichtern, wenn wir uns zu einem eingängigeren Namen durchringen könnten. Auch meine Berater befürworteten diesen Vorschlag.

Mir fiel dieser Namenswechsel sehr schwer. Aber ich sagte mir auch: Hier geht es nicht um dein Ego, das Projekt ist inzwischen das Baby von sehr vielen Menschen geworden, die sich dafür eingesetzt haben. Wenn es nötig ist, den Namen zu ändern, dann musst du dich dem fügen. Und so suchten wir noch am gleichen Tag mit dem gesamten Team und der Agentur nach einem neuen Begriff und fanden ihn auch: »Abendrot« sollte das Hospiz jetzt heißen. Der Bürgermeister war sehr froh darüber.

Am Tag darauf erschien ein reißerischer Artikel in der Lokalpresse, in dem alles so dargestellt wurde, als würden wir jetzt mit der neuen Namensgebung unseren buddhistischen Hintergrund vertuschen wollen. Dazu hatte sich auch der evangelische Pfarrer geäußert und wurde im Artikel zitiert. Er hatte im Internet Bilder von der Gottheit Kunto Sangmo gefunden, Thangka-Malereien, auf denen sie in sexueller Vereinigung mit einer männlichen Buddhafigur dargestellt wird. Im Buddhismus hat das allerdings nichts, wirklich gar nichts mit Sex zu tun. Vielmehr repräsentiert die männliche Figur die Klarheit, die weibliche die Leerheit – wenn sich beides vereinigt, steht das für die große Vollkommenheit, auf geistiger Ebene. Aber natürlich schlachtete die lokale Presse das entsprechend aus. Mir kamen sogar Gerüchte zu Ohren, wir würden womöglich ein Bordell aufmachen wollen. Es war unfassbar.

Am 11. März 2010, am Tag vor meinem Geburtstag, einen Tag vor der geplanten Vertragsunterzeichnung, rief mich der Bürgermeister an, total am Boden zerstört: »Frau Mihm, es klappt nicht mit dem Vertrag …« Die SPD hatte eine Fraktionssitzung gehabt, zu der – ungeladen – die beiden Dekane aus Limburg erschienen waren, der katholische und der evangelische. Anschließend wandte sich die SPD von dem Projekt ab. Und ebenso die FDP, die Grünen und ein Gutteil der CDU-Gemeinderäte. Was die Dekane vorgetragen hatten, durfte er mir nicht sagen.

So wurde aus meinem Geburtstag nicht ein Tag der Freude, sondern der Trauer. Ich war völlig niedergeschmettert.

Tags darauf erschien in der Zeitung ein weiterer Artikel zum Stopp des Projektes. Darin wurde behauptet, wir hätten uns nicht ausreichend bemüht, mit den Kirchen in einen guten Kontakt zu kommen, wir hätten nicht mit ihnen gesprochen. Was definitiv gelogen war. Die Pfarrer selbst hatten eindeutig gesagt: weitere Gespräche erst nach Baubeginn.

Drei Tage später rief mich ein Redakteur der *Frankfurter Allgemeinen Zeitung* an und sagte: »Sie haben doch gleich eine Pressekonferenz wegen des Hospizes, das ja jetzt doch nicht gebaut wird …«

Weiter kam er nicht, denn ich unterbrach ihn: »Wie bitte? Ich habe keine Pressekonferenz angesetzt, ich weiß von nichts.« Und erfuhr: Die Gemeinde selbst hatte die Presse eingeladen. Wir waren weder dazugebeten noch informiert worden. Wir hatten keine Möglichkeit, unsere Sicht der Dinge darzulegen. Damit war das Hospizprojekt an diesem Ort endgültig gestorben.

Aber wir gaben noch nicht auf. Diese Stadt war ja nicht die einzige im Rhein-Main-Gebiet. Ein gutes Dreivierteljahr später hatten wir südlich von Frankfurt eine andere Gemeinde gefunden, die bereit war, unser Projekt doch noch zu realisieren – auf einem brachliegenden Grundstück. Wieder war alles auf gutem Wege, wir waren sogar bereit, das Land zu kaufen – das hätte der Gemeinde noch ein schönes Stück Geld in die Kasse gespült. Aber auch da gab es Intrigen hinter unserem Rücken. Die Leiterin eines Hospizes aus der Umgebung hatte dem Bürgermeister erzählt, dass wir eine gefährliche Sekte seien. Sie wollte, dass er ihr Haus förderte, nicht unseres. Wir eine Sekte! Das war natürlich völlig absurd. Wir protestierten und boten ein Gespräch mit unseren Sponsoren an.

Kurz darauf ereignete sich die Katastrophe von Fukushima, Kommunalwahlen standen an, die Grünen gewannen im Gemeinderat die Mehrheit. Sie teilten uns mit, dass sie das Brachland doch nicht für das Hospizprojekt bereitstellen, sondern es lieber als Hundewiese behalten wollten. Damit löste sich auch diese Hoffnung in Luft auf.

Unser Hospiz wurde nie gebaut.

Loslassen können

Immer wieder stellt das Leben an uns die Forderung, etwas zu lassen, loszulassen, zu verzichten. Etwas wegzugeben, woran wir hängen.

Schon ein Kleinkind muss das schmerzlich lernen, wenn es ein Spielzeug wieder hergeben soll, das es sich gerade erobert hat.

Später begegnet uns diese Aufgabe, etwas abgeben oder auf etwas verzichten zu müssen, in vielfältiger Art und Weise. Besonders schwierig ist es in Liebesbeziehungen, wenn eine(r) von beiden geht – aus welchen Gründen auch immer. Das steigert sich noch, wenn ein Mensch, den wir sehr lieben oder der uns sehr nahesteht, stirbt. Weil der Verlust so endgültig ist. Dieser Mensch ist physisch nicht mehr da. Er ist weg. Für immer.

Die höchste Anforderung jedoch, das Loslassen zu lernen, stellt der Tod selbst. Denn dabei müssen wir alles, was uns lieb war auf Erden, zurücklassen. Wir können nichts Materielles mitnehmen, keinen Schmuck, kein Geld, keine Möbel, kein Haus. Wir müssen das, was uns am liebsten war, zurücklassen: unsere Kinder, unseren Partner, unsere Familie, unsere Freunde. Wenn wir sterben, gehen wir so nackt, wie wir geboren wurden. »Das letzte Hemd hat keine Taschen«, sagt ein Sprichwort.

Mehr noch: Im Tod müssen wir unser eigenes Zuhause verlassen – den Körper, in dem wir so viele Jahre wohnen durften. Der uns durch alle Höhen und Tiefen des Lebens trug, der unser Instrument war für die Erfüllung unserer Aufgaben. Mit dem wir uns ein Leben lang tief verbunden haben, in dem sich unser Geist beheimatet und ausgebreitet hat. Im Sterbeprozess zieht sich der Geist nach und nach zurück, löst die Verbindung zu den einzelnen Elementen, bis er schließlich aus dem Körper austritt, ihn verlässt und eine leere Hülle übrig bleibt. Dieser Loslöseprozess ist schmerzlich. Eben weil Körper, Geist und Seele so eng miteinander verbunden waren. Jahrzehntelang.

Und ebendeshalb fällt das Sterben oft so schwer. Weil es so schwierig ist, all diese Anhaftungen zu lösen. Manche Menschen liegen tage- oder sogar wochenlang im Sterben und können die Verbindung nicht kappen. »Lassen Sie doch einfach los«, wird ihnen dann gern ins Ohr geflüstert. Was für ein Zynismus! Einfach loslassen ... Ja, wenn es denn so einfach wäre!

An einen Sterbenden die Forderung zu richten, alle Hoffnung endlich fahren zu lassen und das Sterben zu akzeptieren, kommt

Außenstehenden nicht zu, auch nicht den nächsten Angehörigen. Dazu schrieb der Psychologe Ernst Engelke: »Die Forderung, das Sterben und das dazugehörige Leiden zu akzeptieren, geht an der Realität vorbei: Sterbenskranke Menschen, das haben internationale Studien ergeben, hoffen bis wenige Stunden vor ihrem Tod, dass doch noch ein Wunder geschieht. Sie protestieren gegen ihr Leiden und ihren drohenden Tod. Und sie verweigern die Zusammenarbeit mit den Ärzten, wenn diese ihren Widerstand und ihre Hoffnung nicht dulden. Überredungsversuche führen zu Streit und Rückzug der Patienten. (...) Zweifellos gehören Sterben und Tod zum Leben. Die Forderung aber, Kranksein, Leiden, Sterben und Tod zu akzeptieren und das Leben loszulassen, ist lebensfremd, inhuman und unchristlich.«

Wenn, dann kann höchstens der Sterbende selbst diese Entscheidung treffen. Nur er bestimmt, was, wann und wie er loslässt.

Um loslassen zu können, muss ich erkennen, wer festhält und woran beziehungsweise was. Wer oder was hält uns so fest im Hier und Jetzt? Welche Energie, welcher Anteil in uns ist das? Wer will da welche Subjekte und Objekte haben und halten? Es ist unser Ego, es sind unsere Gedanken und Emotionen. Im Buddhismus sagen wir dazu »der relative Geist«. Es ist der Teil in uns, der sich ständig zwischen Polaritäten bewegt, der zwischen »Gut« und »Böse« unterscheidet, zwischen Sympathie und Antipathie, Festhalten und Ablehnen, Besitzenwollen und Zurückweisen, Stolz und Demut, Gier und Wut.

Es ist dieser Anteil unseres Geistes, unserer Gedanken und Emotionen, der uns einerseits zu Höchstleistungen antreibt, andererseits aber auch immer wieder Schwierigkeiten bereitet. Der uns ermutigt, Großes in Angriff zu nehmen, der uns stolpern und hinfallen, aber auch aufstehen und weitermachen lässt. Der uns beflügelt – noch höher, noch besser, noch weiter. Mehr, noch mehr, am meisten. Los, du kannst das. Du schaffst das!

Und der dann doch immer wieder eines Besseren belehrt wird. Dessen Höhenflüge gern auch mal gestoppt werden, nicht selten auf brutale Art und Weise. Immer dann, wenn das Schicksal etwas anderes vorhat. »Wenn es nicht so kommt, wie du es möchtest, kommt es so, wie es besser ist für dich.« Auch ein weises Sprichwort. Und eine gute Übung, das Lassen zu lernen.

Denn es zwingt dazu, uns über diesen Anteil unseres Ichs bewusst zu werden. Wir können im Laufe unseres Lebens immer wieder darüber nachdenken, was es mit diesem Anteil auf sich hat. Wir können ihn – und damit auch das, was wir tun – kritisch hinterfragen, uns damit auseinandersetzen. Wir können herausfinden, was uns festhalten lässt. Das trägt dazu bei, besser loslassen zu können – auch im Tod.

Im Kleinen beginnen

Das Lassen üben können wir jeden Tag von Neuem. Mit ganz trivialen Dingen: dem Nachbarn oder dem Briefträger, dem Müllmann, der Putzfrau, der Kollegin ein Geschenk machen. Nichts Großartiges, etwas ganz Einfaches, Profanes: ein Glas selbstgemachte Marmelade, eine Tafel Schokolade, eine Blume. Einfach so, ohne Anlass. Geben, ohne eine Erwartung damit zu verbinden. Ohne die eigene Eitelkeit damit zu befriedigen – à la »Was bin ich toll, dass ich so großzügig bin!«. Es geht vielmehr darum, immer wieder etwas völlig uneigennützig zu geben. Und dann zu beobachten, wie sich das innerlich auswirkt. Was verändert sich? Wie fühle ich mich?

Dann kann ich den nächsten Schritt tun: mich von etwas trennen, woran ich wirklich hänge. Das kann ein Kleid sein, ein Schal, ein Buch, eine CD, eine Vase, ein Werkzeug, ein Bild – völlig egal. Entscheidend ist, dass mir dieser Gegenstand etwas bedeutet. Ich löse mich bewusst davon, ich kappe die Seile meiner inneren Anhaftung und verschenke diesen Gegenstand. Wiederum, ohne mich dabei groß oder gütig oder als etwas Besonderes zu fühlen.

Auf ähnliche Art und Weise können wir das Lassen üben, wenn es um Gefühle geht. Wenn wir uns zum Beispiel über jemanden so richtig heftig ärgern, weil er uns ungerecht behandelt, dummes Zeug erzählt, uns reingelegt oder sonst etwas gemacht hat, was diesen Ärger provoziert. Am liebsten würden wir ja dann irgendeinen Gegenstand an die Wand werfen. Oder in den Wald laufen und laut schreien. Wut muss raus. Aggressionen sollte man loswerden und nicht in sich hineinfressen.

Ich kann in so einer Situation aber auch tief durchatmen, innehalten und überlegen: Welcher Anteil in mir regt sich da so auf? Wer fühlt sich missachtet? Wer wurde nicht ausreichend gewürdigt und gestreichelt? Meistens lässt sich rasch erkennen: Es ist das Ego. Und wenn es genügend gebrüllt hat, trollt es sich in seine Ecke und beruhigt sich wieder. Bis zum nächsten Mal.

Kein sehr schöner Kreislauf. Denn mit jedem Zornanfall tun wir ja vor allem uns selbst weh, nicht dem anderen. Alle Empörung darüber, alle Wut und Verzweiflung nutzen nichts, sie bringen mich nicht weiter. Ich kann noch so oft in die Tischkante beißen – der Sachverhalt wird sich nicht ändern.

Am schwierigsten sind solche Situationen, wenn sich mit der Kränkung auch noch ein Verlust verbindet, zum Beispiel im Rahmen einer Trennung nach einer langen Liebesbeziehung. Und vor allem, wenn diese Trennung nicht sauber, nicht in gegenseitiger Wertschätzung, verlaufen ist. Wenn der oder die gelogen und betrogen hat, das Ganze hinterher schönredet und die eigene Haut reinwäscht. Jeder kennt solche Situationen.

Oft versinken wir dann wochen- und monatelang in Trauer. Das ist alles nur zu gut nachvollziehbar und verständlich, aber wir tun uns selbst nichts Gutes damit. Denn auch hier ist es vor allem unser Ego, das mault und jault und schreit. Das verletzt ist und sich nicht ausreichend gewürdigt, beachtet und respektiert fühlt.

Auch hier haben wir die Möglichkeit, das Lassen zu üben: Schaffen wir es, das beleidigte Ego und die wütenden Gedanken loszulassen? Können wir den anderen in seinen Unfähigkeiten und Unzulänglichkeiten sehen, anstatt uns selbst so zu malträtieren? Können wir auch unsere eigenen Fehler sehen und zulassen? Dabei geht es nicht um Schuldzuweisungen: »Was habe ich (was hast du) falsch gemacht, worin liegt meine (oder deine) Schuld?« Was geschehen ist, ist geschehen. Das lässt sich nicht mehr rückgängig machen. Es ist, wie es ist.

Ein solches Los- und Zulassen ist ein langwieriger, schwieriger und mühsamer Prozess. Aber es ist der einzige Weg, um nicht in Bitterkeit und Trauer zu enden, in dieser Geisteshaltung, die uns nur selbst blockiert und nicht weiterbringt.

Anstatt mit der Vergangenheit zu hadern, können wir das Ganze positiv in die Zukunft wenden und uns fragen: »Was habe ich aus diesem Verlust zu lernen? Wohin soll mich dieses Ereignis führen? Was soll und kann ich daraus in Zukunft entwickeln?« Manchmal kommen in solchen Prozessen Wahrheiten und Fähigkeiten zutage, die jahre- oder sogar jahrzehntelang verborgen waren. Plötzlich öffnet sich eine Tür, und wir können erkennen, wozu all das Leid und das Loslassen gut waren. Dann können wir verzeihen und Mitgefühl entwickeln – dem anderen und uns selbst gegenüber. Darin liegt Heilung: für Körper, Seele und Geist. Und darin liegt auch der Schlüssel, im Sterben gut loslassen zu können.

Die Trauer loslassen können

Wenn wir einen Menschen loslassen müssen, weil er gestorben ist, erfasst uns tiefe Verzweiflung, das Gefühl absoluter Verlassenheit. Und wir trauern. Wir trauern um die verlorene Gemeinsamkeit und Zugehörigkeit, den verlorenen Schutz, die schlagartig gekappte Verbundenheit. Wir bleiben allein zurück. Wir können uns an diesem Menschen nicht mehr spiegeln. Wir bekommen von ihm keine Bestätigung mehr, keine Wertschätzung. Wir können uns nicht mehr mit ihm austauschen, wir spüren keine körperliche Nähe mehr. Wir können ihn sinnlich nicht mehr wahrnehmen. Wir sind auf uns selbst zurückgeworfen.

Das tut weh. Denn zeitlebens streben wir ja nach einer solchen Harmonie. Wir sehnen uns danach, uns mit ihm zu vereinigen, ineinander aufzugehen. Wir sehnen uns nach Gemeinsamkeit. Nach Zweisamkeit. Danach, dass uns jemand Halt gibt. Sicherheit. Eine Heimat. Weil wir Angst haben, allein zu sein.

Die Trauer nach dem Tod eines geliebten Menschen spiegelt diesen ganzen Verlust. Und es ist gut, diese Trauer zuzulassen, ihr Raum zu geben, sie auszuleben, in der Form, die für mich individuell die richtige ist. Viele Menschen müssen das erst lernen, sie schämen sich ihrer Trauer, sie können nicht weinen und wehklagen, sondern fressen alles in sich hinein und werden depressiv. Das ist sicher keine Lösung. Es ist gut und richtig, der Trauer Ausdruck zu geben – wie auch immer. Aber ich sollte aufpassen, dass ich nicht in dieser Trauer versinke. Weil ich sonst im Selbstmitleid ertrinke. Dazu schrieb der indische Philosoph und Gelehrte Jiddu Krishnamurti (1895–1986):

»Wenn Du jemanden verlierst, den Du liebst, vergießt Du Tränen – gelten diese Tränen Dir oder dem Toten? Wehklagst Du Deinetwillen oder beklagst Du den anderen? Hast Du je um einen anderen geweint? Hast Du um Deinen Sohn, der im Krieg getötet wurde, geweint? Du hast geweint, aber kommen solche Tränen nicht aus dem Mitleid, das Du mit Dir selber hast? Oder hast Du geweint, weil ein Mensch getötet worden ist? Wenn Du aus Selbstmitleid aufschreist, haben Deine Tränen keine Bedeutung, weil Du nur mit Dir selbst beschäftigt bist.

Wenn Du jammerst, weil Du eines Menschen beraubt wurdest, in den Du sehr viel Zuneigung investiert hattest, war das keine wirkliche Zuneigung. Wenn Du um Deinen Bruder weinst, der stirbt, dann solltest Du es um seinetwillen tun. Es ist sehr leicht, um sich selbst zu wehklagen, weil der andere gestorben ist.

Augenscheinlich weinst Du, weil Dein Herz getroffen wurde, aber es ist nicht seinetwillen bewegt, sondern weil Du Dir selbst leidtust. Selbstmitleid aber macht Dich hart, engt Dich ein, macht Dich träge und stumpf.

Wenn Du um Dich selbst weinst, wenn Du wehklagst, weil Du einsam bist, weil Du verlassen wurdest, weil Du keinen Einfluss mehr hast, wenn Du über Dein Schicksal und Deine Umwelt klagst und immer um Dich selbst Tränen vergießt – ist das Liebe? Wenn Du das verstehst, das heißt, wenn Du damit unmittelbar in Kontakt kommst, wie wenn Du einen Baum oder eine Säule oder eine Hand berührst, dann wirst Du einsehen, dass das Leid selbst erzeugt ist, dass das Leid durch das Denken geschaffen wird, dass das Leid das Ergebnis der Zeit ist.«

Es fragt sich also, ob es mir und dem Toten wirklich guttut, wenn ich so an ihm hänge. Wahrscheinlich trauert er sogar mit. Nur weil sein nutzlos gewordener Körper verbrannt oder beerdigt wurde, bedeutet das ja nicht, dass auch sein Geist und seine Seele weg sind. Im Gegenteil: Wie oft spüren Witwen oder Witwer, dass der oder die Gestorbene noch um sie herum ist! Sie riechen oder schmecken sie sogar, sie fühlen eine Hand auf ihrem Haar oder Arm oder ähnliche Berührungen. Das ist keine Einbildung. Die Toten sind noch lange Zeit um uns. Wir haben nur keine Sinne, um sie besser wahrzunehmen. Allenfalls bekommen wir eine Ahnung von ihrer Anwesenheit, durch Träume oder durch Zeichen, die wir nur als solche erkennen und deuten müssen.

Die Toten wollen nicht, dass die Hinterbliebenen leiden. Sie wollen, dass es ihnen gutgeht. Und bevor sie das nicht wissen, können sie auch nicht loslassen. So lange müssen sie sich um die Zurückgebliebenen kümmern, bleiben sie an ihnen haften. Und so lange können auch die Hinterbliebenen kein neues Leben beginnen.

Eine Heimat finden

Die Trauer bewältigen bedeutet auch: die Trauer erforschen, um sie loslassen zu können. Zu verstehen: Warum und worum trauere ich wirklich? Was hat mir der Verstorbene gegeben, was ich mir selbst nicht geben kann? Trauer hat ja immer auch etwas mit meinem Ego, mit meinem Anklammern, mit meinen Hoffnungen und Wunschvorstellungen zu tun. Ich trauere, weil mir etwas weggenommen wurde, was ich wiederhaben möchte, weil ich es mir selbst nicht schenken kann: Sicherheit, Geborgenheit, Zugehörigkeit, Heimat.

Der Tod des geliebten Menschen erinnert mich an das, was mich am tiefsten quält und was ich in der Liebe zu ihm am meisten gesucht habe. Wenn ich die Trauer bewältigen will, kann ich mich nur auf die Suche machen und diese tiefste Qual in mir entdecken. Sie ist ja nicht nur durch den Verlust des geliebten Menschen bedingt, sondern vor allem durch meinen eigenen Schmerz, an den mich dieser Verlust erinnert.

Vielleicht ist es ein Gefühl, das in ähnlicher Form entsteht, wenn eine langjährige, intensive Liebesbeziehung in die Brüche geht. Das Gefühl, als sei der Boden unter den Füßen weggezogen worden, komplett entwurzelt worden zu sein; jeden Halt, jede Verankerung verloren zu haben.

Schon daran wird deutlich, dass dies nicht dem Bild der echten, bedingungslosen Liebe entspricht. Wenn wir unsere Wurzeln in den Humus des anderen versenken, ernähren wir uns von seiner Energie, von seinen Nährstoffen. Wir sind abhängig von dem, was er uns gibt; schlimmstenfalls saugen wir ihn sogar aus. Vielleicht geben wir aus unseren Wurzeln aber auch etwas zurück. Bestenfalls entsteht dann das, was man im Pflanzenreich eine »Symbiose« nennt: ein gegenseitiges Geben und Nehmen zum wechselseitigen Nutzen. In menschlichen Beziehungen sind solche wirklich gleichberechtigten Partnerschaften selten. Meist handelt es sich eher um ungleiche Machtverhältnisse.

Ein anderer Mensch kann deshalb immer nur bedingt eine Heimat sein: in bestimmten Anteilen, phasenweise, lebensabschnittsweise. Aber nie absolut. Nie so, dass er uns in jeder Lebenslage stützt und trägt. Er kann uns das Vertrauen in uns selbst nicht ersetzen. Denn ein anderer Mensch ist ebenso fehlbar wie wir selbst. Das gilt auch für Eltern, Kinder und Freunde, die nur eine trügerische Sicherheit vermitteln können. Und es gilt erst recht für materielle Dinge wie ein Haus, ein Auto, ein Schiff oder was auch immer. In den entscheidenden Momenten, ganz besonders im Tod, sind wir immer allein.

Wo also finden wir Zuflucht, Schutz, Sicherheit außerhalb der Beziehung zu einem anderen Menschen? Eine solche Heimat finden wir nur in uns selbst, in der uneigennützigen Liebe, im Göttlichen. Christen sagen: »Bei Gott.« Moslems sagen: »Bei Allah.« Buddhisten sagen: »In der Natur unseres Geistes, in unserem unzerstörbaren inneren Selbst.« Es sind verschiedene Begriffe für mehr oder weniger das Gleiche, und es ist immer eine Heimat, die nicht von dieser Welt ist. Es ist eine spirituelle Heimat.

Sie zu finden hilft beim Loslassen. Es ist ähnlich wie beim Bogenschießen: Indem wir ganz bei uns sind und uns hundertprozentig auf das Ziel konzentrieren, geben wir dem Bogen die nötige Spannung, damit der Pfeil ins Schwarze trifft. Im Sterben gilt das für die Kunst des Loslassens. Wir fokussieren uns ganz und gar auf unser spirituelles Ziel – Gott, Buddha, Allah, was auch immer. Auf etwas Göttliches, Erhabenes, Übergeordnetes, das die Ewigkeit und die Erleuchtung symbolisiert. Dann spielt alles Irdische keine Rolle mehr. Dann können wir eins werden mit diesem Göttlichen. Und loslassen.

Das siebte Geheimnis

Die Liebe finden

སྒོ་གསུམ་དག་པའི་དགེ་བ་གང་བགྱིས་པ།
ཁམས་གསུམ་སེམས་ཅན་རྣམས་ཀྱི་དོན་དུ་བསྔོ།
དུག་གསུམ་བསགས་པའི་ལས་སྒྲིབ་ཀུན་བྱང་ནས།
སྐུ་གསུམ་རྫོགས་པའི་སངས་རྒྱས་མྱུར་ཐོབ་ཤོག།

»Was immer an Freude ist in dieser Welt, entspringt dem Wunsch, andere glücklich zu sehen. Was immer an Leid ist in dieser Welt, entspringt dem Wunsch, nur selbst glücklich zu sein.«

SHANTIDEVA

Nachdem ich unser Hospizprojekt hatte zu Grabe tragen müssen, war ich fertig mit der Welt. All meine Kraft hatte ich in dieses »Kind« gesteckt, über die Jahre hinweg mehr als dreitausend unentgeltliche Arbeitsstunden investiert. Alle Energie, die ich in mir mobilisieren konnte, hatte ich gegeben. Mehr ging nicht.

Am meisten trafen mich die Intrigen und Machenschaften unserer Widersacher. Das war alles so gemein und hinterhältig, so niederträchtig und entwürdigend.

Tausendmal kaute ich mit Andrea alles durch. Immer wieder versuchte sie mir klarzumachen: »Das Projekt ist gescheitert, da dürfen wir uns nichts vormachen.« Für sie hatte es keinen Sinn mehr, es jetzt noch weiterzuverfolgen. Wir hatten auch keine Kraft mehr für einen dritten oder gar vierten Anlauf. Nicht hier, nicht jetzt. Überall in der Umgebung, wo wir bauen könnten, müssten wir mit extremem Gegenwind rechnen, vor allem seitens der Kirchen. Aber Andrea sagte auch: »Wir sind nicht gescheitert, wir sind unglaublich weit gekommen. Und wir haben viel gelernt.« Das stimmte ja auch. Aber es tröstete mich nicht. Ich wollte lange Zeit einfach nicht wahrhaben, dass es nicht mehr weiterging.

Eines Tages trafen wir uns im engeren Kreis der Unterstützer, um die Lage zu analysieren. Da konnte auch ich die Augen nicht mehr vor der Realität verschließen. Ich musste zugeben: Unser Projekt war gescheitert. Alle reagierten sehr liebevoll und versprachen, wieder dabei zu sein, wenn es doch noch irgendwann einmal einen neuen Versuch geben sollte. Wir beantragten die Auflösung des Vereins und die Löschung aus dem Vereinsregister.

Mit diesem Eingeständnis des Scheiterns erlosch schlagartig jedes Feuer in mir. Ich war ausgebrannt. Und fuhr erst einmal für einige Tage in ein buddhistisches Zentrum im Odenwald. Ich musste mich zurückziehen. In die Stille. In die Einsamkeit. Ich musste allein sein und meiner Trauer freien Lauf lassen können.

Es war eine so große Schmach, die ich da erlitten hatte. Es stand in allen Zeitungen. Wer mich nicht leiden konnte, feixte und rieb sich die Hände – ganz nach dem Motto: »Geschieht ihr recht.« Meine Kolleginnen und Kollegen im Hospiz hüllten sich in Schweigen. Niemand sprach mich darauf an, warum es das Projekt nicht mehr gab. Niemand stellte Fragen. Aber alle wussten darum. Sie wussten, wie euphorisch ich die Pläne in den Monaten davor vorangetrieben hatte. Vielleicht hielten sie sich auch aus Rücksichtnahme zurück und ließen mich einfach in Ruhe. Trotzdem fiel mir die Arbeit in dieser Zeit schwer. Ich schämte mich meiner Niederlage.

Aber es half ja nichts: Ich musste lernen, meinen Frieden damit zu machen. Ich musste das Lassen lernen. Ich musste dieses Herzensbaby loslassen. Ganz und gar. Es sollte offenbar nicht das Licht der Welt erblicken. Zumindest nicht jetzt, nicht hier, nicht mit uns. Wir hatten dieses Kind zur falschen Zeit und am falschen Ort gezeugt. Es war nicht lebensfähig. Ich verstand zwar noch nicht, warum, aber es gibt vieles im Leben, das wir nicht verstehen. Wir müssen es trotzdem so annehmen.

Ich hatte mich lange genug mit der buddhistischen Praxis auseinandergesetzt. Ich wusste, dass ich meine tiefe Verbindung mit diesem Projekt lösen und davon Abschied nehmen musste. Es fiel mir unendlich schwer. Ich litt.

Die Beziehung zu Andrea ging darüber in die Brüche. Und ich begriff: In der Bewältigung solch großer Dinge im Leben sind wir letztlich allein. Niemand konnte mir helfen, mit dieser Niederlage fertigzuwerden, ich konnte es nur selbst tun.

Wie jeder Mensch in einem Trauerprozess, so musste ich mich fragen: Was sollte ich an diesem Scheitern lernen? Auf welche Wege sollte es mich führen, die ich sonst nicht beschritten hätte? Ich konnte ja nur selbst Verantwortung dafür übernehmen und nicht anderen die Schuld geben oder mich in Schuldzuweisungen verhakeln. Ich hatte ganz offenbar Fehler gemacht. Große Fehler. Ich hatte Situationen falsch eingeschätzt, nicht genügend Bündnispartner gesucht, die Politik nicht ausreichend berücksichtigt, die Gegenkräfte unterschätzt. Mich selbst überschätzt.

Meine täglichen Meditationen halfen mir, das Geschehene zu verarbeiten. Ein Jahr lang unterzog ich mich zusätzlich einem intensiven therapeutischen Coaching in »gewaltfreier Kommunikation«. Ich wollte wissen, warum mir so viel Aggression entgegengeschlagen war, obwohl das Projekt selbst so überzeugend war. Ich wollte lernen, mein Baby loszulassen, ohne zu verbittern. Wut und Hass zu empfinden auf diejenigen, die unser Projekt torpediert hatten, würde in erster Linie mir selbst schaden.

Mit der Zeit konnte ich mich innerlich lösen und Frieden schließen. Die Arbeit trug ein Übriges dazu bei. Denn es war, als würden sich auf geheimnisvolle Art und Weise plötzlich Türen öffnen, die ich vorher aufgrund von Zeitmangel kaum wahrgenommen hatte. Mehr und mehr erreichten mich Anfragen für Fortbildungskurse in Basaler Stimulation in der Pflege. Und für Vorträge zum Thema »Spirituelle Sterbebegleitung aus der Sicht des tibetischen Buddhismus«. So viele Menschen interessierten sich plötzlich für diese Themen – für all das, womit ich in den vergangenen Jahren so intensiv in Kontakt war. Es war für mich ein Trost und eine neue Erfüllung, all mein Wissen an sie weiterzugeben. Wo das eine Fass in mir komplett leergelaufen war, füllte sich ein anderes plötzlich mit neuer Energie.

Zusätzlich lernte ich eine neue Therapieform kennen, deren Erfinder mir sehr nahestand: Mein Bruder, der seit zwanzig Jahren als Heilpraktiker arbeitete, hatte die »Punktestimulation nach Mihm« entwickelt. Ich war sehr angetan von seinen Heilerfolgen und wollte das Verfahren selbst lernen, um es im Hospiz einzusetzen. Damit hatte ich eine neue Herausforderung, die mir Freude bereitete und an der ich wiederum wachsen und mich weiterentwickeln konnte. Nach anderthalb Jahren war ich so weit, dass ich mir das Elektroakupunktur-Gerät anschaffen konnte, das man dafür braucht. Heute mag ich in der täglichen Arbeit in meiner Praxis gar nicht mehr darauf verzichten.

Neue Perspektiven

Nach wie vor versorgte ich Patienten im Hospiz in ihren letzten Wochen, Tagen und Stunden. Die intensive Auseinandersetzung mit mir selbst nach dem Scheitern meines eigenen Hospizprojekts kam auch den Patienten zugute. Ich wurde immer feinfühliger für ihre Reaktionen, ihre Form der nonverbalen Kommunikation, gerade in der Grauzone zwischen Leben und Tod.

Gleichzeitig wurde mir aber auch die Not der Kolleginnen und Kollegen in der alltäglichen Pflege immer deutlicher. Ich sah, wie überarbeitet, wie ausgebrannt sie waren. Und ich bekam mit, wie sie diese Erschöpfung manchmal abreagierten: im Witzereißen im Stationszimmer über Eigenarten von Patienten, im respektlosen Umgang mit dem Patienten, im Vernachlässigen der Pflege – vor allem bei komatösen Patienten, die sich nicht mehr äußern konnten.

Ich erlebte, wie unkollegial sich der Umgang zwischen Pflegenden und Ehrenamtlichen teilweise gestaltete. Wie oft kam es vor, dass eine(r) meiner Kolleg(inn)en mit Ehrenamtlichen nicht klarkam und ihnen einfach nicht die Informationen gab, die sie brauchten. Diese reagierten damit, dass sie umgekehrt nicht sagten, was sie wussten und was für die Pflege vielleicht wichtig gewesen wäre. Wir waren zwar ein hochprofessionelles palliatives interdisziplinäres Team. Das hieß aber noch lange nicht, dass wir auch interdisziplinär und hochprofessionell kommunizierten. Das galt ebenso für die Zusammenarbeit mit Ärzten und Vorgesetzten.

Die Pflegedienstleitung bekam von alldem kaum etwas mit – weil sie nicht mehr selbst aktiv in der Pflege tätig war. Das ist ein genereller Missstand: Pflegende in Führungspositionen machen meist keinen Dienst mehr in den pflegerischen »Niederungen«. Nur wenn sie sich herabließen, einmal in der Woche eine Schicht mitzugehen, könnten sie einen Eindruck davon bekommen, wie es den Mitarbeitern geht und ob es in der Pflege Mängel gibt. Dafür muss man sowohl den Pflegenden wie auch den Patienten nah sein, man muss am Bett stehen und sehen und hören und fühlen und riechen, wie gearbeitet wird.

Wenn man ein Hospiz betreibt, muss man sich um seine Mitarbeiterinnen und Mitarbeiter kümmern. Dann muss man dafür sorgen, dass sie einen Ausgleich bekommen für die psychische Schwerstarbeit, die sie alltäglich verrichten. Jede Hospizpflegekraft begegnet im Jahr ungefähr 200 bis 250 Sterbenden – je nachdem, wie groß das Haus ist. Das muss ein Mensch doch erst einmal verarbeiten! Das ist seelisch enorm belastend, umso mehr, wenn sich im Lauf der Zeit eine engere Beziehung zu dem Sterbenden aufbaut.

Auch die Pflege selbst kann höchst belastend sein, zum Beispiel wenn Patienten aufbrechende Tumoren haben, die eine fürchterliche Geruchsbelästigung darstellen, wenn beim Absaugen jederzeit eine Arterie platzen und der Patient verbluten kann, oder wenn Patienten anderweitig pflegerisch eine große Herausforderung darstellen.

Als Pflegekraft muss ich lernen, wie ich mit solchen Belastungen umgehen kann. Ich kann ja nicht einfach wegrennen oder die Klingel ignorieren, den Verband nicht wechseln oder den Patienten nicht frisch machen. Wenn ich das tue, habe ich den Beruf verfehlt. Ich muss wissen, wie ich einen solchen Patienten pflegen kann, ohne dass mich der Ekel übermannt. Oder ohne dass ich ihn mit Beruhigungsmitteln so volldröhne, dass ich mit ihm machen kann, was ich will – er bekommt davon ja nichts mit. Aber genau das passiert oft mit den Patienten, die sich nicht mehr wehren können.

All das ist Ausdruck einer chronischen Überforderung der Pflegenden. Und Ausdruck eines chronischen Mangels an ausgebildeten und erfahrenen Pflegekräften. Häufig stellen Hospizleitungen frisch Examinierte ein, die noch jung und unerfahren sind. In diesem Alter kann man meist nicht angemessen mit den Herausforderungen umgehen, die die tägliche Arbeit im Hospiz mit sich bringt. Diese jungen Menschen stehen so voll im Saft und im Leben, dass sie das Sterben kaum ertragen können. Da muss man sich nicht wundern, dass sie seelisch abstumpfen. Ausnahmen bestätigen die Regel.

Oft werden Personalengpässe mit Aushilfen oder medizinischen Zeitarbeitskräften überbrückt. Es wird genommen, wer sich bewirbt – Hauptsache, die Stelle ist besetzt. Für viele von ihnen ist die Arbeit im Hospiz aber nur ein Job. Sie haken ihn ab, reißen ihre Stunden runter, ohne sich auf den Sterbenden oder die Angehörigen einlassen zu können.

Die Pflegenden sind aber in jedem Pflegeprozess am wichtigsten, auf sie und ihre Qualifikation kommt es an, gerade auf Palliativstationen und im Hospiz.

Pflegekräfte brauchen Pflege. Und ein Hospiz ist nur so gut, wie es sich um seine Mitarbeiter und deren seelische und körperliche Gesundheit kümmert.

Ein Angebot

Die Situation an meinem Arbeitsplatz belastete mich immer mehr – auch wenn äußerlich alles in Ordnung schien und es sicher zu den mit am besten ausgestatteten Hospizen in der Umgebung gehörte. Aber ich wusste inzwischen zu viel, um noch tolerant über die Probleme hinwegsehen zu können. Ich wusste vor allem aus der Planung meines eigenen Hospizes, wie man es anders machen könnte.

Was also tun? Meine Praxis konnte mich nicht ernähren – jedenfalls nicht zu hundert Prozent. Und ich wollte das auch nicht. Ich wollte schon weiterhin mit Sterbenden zu tun haben, mein Wissen einsetzen und weitergeben. Nur – wo? Am liebsten hätte ich selbst die Leitung eines Hospizes übernommen. Das konnte ich mir aber gleich wieder abschminken. Denn die meisten Hospize standen unter kirchlicher Trägerschaft – ich bin nicht in der Kirche, und den meisten Betreibern war das auch nicht egal. Überdies war ich aufgrund meines eigenen Hospizprojekts in den einschlägigen Kreisen im Rhein-Main-Gebiet bekannt wie ein bunter Hund. Meistens mit einem zweifelhaften Ruf, der überwiegend auf Gerüchten beruhte und nur selten der Wahrheit entsprach. Fest stand: In diesen Einrichtungen brauchte ich mich gar nicht erst zu bewerben. Die meisten waren ohnehin, was die Leitung betrifft, in festen Händen.

Aber wie so oft ging auch hier wieder eine Tür auf, mit der ich nicht gerechnet hatte. Ich erhielt das Angebot, in der Spezialisierten Ambulanten Palliativ-Versorgung (SAPV) mitzuarbeiten. Dabei besuche ich todkranke Menschen, die zu Hause sterben wollen. Die zuständige Ärztin kannte mich und wollte mich – sie ist dankbar für mein Fachwissen und meine Qualifikation. Es berührte mich tief, dass jemand mich wieder so wertschätzte und haben wollte.

Und so trat ich im September 2013 meine neue Arbeit an. Sie unterscheidet sich grundlegend von der im Hospiz: Ich bin nicht mehr pflegerisch am Krankenbett tätig, sondern berate und begleite. Mein Tag beginnt mit der morgendlichen Teambesprechung: Wen haben wir zu betreuen, wer geht wohin und mit wem? Ab zehn Uhr bin ich unterwegs zu den von mir zu betreuenden Patienten.

Jeden Tag fahre ich zwei oder drei von ihnen an. Es ist dann wie bei einer Visite: Ich spreche mit dem Patienten, frage ihn, wie es ihm geht und ob er Beschwerden hat: Schmerzen, Luftnot, Juckreiz, Schluckauf, Durchfall, Verstopfung, Übelkeit, Erbrechen, Sodbrennen, Schlaf- oder Appetitlosigkeit. Gegebenenfalls halte ich Rücksprache mit der Ärztin und ändere die Zusammensetzung oder die Dosis der Medikamente.

Ich spreche mit den Angehörigen, wie sie zurechtkommen, wie es ihnen geht, ob sie Fragen haben und welche, ob sie Veränderungen am Patienten beobachtet haben.

Wenn ich sehe, dass ein Patient mit der häuslichen Pflege beziehungsweise dem Einsatz des ambulanten Pflegedienstes nicht mehr ausreichend versorgt werden kann oder dass die Angehörigen damit heillos überfordert sind, spreche ich mit ihnen. Und ich bahne die Wege auf eine Palliativstation oder in ein Hospiz. Diese Gespräche mit den Angehörigen und auch mit den Patienten nehmen viel Zeit in Anspruch. Und sie berühren tief.

Für mich ist diese Arbeit eine neue Herausforderung. Ich lerne viel dabei, ich kann etwas bewirken, und meine Kompetenz wird geschätzt. Das bedeutet mir sehr viel. Und ich darf das, was ich bereits kann, weitervermitteln. Ich schule die Angehörigen zum Beispiel in der Basalen Stimulation, und ich gebe Fortbildungen darin für die Pflegenden. Ich kann Angehörigen Anregungen geben, was die Pflege betrifft. Wenn sie es wollen, erzähle ich ihnen auch etwas zu den fünf Sterbephasen (siehe Seite 84). Aber ich dränge mich da nicht auf.

Falls unter den Patienten, die unser Team betreut, eine Buddhistin beziehungsweise ein Buddhist sein sollte, bin ich natürlich bereit, sie entsprechend spirituell zu begleiten. Damit wirbt unser SAPV sogar – dass mit mir eine Buddhistin im Team ist, die für solche Fälle eine besondere Qualifikation hat. Darüber freue ich mich.

Tibet

Im Sommer 2013 konnte ich mir noch einen Herzenswunsch erfüllen: eine Reise nach Tibet. Andrea und ich hatten sie schon im Sommer 2012 geplant, nachdem das Hospizprojekt gescheitert war. Wir sagten uns: Wenn wir da nicht gebraucht werden, können wir auch diese Reise machen. Dann schadet es nicht, wenn wir vier Wochen weg sind.

Damals wussten wir noch nicht, dass wir im Sommer 2013 nicht mehr zusammen sein würden. Aber trotz unserer Trennung erlebten wir diese Reise gemeinsam. Sie führte uns in das Guge-Gebiet, ein ehemaliges Königreich im westlichen Teil von Tibet in der Nähe des 6700 Meter hohen Kailash. In der organisierten Reise, die wir gebucht hatten, war auch eine dreitägige Wanderung um den Kailash vorgesehen.

Der Kailash ist ein pyramidenförmiger heiliger Berg, zu dem Menschen aus aller Welt pilgern, ihn umwandern oder in Niederwerfungen umrunden. Bei diesen Niederwerfungen bewegt man sich nicht normal zu Fuß fort, sondern indem man sich auf die Knie wirft, sich schließlich mit dem ganzen Körper auf den Boden legt, die Arme weit nach vorn streckt, dann die Beine anzieht, aufsteht und sich erneut niederwirft. Es ist eine unendlich mühsame Art, sich in dieser Höhe (auf 5700 Metern) über 53 Kilometer – so lang ist der Rundweg – in dieser Weise fortzubewegen und dabei Mantren zu sprechen.

Das Guge-Gebiet hatte für mich aber aus einem anderen Grund eine große Bedeutung: Es ist die Region, wo die Bönpos herkommen, das Mutterland meines Glaubens, der Ort, wo die Bön-Lehren vor 18 000 Jahren auf die Erde gekommen sind. Dort hinzufahren reizte mich am meisten. Ich wollte die Atmosphäre dieser Gegend wahrnehmen, an diesen Orten sein, wo die alten Lehrmeister einst ihre Weisheit empfingen und weitergaben.

Fast eine Woche verbrachten wir in dieser Region. Es ist eine karge und gleichzeitig gewaltige Landschaft. Schroffe, bizarre Felswände wechseln ab mit weitläufigen ausgetrockneten Flusslandschaften. Es ist eine archaische Szenerie, diese majestätische Bergwelt, und dazu noch diese unglaubliche Stille der Natur. Täglich meditierte ich mindestens ein bis zwei Stunden und rezitierte Mantren. Manchmal fand ich Höhlen in den Felswänden, in die sich früher Eremiten zurückgezogen hatten, um freiwillig ein einsames, genügsames Leben zu fristen. Dort konnte ich stundenlang sitzen.

In dieser Zeit wurde mir vieles klar. Ich hatte Andrea verloren. Ich hatte mein Hospiz-»Baby« verloren. Damit hatte ich meine Sicherheit und meine Heimat eingebüßt. Ich war allein. Der eine wie der andere Verlust zerriss mir schier das Herz. Und ich begriff: In beidem hatte ich Halt und Bestätigung gesucht. Ich wurde gesehen, ich war gewollt. Nur eines fehlte in diesem Setting: mein Selbstvertrauen. Ich hatte mich mal wieder viel zu sehr auf andere verlassen, mich an ihnen orientiert und mich dabei selbst verloren. Ich hatte mich selbst getäuscht in dem Gedanken, mich auf eine zwischenmenschliche Beziehung verlassen zu können, um nicht selbst für mich seelisch sorgen zu müssen. Offenbar brauchte es beide Verlusterlebnisse, damit ich kapiere: Du dumme Kuh hast es immer noch nicht gepeilt, du Schlaumeier und Kompetenznase!

Ja, offenbar brauchte ich das. Ich musste tief in mir drin das Gefühl der Heimatlosigkeit spüren, um zu wissen, dass ich mir diesen Halt, den ich in anderen suchte, nur selbst geben kann. Dass ich beides, meine geliebte Partnerin und mein geliebtes »Baby«, loslassen muss, um mich selbst wiederzufinden. Und um die bedingungslose, wahre Liebe in mir zu entdecken. Die alles überspannende, heimatgebende Liebe.

In sich die Liebe finden

Die Liebe ist eines der größten Rätsel – man kann sie nicht anfassen, nicht wiegen, nicht messen. Sie ist ein Phänomen, das mit naturwissenschaftlichen Methoden nicht zu erklären ist. Aber jeder weiß, dass sie da ist. Jeder kann sie spüren. Sie trägt uns durchs Leben und auch durch Sterben und Tod.

Seit Urzeiten wird die Liebe in all ihren verschiedenen Facetten besungen und bedichtet. Eine der schönsten Versionen steht in der Bibel, das »Hohelied der Liebe«:

»Wenn ich mit Menschen- und mit Engelzungen redete und hätte die Liebe nicht, so wäre ich ein tönendes Erz oder eine klingende Schelle.

Und wenn ich prophetisch reden könnte und wüsste alle Geheimnisse und alle Erkenntnis und hätte allen Glauben, sodass ich Berge versetzen könnte, und hätte die Liebe nicht, so wäre ich nichts.

Und wenn ich alle meine Habe den Armen gäbe und ließe meinen Leib verbrennen, und hätte die Liebe nicht, so wäre mir's nicht nütze.

Die Liebe ist langmütig und freundlich, die Liebe eifert nicht, die Liebe treibt nicht Mutwillen, sie bläht sich nicht auf, sie verhält sich nicht ungehörig, sie sucht nicht das Ihre, sie lässt sich nicht verbittern, sie rechnet das Böse nicht zu, sie freut sich nicht über die Ungerechtigkeit, sie freut sich aber an der Wahrheit, sie erträgt alles, sie glaubt alles, sie hofft alles, sie duldet alles.

Die Liebe hört niemals auf, wo doch das prophetische Reden aufhören wird und das Zungenreden aufhören wird und die Erkenntnis aufhören wird. Denn unser Wissen ist Stückwerk, und unser prophetisches Reden ist Stückwerk. Wenn aber kommen wird das Vollkommene, so wird das Stückwerk aufhören.

Als ich ein Kind war, da redete ich wie ein Kind und dachte wie ein Kind und war klug wie ein Kind; als ich aber ein Mann wurde, tat ich ab, was kindlich war.

Wir sehen jetzt durch einen Spiegel ein dunkles Bild; dann aber von Angesicht zu Angesicht. Jetzt erkenne ich stückweise; dann aber werde ich erkennen, wie ich erkannt bin.

Nun aber bleiben Glaube, Hoffnung, Liebe, diese drei; aber die Liebe ist die größte unter ihnen.«

Es ist die Liebe, die uns trägt, wenn wir einen Sterbenden begleiten. Es ist die Liebe, die uns tröstet, wenn ein uns nahestehender Mensch stirbt. Es ist die Liebe, die bleibt, wenn er gegangen ist.

Wir sprechen hier aber nicht von der besitzergreifenden Liebe, die im Grunde keine Liebe ist, sondern Machtstreben. Wir sprechen von der Liebe, die das Loslassen ermöglicht. Es ist die selbstlose, freilassende Liebe. Die, die nichts fordert, nichts erwartet, nichts will. Diese Liebe in uns zu kultivieren bedeutet, loslassen zu können. Jeder, der in dieser Art bedingungslos zu lieben versteht, wird kein Leid verspüren. Weil die Liebe ihn erfüllt und umhüllt.

Die Dualität überwinden

Wir denken die Liebe jedoch meistens in der Dualität, weil wir sie in Beziehung denken. Es gibt ein Du und ein Ich. Es gibt Geben und Nehmen, Macht und Ohnmacht, Stärke und Schwäche, oben und unten, besser und schlechter, groß und klein. Wenn der eine gegenüber dem anderen aber immer ein Stück stärker oder schwächer ist, kann man sich nicht wirklich aufeinander einlassen. Dann geht es letztlich immer um Konkurrenz. Hass und Zerstörung sind dann als Möglichkeit stets mit dabei.

Eine Liebe, die den anderen braucht, ist ebenfalls keine Liebe. Sie nährt sich nicht aus sich selbst, sondern aus dem Vergleich, aus dem Kräftemessen mit dem anderen. Das Brauchen impliziert immer auch das Missbrauchen. Bei dieser vermeintlichen Liebe hat der Kopf das Sagen, nicht das Herz. Ihr geht es um Berechnung, um Absichten, um Abwägen.

Oder wie es der indische Philosoph und Gelehrte Jiddu Krishnamurti ausdrückte: »Unser Unglück kommt daher, dass wir Liebe nennen, was in Wirklichkeit aus dem Verstand kommt. Wir füllen unsere Herzen nur mit dem, was uns der Verstand anbietet, darum bleiben diese Herzen tot und leer. (...) Wir begnügen uns nicht damit, zu lieben und allem anderen seinen Lauf zu lassen, wir fordern vielmehr Gegenliebe, wir geben, um zu empfangen, und das ist eine Art der Freigebigkeit, die aus dem Verstand, nicht aber aus dem Herzen kommt.«

Die Herzensliebe nimmt den anderen, wie er ist. Sie verlangt keine Veränderung. Sie empfindet die Existenz des anderen als Geschenk. Sie sagt: Du bist gut so, wie du bist. Was umgekehrt auch für mich selbst gilt.

Eine Partnerschaft, eine Be-Ziehung, hat immer etwas mit Bezug auf mich selbst zu tun, mit einem Arbeitsauftrag an mich selbst. Der andere zeigt mir meinen Schatten, meine dunklen Seiten. Die blinden Flecken meiner Seele, die ich nicht gern anschaue, die ich nicht wahrhaben möchte.

Bis sie zum Vorschein kommen, dauert es immer eine Weile – mal nur wenige Monate, mal Jahrzehnte. Denn erst einmal verlieben wir uns ja bis über beide Ohren. Wir sehen nur das Gute am anderen, seine Sonnenseiten. Und ebenso zeigen wir von uns nur das Lichtvolle, Strahlende. Aber irgendwann ist es so weit, und ich sehe die andere Seite des Januskopfes, die Fratze, die Grimasse des Geliebten. Damit hält er mir aber nur einen Spiegel vor. In diesem Spiegel erkenne ich die blinden Flecken meiner Seele. Denn ich bin es ja, die auf diese Grimasse reagiert, emotional, aus dem Bauch heraus. Es sind Gefühle, die mir unangenehm sind, die ich nicht haben will, die ich verachte. Am anderen kann ich sehen, wo ich selbst meine Schwachstellen habe.

Damit will ich keinesfalls alles entschuldigen oder rechtfertigen, was sich Menschen im Rahmen einer Beziehung Schreckliches antun können. Für Gewalt gibt es keine Entschuldigung. Da kann ich mich nur entziehen, keine Angriffsfläche bieten, in Deckung gehen, abtauchen, mich lösen, Grenzen ziehen. Trotzdem bietet sich daran für mich die Möglichkeit, über mich selbst nachzudenken – über das, was mein Anteil ist an dieser Beziehung, was ich daran lernen soll, was sich für mich dadurch ändern soll. Und umgekehrt gilt das auch für denjenigen, der Gewalt ausgeübt hat.

Wahre Liebe braucht keine Beziehung. Weil das Ego dann keine Rolle mehr spielt. Wenn wir das Ego sterben lassen, befreit sich der Geist und wird fähig zur universellen Liebe.

Die erste Übung dafür heißt, das Mitgefühl in sich zu kultivieren. Das können wir am besten an uns selbst üben. Wir sind ja oft die härtesten Richter, wenn es um uns geht. Wie oft gehen wir gnadenlos mit uns um, geradezu erbarmungslos. Nie sind wir zufrieden mit dem, was wir leisten. Es ist nie gut genug. Nie sind wir zufrieden mit unserem Körper. Er ist zu dick, zu dünn, zu klein, zu groß, zu faltig, zu schmächtig oder was auch immer. Wie oft knechten wir ihn, überhören seine Signale. Bis es dann nicht mehr anders geht und er die Notbremse zieht – meist in Form einer schweren Krankheit.

Das Mitgefühl und die Liebe zu uns selbst, die Dankbarkeit für unseren Körper, der uns geschenkt wurde, um uns durch dieses Leben zu tragen, sind die Grundlage für die Liebe zu anderen und auch für die universelle Liebe. Wer nicht gut zu sich selbst ist, kann auch nicht gut zu anderen sein. Wer keine Freude hat an sich selbst, kann auch keine Freude an anderen empfinden. Wenn wir uns dessen mehr bewusst wären, würden wir viel besser und liebe-voller mit uns selbst umgehen.

Im zweiten Schritt geht es um das Mitgefühl für Menschen, die wir lieben oder geliebt haben. Im dritten Schritt um das Mitgefühl für andere Wesen, die uns nahestehen – Menschen, die uns anvertraut werden, um die wir uns kümmern, die wir pflegen. Oder auch Tiere, die unseren Schutz brauchen.

Im nächsten Schritt geht es um das Mitgefühl für Menschen, zu denen wir keine emotionale Bindung haben oder die uns sogar ganz fremd sind, mit denen wir aber dennoch auskommen müssen. Bei der Arbeit, beim Sport, bei der Begegnung auf der Straße, im Bus, in der Bahn.

Und schließlich geht es um das Mitgefühl mit Menschen, die uns feindlich begegnen oder die uns tief verletzt haben. Das ist sicher der letzte und schwierigste Schritt. Wir können versuchen, uns in die Position dieses Anderen zu versetzen, nachzufühlen, warum er dies oder jenes getan hat. Dabei entwickeln wir ganz von selbst eine verstehende Haltung. Dann ist der Feind kein Feind mehr. Er muss deshalb noch lange nicht zum Freund werden. Aber all die Abwehr und Ablehnung kann sich in Neutralität umwandeln und damit in Ruhe und Frieden.

Indem ich Mitgefühl kultiviere, erkenne ich, dass ich mich von meinem Ego lösen kann, dass ich die unheilvolle Verstrickung mit der Begierde, dem Habenwollen, aber auch mit der Ablehnung und der Ignoranz überwinden kann. Dann bin ich in der universellen Liebe, die nicht fragt und nicht richtet, nichts verlangt und nichts erwartet. Oder wie der libanesische Dichter und Philosoph Khalil Gibran sagt: »Liebe gibt nichts als sich selbst und nimmt nichts als von sich selbst. Liebe besitzt nicht, noch lässt sie sich besitzen. Denn die Liebe genügt der Liebe.«

Der Tod gehört zur Liebe

Wenn ein geliebter Mensch stirbt, wird uns in diesem Verlust die Liebe oft besonders schmerzlich bewusst. Vielleicht entdecken wir auch erst jetzt, wie viel uns dieser Mensch bedeutet hat. Vielleicht haben wir es ihm zu seinen Lebzeiten nie oder nicht oft genug gesagt. Dann ist der Schmerz noch größer. Und wir spüren eine brennende, schmerzliche Liebe in uns, die vor allem deshalb so wehtut, weil sie kein Gegenüber mehr findet. Und weil wir uns dabei selbst leidtun. Und schon sind wir damit wieder in der Dualität, in der vermeintlichen Liebe.

Was aber würde denn geschehen, wenn es keinen Tod gäbe? Dazu schreibt der Philosoph und Theologe Pietro Archiati: »Ein Mensch, der nicht sterben könnte, würde sich mehr und mehr mit seinem Körper eins fühlen, würde sich von anderen Wesen völlig isolieren, unfähig jeder Anteilnahme am anderen, weil ihm die Erfahrung fehlen würde, was er außer seinem Körper noch ist. Ein Mensch, der nicht sterben könnte, würde nur noch das erleben, was durch den Körper bedingt ist. Die Seele musste sich im Laufe der Entwicklung immer tiefer mit dem Körper verbinden, damit sich der Mensch wirklich als eigenständiges Wesen erleben kann. Aber diese Verbindung darf nicht so weit gehen, dass der Mensch völlig im Erlebnis des Körpers aufgeht. Um ihm die Möglichkeit zu geben, sich als Geist zu erfahren, wurde ihm der Tod geschenkt, die Möglichkeit, den Körper eine Zeitlang ganz zu verlassen, um in einer rein geistigen Welt die Gewissheit wiederzugewinnen, dass er Geist unter Geistern ist.«

Der Tod gibt uns die Möglichkeit, unser wahres Selbst zu erkennen, das, was unser Inneres ausmacht. Er schenkt uns auch die Erkenntnis, dass die wahre, tiefe Liebe weit über den Tod hinausreicht.

Manchmal heißt es: »Je tiefer die Liebe, desto tiefer die Trauer.« Wir halten das für falsch. Richtiger scheint uns: »Je tiefer die Liebe, desto weniger Trauer.« Warum? Weil die Liebe loslässt. Wahre Liebe haftet nicht an, klammert nicht, hält nicht fest. Sie lässt geschehen. Sie stellt keine Bedingungen. Oder, um es noch einmal mit den Worten Pietro Archiatis auszudrücken: »Die Liebe kann alles Vergängliche überwinden und damit selbst unvergänglich werden. Die Liebe wird in dem Maße unsterblich gemacht, in dem es gelingt, das Unsterbliche in jedem Menschen über alles zu lieben.«

In diesem Sinne gehören Tod und Liebe zusammen. Der Tod kann ihr nichts anhaben. Weil der Tod wie das Leben zur Liebe gehört.

Anhang

Dank

Dorothea Mihm
Zuerst möchte ich mich bei all den gestorbenen Menschen bedanken, die ich pflegen und begleiten durfte, die sich vertrauensvoll meinen Händen anvertrauten, um ihren Weg in den Tod zu gehen.

Mein Dank gilt all den treuen Mitstreiterinnen und Mitstreitern, die unser Hospizprojekt Kunto Sangmo uneigennützig und kostenfrei unterstützt haben: Dietmar Knopp, Rechtsanwalt; Torsten Huth, Steuerberater; Dr. Torsten Rothärmel, Managing Director Healthcare, Weber Shandwick; den Mitarbeiterinnen und Mitarbeitern der Agentur McCann Erickson; Sebastian Knorr und Heiko Ostmann, Architekturbüro Tec Architec; Hans Schinke, Bürgerinitiative Offenbach; Claudia Cullom und Dirk Kaiser vom ehemaligen Vorstand des Vereins »Lebens- und Sterbepraxis«; und natürlich allen unseren Mitgliedern, die in dieses Projekt so viel Hoffnung gesetzt hatten. Dank an all die Sponsoren, die bereit waren, unser Projekt mitzutragen.

Ganz besonderen Dank möchte ich den Menschen aussprechen, die meinem Herzen besonders nahestehen: Andrea Klug und Professor Dr. Tom Kirchner, die sich immer viel Zeit genommen haben, um meine Ansichten mit mir gemeinsam zu reflektieren, und mir halfen, meine blinden Flecken zu betrachten; die mir in Stunden tiefster Verzweiflung zur Seite standen und mich so manches Mal getragen haben, wenn ich nicht mehr weiterwusste.

Mein tiefer Dank gilt meinen spirituellen Lehrmeistern Lopön Tenzin Namdak Rinpoche und Khenpo Tenpa Yungdrung Rinpoche.

Ich danke auch den ehemaligen Leiterinnen des Hospizes, in dem ich zuletzt arbeitete. Sie haben mich trotz meines eigenen Hospizprojektes als Krankenschwester eingestellt und mit ihrem Fachwissen unterstützt.

Und ich danke Roland Rottenfußer, der diesem Buch den Weg zum Verlag Random House geebnet hat.

Annette Bopp

Mein Dank gebührt meinen Kindern Isabella und Max, die mir so viel Liebe geben und die so viel Verständnis dafür haben, dass ich nicht nur sie, sondern auch meine Arbeit liebe.

Ein besonderer Dank geht an meine Freundin Nele Braas und ihre 92-jährige Mutter Helga. Jede Begegnung mit ihnen ist ein Rendezvous mit der Liebe.

Und ich danke Dorothea Mihm, die mir ihr Herz und ihr Seelenfenster weit öffnete – ohne ihre Bereitschaft, sich auf unsere gemeinsame Arbeit vorbehaltlos einzulassen, hätte dieses Buch nicht entstehen können.

Gut zu wissen

Packen Sie ein Sterbeköfferchen!

Jede werdende Mutter packt eine Tasche oder einen kleinen Koffer für die Klinik, in der sie entbinden will. Warum also nicht auch ein »Sterbeköfferchen« bereitstellen, das alle wichtigen Dokumente und Angaben enthält? Zum Beispiel:

- Vorsorgevollmacht (Vertretung in allen medizinischen Angelegenheiten gegenüber den Ärzten, Entbindung von der Schweigepflicht diesen Personen gegenüber),
- Betreuungsverfügung (zum Beispiel Regelung von Wohnungsfragen, Vermögen, Vertretung gegenüber Behörden, Rententrägern, Krankenkassen),
- Patientenverfügung,
- Testament,
- Kleidung, die im Sarg angezogen werden soll,
- Bücher, aus denen im Sterbeprozess vorgelesen werden kann,
- spirituelle Gegenstände für die Unterstützung des Sterbeprozesses (bei Christen zum Beispiel ein Kreuz, ein Rosenkranz; analog bei anderen Religionen),
- CDs, die im Sterbeprozess abgespielt werden sollen,
- Angaben über Gegenstände, die mit in den Sarg oder ins Grab sollen (zum Beispiel Fotos, Kuscheltiere, Schmuck).

Erstellen Sie eine Patientenverfügung

Mittlerweile gibt es standardisierte Vordrucke für Patientenverfügungen, die im Internet zum Download eingestellt sind. Sinnvoller ist es jedoch, eine individualisierte Patientenverfügung zu erstellen, die auch konkrete Angaben zu bestimmten möglichen

Situationen enthält. Dazu gehört zum Beispiel die Frage, wie Sie gepflegt werden wollen, welche Medikamente Sie auf keinen Fall bekommen möchten und vieles andere mehr.

Auf Wunsch erstellt Dorothea Mihm gern eine solche Patientenverfügung mit Ihnen gemeinsam. Vereinbaren Sie dafür bitte einen Termin mit ihr (Adresse siehe Seite 283).

Das richtige Bestattungsunternehmen finden

Wenn Sie einen Verstorbenen zu Hause aufbahren möchten oder eine individuelle Bestattung wünschen, können Sie sich an das BestatterInnen-Netzwerk (www.bestatternetz.net) wenden. Das ist ein bundesweiter Kreis inhabergeführter Bestattungsunternehmen, die sich einem gemeinsam erarbeiteten Leitbild verpflichtet haben. Dazu gehören:

- respektvolle und mitfühlende Grundhaltung gegenüber Angehörigen und Verstorbenen,
- Beratung und Begleitung als berührbare (Mit-)Menschen,
- Prozessorientierung in der Begleitung: Raum, Zeit und Erlaubnis geben,
- Fachkenntnisse über Theorie und Praxis von Sterbe- und Trauerbegleitung,
- Offenheit für individuelle und ungewöhnliche Bedürfnisse und Wege in der Trauer,
- Offenheit für unterschiedliche Lebenskonzepte und daraus resultierende Fragestellungen,
- Transparenz von Bestattungsabläufen und Kosten,
- Einbindung von Angehörigen in deren gewünschtem Maß,
- Respekt vor den Toten als schutzbedürftige Menschen und Teil des Beziehungsgeflechts,
- verantwortliche Beratung für den Interessenausgleich zwischen Toten, Angehörigen und Institutionen,

- Empathie und (Aus-)Haltenkönnen in unterschiedlichen Rollen,
- Kenntnisse von verschiedenen Trauer- und Abschiedsritualen,
- spirituelle Offenheit,
- Angebot lebensfreundlicher Räumlichkeiten,
- betriebliche Praxis der Selbstreflexion,
- nichtinstitutionelle inhaberInnengeführte Unternehmensstruktur,
- leitbildorientierte MitarbeiterInnenführung.

Unternehmen, die diesem Netzwerk angehören, finden sich zurzeit (2013) in Berlin, Bielefeld, Bonn, Breisach, Bremen, Hamburg, Frankfurt a. M., Freiburg, Hannover, Köln, Mainz, Verden/Aller und Walluf/Wiesbaden. Diese Unternehmen kommen auch zu Orten in der Umgebung dieser Städte oder können wohnortnahe Bestattungsunternehmen empfehlen.

Kurse in Basaler Stimulation, CDs, Fortbildung

Wenn Sie bei Dorothea Mihm eine Fortbildung in Basaler Stimulation in der Pflege oder Sterbebegleitung machen wollen, schauen Sie bitte auf ihre Internet-Seite, oder wenden Sie sich direkt an sie in ihrer Praxis:

Praxis Adarsha / Dorothea Mihm
Pestalozzistraße 3
60385 Frankfurt am Main
Telefon 069 442368
E-Mail: mihm@praxis-adarsha.de
www.praxis-adarsha.de
www.basale-stimulation-lernen.de

Dort erhalten Sie auch die CDs »Reise ins klare Licht«, »Die drei Herzmantren«, »Wege aus dem Schmerz« und andere.

Weitere Informationen zur Basalen Stimulation und das dazugehörige Kursangebot sowie Kontaktadressen für das europäische Ausland:

Internationaler Förderverein Basale Stimulation e.V.
Geschäftsstelle
Markus Schäfer
Kiefernweg 11
D-67691 Hochspeyer
E-Mail: markus.schaefer@basale-stimulation.de
www.basale-stimulation.de

Eine qualifizierte Fort- und Weiterbildung für Menschen, die im Palliativ- und Hospizbereich arbeiten, bietet das

Institut für Palliativpsychologie GbR
E-Mail: info@palliativpsychologie.de
www.palliativpsychologie.de

Die tibetische Bön-Tradition

Informationen über die tibetische Bön-Tradition erhalten Sie bei der Yungdrung-Bön-Stiftung unter www. yungdrungbon-stiftung.de.

Bibliografie

Quellennachweis

Das Zitat von Bronnie Ware auf Seite 68 wurde ihrem Buch *5 Dinge, die Sterbende am meisten bereuen* (Arkana, 2013) entnommen.

Die Angaben zu Hans Küng auf Seite 208 stammen aus einem Artikel auf *Spiegel Online* vom 1. Oktober 2013.

Das Zitat von Christian Schüle auf Seite 209 wurde seinem Buch *Wie wir sterben lernen* entnommen (Pattloch, 2013).

Die Zitate von Pietro Archiati auf Seite 276 und auf Seite 277 wurden seinem Buch *Das Geheimnis der Liebe – Über die Logik des Herzens* entnommen (Archiati, 2003).

Das Zitat von Khalil Gibran auf Seite 276 wurde seinem Buch *Der Prophet* entnommen (Walter, [25]1990, »Über die Liebe«).

Die Zitate von Jiddu Krishnamurti auf Seite 256 und Seite 273 wurden der Webseite von Volker Doormann entnommen und stammen aus den Reden aus *Freedom from the Known*, ausgewählt und zusammengestellt durch Mary Lutyens, 1969.

Buchtipps

Béliveau, Richard, Denis Gingras und Hanna van Laak: *Der Tod: Das letzte Geheimnis des Lebens. Daten, Fakten, Unerklärliches*, Kösel, 2012

Borasio, Gian Domenico: *Über das Sterben. Was wir wissen. Was wir tun können. Wie wir uns darauf einstellen*, C. H. Beck Verlag, [11]2013

Der Spiegel Wissen: »Abschied nehmen. Vom Umgang mit dem Sterben«, Nr. 4/2012

Großbongardt, Annette, und Rainer Traub: *Das Ende des Lebens. Ein Buch über das Sterben*, DVA, 2013

Grün, Anselm: *Was kommt nach dem Tod? Die Kunst zu leben und zu sterben*, dtv, 2012

Guardini, Romano: *Die letzten Dinge*, topos taschenbücher, 2009 (Erstauflage 1940)

Jox, Ralf J.: *Sterben lassen. Über Entscheidungen am Ende des Lebens*, Edition Körber-Stiftung, Hamburg, 2011

Jung, Susanne: *Besser leben mit dem Tod oder Wie ich lernte, Abschied zu nehmen*, Klett-Cotta, 2013

Khandr Rinpoche: *Wertvolles Leben*, Diederichs Gelbe Reihe, 2003

Körner, Torsten: *Probeliegen. Geschichten vom Tod*, Scherz, 2011

Lakotta, Beate, und Walter Schels: *Nochmal leben vor dem Tod: Wenn Menschen sterben*, DVA, 2004

Levine, Stephen: *Wer stirbt? Wege durch den Tod*, Context, 1997

Ma Gcig: *Gesänge der Weisheit*, Garuda, 1998

Moody, Raymond: *Leben nach dem Tod. Die Erforschung einer unerklärlichen Erfahrung*, Rowohlt, [14]2013

Müller-Busch, H. C., und Bernd Hontschik: *Abschied braucht Zeit. Palliativmedizin und Ethik des Sterbens*, Suhrkamp [3]2012

Mullin, Glenn H.: *Die Schwelle zum Tod. Sterben, Tod und Leben nach tibetischem Glauben*, Diederichs, 1987

Nuland, Sherwin B.: *Wie wir sterben*, Kindler, 1993

Putz, Wolfgang, und Elke Gloor: *Sterben dürfen*, Hoffmann und Campe, 2011

Reynolds, John M.: Auszüge aus dem *Bönpo Buch der Toten*, Bezug über www.vajranatha.com

–, *Bonpo Dzogchen Buch*, Bezug über www.vajranatha.com

Ridder, Michael de: *Wie wollen wir sterben? Ein ärztliches Plädoyer für eine neue Sterbekultur in Zeiten der Hochleistungsmedizin*, Pantheon, 2011

Ritter, Marc, und Tom Ising: *Das Allerletzte. Was Sie schon immer über den Tod wissen wollten*, Riemann, 2013

Ryzl, Milan: *Der Tod ist nicht das Ende. Von der Unsterblichkeit geistiger Energie*, Bechtermünz, 2002

Schreiber, Hermann: *Das gute Ende. Wider die Abschaffung des Todes*, Rowohlt, 1996

Sogyal Rinpoche: *Das Tibetische Buch vom Leben und vom Sterben. Ein Schlüssel zum tieferen Verständnis von Leben und Tod*, Nikol Verlagsgesellschaft, 2012

Tenzin Wangyal Rinpoche: *Übung der Nacht. Tibetische Meditationen in Schlaf und Traum*, Goldmann, 2008

Wickland, Carl A.: *Dreißig Jahre unter den Toten*, Otto Reichl, 1988